LES

MALADIES POPULAIRES

ÉTUDE MÉDICO-SOCIALE

LES
MALADIES POPULAIRES

MALADIES VÉNÉRIENNES — ALCOOLISME
TUBERCULOSE

LEÇONS FAITES A LA FACULTÉ DE MÉDECINE DE PARIS

PAR LE

Dr LOUIS RÉNON

Professeur agrégé à la Faculté de médecine de Paris
Médecin de l'hôpital de la Pitié
Membre de la Société de Biologie

PARIS

MASSON ET Cie, ÉDITEURS

LIBRAIRES DE L'ACADÉMIE DE MÉDECINE

120, BOULEVARD SAINT-GERMAIN

1905

AVANT-PROPOS

J'ai dû faire, d'une façon inopinée, le cours de pathologie et de thérapeutique générales à la Faculté de médecine de Paris, pendant le dernier semestre d'été.

Le Professeur Bouchard ayant bien voulu me laisser libre de choisir le sujet du cours, je me suis décidé à continuer l'étude des *Maladies populaires* qu'il avait commencée l'année précédente et qu'il devait poursuivre, en prenant toutefois le point de vue médico-social comme pivot de mes leçons.

Par leur nombre et leur assiduité, mes auditeurs m'ont prouvé que j'avais eu raison, et beaucoup d'entre eux m'ont demandé de publier ces leçons. Je défère à leur désir, et je laisse au texte sa libre allure.

Pour ne pas faire œuvre trop volumineuse, j'ai volontairement omis cinq leçons sur le *Paludisme*. Ce livre ne contient donc que les leçons sur les *Maladies vénériennes*, l'*Alcoolisme* et la *Tuberculose*, les trois grands périls de l'heure présente.

Louis Rénon.

1er novembre 1904.

LES MALADIES POPULAIRES
EN GÉNÉRAL

PREMIÈRE LEÇON

Définition des maladies populaires. — Le péril social créé par les
maladies populaires. — Considérations générales sur la tuberculose, les maladies vénériennes, l'alcoolisme. — La lutte contre
les maladies populaires; rôle de l'initiative privée; le devoir du
médecin.

Messieurs,

En entrant dans cet amphithéâtre, mes premières paroles
seront pour remercier M. le doyen Debove. Désigné le
17 février dernier, douze jours avant l'ouverture du semestre
d'été, pour remplacer le Professeur Bouchard dans son
cours de pathologie et de thérapeutique générales, j'ai
sollicité de M. Debove un délai qu'il a bien voulu m'accorder et qui m'a permis de réunir les premiers matériaux
indispensables à ces leçons. Que M. le doyen Debove,
toujours si soucieux des intérêts de l'enseignement, reçoive
ici le témoignage de ma vive gratitude [1].

Le sujet du cours de pathologie générale est, pour ce
semestre : Les maladies populaires, dont M. Bouchard a
déjà commencé l'étude l'année dernière. Nous compren-
drons sous ce nom de maladies populaires les maladies
aiguës et chroniques, contagieuses, épidémiques ou répandues qui touchent le peuple.

1. Leçon faite le 22 mars 1904 et recueillie par M. le Dr Géraudel,
ancien interne des hôpitaux de Paris.

Ce sont les maladies qui résultent de l'encombrement, des mauvaises conditions d'hygiène, des habitudes malsaines développées dans la masse du peuple; telles, la tuberculose, l'alcoolisme, la syphilis, ces trois fléaux de l'heure actuelle.

Ce sont les contagions courantes parmi le peuple, comme la dipthérie, les fièvres éruptives.

Ce sont les contaminations des foules entassées, ignorantes des soins de propreté souvent élémentaires, la gale, la teigne, la phtiriase par exemple.

Ce sont, à notre époque d'industrialisme intensif, les atteintes des toxiques servant aux diverses fabrications, déterminant le saturnisme, l'hydrargyrisme, le phosphorisme, etc.

Et, puisque nous sommes une nation colonisatrice, c'est, dans un autre ordre d'idées, notre grande maladie coloniale, le paludisme, qui nous a tué près de 6 000 hommes à Madagascar et qui infecte toutes nos possessions d'Asie et d'Afrique.

Je ne saurais, Messieurs, traiter toutes ces maladies devant vous, il me faudrait plusieurs années. Je vous parlerai longuement de celles qui touchent le plus le peuple, de celles qui le déciment, celles contre lesquelles s'organise partout une lutte qui commence déjà à porter ses fruits, je veux dire les maladies vénériennes, l'alcoolisme et la tuberculose.

Comment faire l'étude des maladies populaires? Leur description pure et simple ressortit à la pathologie interne, et ce cours est un cours de pathologie générale. Si je ne puis passer sous silence l'influence des maladies populaires sur l'individu, le point de vue populaire dominera tout dans leur étude, dans leurs causes, leurs manifestations, leurs méfaits, leurs dangers; je montrerai le péril des maladies populaires pour la collectivité et pour la race, car c'est d'un véritable péril social qu'il s'agit. Mais, comme ce cours est aussi un cours de thérapeutique générale, je vous dirai que la plupart sont des maladies évitables, qu'on peut et comment on peut les éviter. Cette prophylaxie élevée est devenue une vraie défense sociale; la société commence à lutter pour défendre le peuple entier contre ces affections.

Cette conception sociale sera le pivot de ces leçons; ce sera leur raison d'être : après le péril social, nous étudierons la défense sociale, chapitre nouveau et des plus intéressants de la pathologie générale.

Considérez en effet quelques maladies populaires, la tuberculose, l'alcoolisme, les maladies vénériennes, que voyez-vous?

La tuberculose, c'est une maladie qui tue en France 150 000 personnes par an, qui en atteint 7 à 800 000. Si cette mortalité était concentrée sur une seule ville, c'est une cité comme Toulouse qui disparaîtrait chaque année. Si cette morbidité était concentrée sur un seul département, ce sont des départements comme le Gard, le Morbihan, la Saône-et-Loire qui seraient privés de tous leurs habitants. A Paris, il meurt de 12 000 à 13 000 personnes de tuberculose, par an, environ 51 pour 10 000 habitants. Les statistiques municipales nous montrent que, par semaine, 250 décès sur 900, 1 100, 1 200, sont dus à la tuberculose. Mais cette mortalité de 51 pour 10 000 habitants est une mortalité globale. Comparez à ce point de vue les quartiers de Paris. La mortalité est bien inférieure dans le centre et la partie ouest, partie la plus riche et la plus aérée : dans le quartier des Champs-Élysées, elle est de 11, et dans le quartier de la Madeleine, de 20 pour 10 000. Elle est bien supérieure à la périphérie, où la population est la plus pauvre et la plus entassée : elle monte à 104 pour 10 000 habitants dans le quartier de Plaisance. La tuberculose est là où est le peuple.

En France, même inégalité de répartition; la tuberculose est plus répandue, là où la population est plus dense, là encore où sévit l'alcoolisme, comme en Bretagne, par exemple. Donc, la tuberculose épargne relativement certains centres, en atteint plus d'autres. Pourquoi cela? Examinons les cas et voyons s'il n'y a pas de raisons sociales pour les déterminer. Est-ce l'influence du terrain? L'hérédité tuberculeuse? Je n'y insisterai pas. Vous connaissez cette prédisposition qui fait disparaître des familles entières. J'ai vu 10 enfants de la même famille succomber avant d'atteindre leur dixième année. Mais l'hérédité cède le pas à d'autres causes; les intoxications industrielles. et surtout l'intoxication alcoolique, ont un rôle considérable. Soit dans les villes, soit dans les campagnes, l'alcoolisme est un des plus grands facteurs de la tuberculose. L'encombrement, dans les ateliers, dans les logements insalubres a également une grande importance. Mais c'est la contagion qui est la cause primordiale. La contagion par les crachats secs ou par leurs parcelles humides est banale, et je ne vous apprendrais rien de nouveau en vous en parlant. Vous connaissez ces faits lamentables de contagion, dans les ateliers, les bureaux, dans l'armée, partout en rapport direct avec l'encombrement.

La contagion est si importante qu'elle transforme en foyers tuberculeux des régions jusque-là indemnes. Dans les climats d'altitude, il y avait peu de tuberculeux; une station comme Davos en possède maintenant. Dans les villes du Haut-Jura français, Saint-Claude, ville industrielle, présente de toutes les villes de la Franche-Comté la mortalité tuberculeuse la plus élevée, 6,40 p. 1 000, alors que les villes situées à une altitude beaucoup moindre ont une mortalité bien plus faible : à Lons-le-Saunier de 2,90 p. 1 000, à Belfort de 2,50 p. 1 000, à Lure de 2,40 p. 1 000. Et pourquoi? Parce que l'encombrement, l'alcoolisme, le séjour dans des ateliers contaminés par les crachats répandus sur le sol, et dans un air confiné, sont autant de causes favorisant et rendant efficace la contagion.

La contagion est si importante qu'elle porte la tuberculose dans des familles où rien n'y prédisposait, ni alcoolisme, ni hérédité, ni air confiné. Je soigne depuis un an la famille d'un employé du Jardin des Plantes. Le mari est depuis dix-sept ans occupé à la singerie; il devint tuberculeux il y a deux ans, et a succombé. Il contamina sa famille; une fille de dix-huit ans, qui est morte en quatre mois, un garçon de seize ans actuellement soigné à Angicourt, un autre garçon de neuf ans, atteint plus légèrement, sa femme, en ce moment dans mon service. La tuberculose tue l'individu, elle décime la collectivité, elle prédispose la race à ses atteintes.

C'est donc contre la contagion, et contre les mauvaises conditions de terrain qu'il faut lutter pour essayer de diminuer le péril tuberculeux.

Qu'a-t-on fait jusqu'à présent pour lutter contre lui?

On a traité l'individu; quand il est dans de bonnes conditions d'hygiène et qu'il peut faire des sacrifices, la suraération, la suralimentation, la médication, le sanatorium ont pu le guérir. Comment traite-t-on la collectivité? On a essayé pour elle le même moyen que pour l'individu, le sanatorium. Mais ce n'est pas un moyen de prophylaxie; les Allemands commencent à s'en rendre compte. Quand un arbre est malfaisant, on n'en émonde pas chaque année les branches, on s'efforce de couper la racine. Qu'advient-il

des hôtes passagers des sanatoriums populaires? Le malade,
renvoyé chez lui, après un séjour au sanatorium, a l'illusion de la guérison. Mais avec le travail, le logement insalubre, l'alcoolisme, tout recommence : c'est le rocher de
Sisyphe. On a institué des dispensaires, sur le modèle de
celui créé à Lille, par M. Calmette. C'est de la vraie prophylaxie; on s'attaque à la cause, on agit par la désinfection
des linges, des appartements, par les conseils sur l'alcoolisme, par une nourriture plus abondante. On a institué
des ligues pour la préservation de l'enfance et de l'adulte.
On fait de l'éducation anti-tuberculeuse; on fait la guerre
au crachat, dans les rues, dans les transports en commun.
On améliore le terrain en envoyant les enfants dans les
colonies de vacances. Nous assistons à une véritable croisade contre la tuberculose.

Enfin, sous l'impulsion de la grande Commission permanente de préservation contre la tuberculose, de graves
décisions ont été prises. Je dis graves, parce que je crains
que, dans la plus louable et la meilleure des intentions, on
n'ait dépassé le but. On a décidé l'isolement des tuberculeux dans des hôpitaux et dans des salles spéciales. Sans
doute, on évitera ainsi la contagion lamentable dans les
salles communes des convalescents de fièvre typhoïde, de
pneumonie, de congestion pulmonaire, de grippe par les
tuberculeux, couchant côte à côte. C'est là œuvre de préservation évidente et bonne en soi. Mais, pour défendre la
collectivité, voyez quel sort on réserve aux malheureux
atteints de tuberculose. On réédite pour eux les lettres de
cachet de l'ancien régime; on les enferme dans les lépro-
series du moyen âge, et si on arrive, comme la logique le
veut, à séparer les tuberculoses ouvertes des tuberculoses
fermées, on entassera dans la même salle des malades
voués aux ravages effrayants des infections secondaires,

qui n'auront plus jamais l'espoir de guérir, qui assisteront à l'égrènement progressif de leurs voisins et se demanderont si leur tour ne viendra pas demain. C'en sera fini à tout jamais de l'optimisme inné des tuberculeux. Et pour celui qui, atteint de tuberculose fermée, serait susceptible de guérison, voyez le sort qu'on lui réserve. Il va quitter l'hôpital des tuberculeux frappé d'un stigmate indélébile, et ne trouvera nulle part où se placer; qui voudra donner du travail à ces nouveaux parias? Aussi ne soyez pas étonnés de l'impopularité naissante de pareilles mesures, contre lesquelles vous verrez des quartiers entiers de la ville se soulever.

Cela veut-il dire qu'on ne doive, qu'on ne puisse rien faire contre le développement de la tuberculose, et pour le traitement des tuberculeux? Pas le moins du monde.

Contre le développement de la tuberculose, il faut prendre des mesures radicales, raser ces maisons insalubres, dont, depuis cinquante ans, tous les habitants meurent tuberculeux, et sur lesquelles pèse le réquisitoire terrible des casiers sanitaires. Il faut aider à la construction des habitations à bon marché, propres, agréables à habiter, hygiéniques. Il faut lutter contre l'alcoolisme. Pour le traitement des tuberculeux, il faut établir des maisons de cure hors des villes, à la campagne, faire des hôpitaux alvéolaires, comme l'hôpital Pasteur que dirige si bien mon ami M. Martin, et dont il a montré les grands avantages : les malades contagieux isolés dans des box, dans des chambres séparées, ne sont plus à craindre; il n'y a plus cette monstrueuse promiscuité des condamnés, des moribonds et des mourants.

Voilà, Messieurs, en quelques mots, l'histoire sociale de la tuberculose, maladie populaire, maladie qui décime le peuple.

Passez à un autre ordre d'idées et considérez le péril vénérien. Qu'advient-il pour la blennorragie et pour la syphilis.

La blennorragie semble d'abord n'être qu'une maladie insignifiante, mais voyez ses méfaits sur l'individu, sur la collectivité, sur la race.

Sur l'individu, c'est, pour le présent, toutes les complications, conjonctivites, kératites, ophtalmie, fonte purulente de l'œil; c'est l'infection gonococcique généralisée, avec le rhumatisme, les myélopathies, l'endocardite; c'est, pour l'avenir, les rétrécissements de l'urèthre, l'infection urinaire et toutes ses conséquences, ce sont les obstructions spermatiques causées par des épididymites doubles, et partant la stérilité chez l'homme; c'est encore les infirmités articulaires.

Sur la collectivité, avec ses blennorragies antérieures, l'homme apporte dans le mariage la blennorrhée, si joliment définie par un de nos Maîtres « ce cadeau de noces que les courtisanes déposent dans la corbeille des jeunes épousées », cadeau qui va causer l'infection génitale de la femme, produisant la vaginite, la métrite, la salpingite, même la péritonite, comme l'a démontré notre regretté ami Charrier.

Alors, c'est la fin de la vie familiale, la désunion commençante, les longs séjours sur la chaise longue, les médications désespérantes et interminables, puis l'acte chirurgical, l'ablation annexielle par la voie vaginale ou la voie abdominale, qui laisse la femme mutilée, déformée, à jamais stérile, en proie à tous les accidents ovariens d'une ménopause anticipée. Heureux encore, quand, par suite des altérations gonococciques de la trompe, nous ne voyons pas l'œuf fécondé rester dans cette trompe, s'y développer, la dilatant monstrueusement, jusqu'au jour où la rupture dramatique inonde le péritoine d'un flot de sang, souvent mortel.

Sur la race, c'est la dépopulation, conséquence de la stérilité de l'homme et de la femme. Ce sont les nombreux aveugles que deviennent les enfants contaminés, au moment de l'accouchement, par leur passage dans la filière génitale de leurs mères infectées, contaminés aussi du fait de leur contact avec d'autres petits malades dans les crèches, dans les asiles, dans les maternités. Sur 1 000 cas de cécité, 800 sont dus à la blennorragie. Or vous savez combien un aveugle de naissance coûte cher à la collectivité. C'est, en propres termes, un parasite social.

Voilà les méfaits de la blennorragie, bien plus grands que vous n'auriez pu les supposer.

Voyons ceux, plus grands encore, de la syphilis.

La syphilis, c'était, il y a quelques années encore, la maladie dont on ne parlait pas, et pour deux raisons. C'était d'abord la maladie honteuse, dont il était indécent de prononcer le nom. C'était ensuite une maladie insignifiante, un moins que rien, et qui guérit avec un peu de mercure. La syphilis mérite plus d'attention : c'est un des grands fléaux de l'humanité.

Considérez son action sur l'individu. Je ne parle ni du chancre, ni des accidents secondaires, encore que les iritis, les néphrites syphilitiques précoces de cette période secondaire puissent mettre la vie en danger et laissent de terribles reliquats. Mais, dans la période tertiaire, c'est le ramollissement gommeux et la sclérose, processus désorganisateurs et destructeurs qu'on rencontre dans tous les organes : peau, tissu cellulaire sous cutané, langue, voile du palais, pharynx, lèvres, amygdales, os (tibia, os du nez, voûte palatine), articulations, muscles, tube digestif, larynx, trachée, poumons, cœur, aorte, foie, rein, testi-

cule, œil, oreille, artères et veines, et surtout cerveau et
moelle, puisque sur 4 700 cas de syphilis tertiaire,
2 009 fois la syphilis a touché le cerveau ou la moelle. La
syphilis aime le système nerveux ; c'est un de ses poisons
de prédilection ; la syphilis s'y complaît, elle frappe
l'homme à la tête et alors c'est le tabès, la paralysie générale, c'est la gomme ou les artérites cérébrales et médullaires. Et sur 100 cas de syphilis nerveuse, M. Fournier
nous apprend que **22** guérissent, que 19 meurent, que
59 sont suivis d'infirmités incurables, avec la déchéance
intellectuelle, et le gâtisme pour finir.

Voyez maintenant ce que fait la syphilis, dans la collectivité. Dans la famille, c'est la contamination de la femme,
fréquente, puisque sur 100 femmes syphilitiques, 19 ont
été infectées par le mari, c'est-à-dire une sur cinq. C'est
la fin du mariage, les discussions, les séparations, le
divorce. C'est, d'autre part, la contamination de la nourrice et ses suites : chantages illimités ou procès scandaleux
en dommages et intérêts. C'est enfin la ruine matérielle de
la famille, et après la maladie, l'incapacité, la mort du
chef, la misère.

Dans la société, la contagion syphilitique est effrayante.
La contagion génitale est énorme; on a vu 200, 250,
300 hommes contaminés par la même femme. Les contagions extra-génitales ne sont pas rares; je vous cite les
principales, par la vaccine, les ustensiles d'alimentation,
l'arsenal du fumeur, dans les professions du verrier, du
musicien, du tapissier, dans celles du médecin, de la sage-
femme (chancre du doigt, chancre de l'œil). Et d'après
cela, voyez le tableau des syphilis dites imméritées.

Sur la race, l'action de la syphilis se traduit d'abord
par une mortalité infantile considérable. Indépendamment
des avortements, des accouchements prématurés, avec

leurs lésions placentaires et leurs fœtus macérés, c'est la mort suivant de près la naissance. Sur 5 cas, 5 morts, dit M. le Professeur Pinard; sur 4 cas, 4 morts, dit M. le Professeur Hutinel; sur 7 cas, 7 morts, dit M. le Professeur Fournier; sur 10 cas, 10 morts, dit M. Bar. Puis, ce sont les conséquences de la syphilis héréditaire précoce, les arrêts de développement, les dystrophies créant les avortons, les monstres. Enfin, ce sont les lésions de la syphilis héréditaire tardive, toutes pareilles aux lésions de la syphilis acquise de l'adulte.

Voilà les méfaits de cette maladie dont on n'osait pas prononcer le nom, dont on feignait même d'ignorer l'existence.

Aussi, une lutte ardente s'est-elle engagée contre le péril vénérien. Des hommes courageux n'ont pas craint de vulgariser ce péril par le livre, la littérature, le théâtre : tous, vous connaissez leurs œuvres. Un ami du peuple, le Dr Cazalis, notre charmeur Jean Lahor, luttait depuis longtemps pour la garantie sanitaire du mariage; il touche au but, et ce n'est là qu'une faible partie de son œuvre de préservation sociale. Puis c'est un apôtre, le Professeur Fournier, qui crée, en 1901, la *Société de Prophylaxie sanitaire et morale*, où se réunissent toutes les bonnes volontés, d'où qu'elles viennent, quels que soient le milieu social, les partis politiques et confessionnels auxquels elles appartiennent. En trois ans, on arrive à faire discuter des questions comme celles-ci : instruire du péril vénérien nos fils quand ils auront dix-huit ans, vulgariser ces notions dans l'armée, dans la marine, dans les classes ouvrières, la garantie sanitaire du mariage, la responsabilité civile au cas de contamination vénérienne. Messieurs, quelle éducation pour le peuple et quel chemin parcouru depuis dix ans!

Le troisième fléau, sur lequel je veux attirer votre attention, c'est l'alcoolisme, maladie plus populaire encore que les précédentes, aussi répandue à la campagne qu'à la ville. L'alcoolisme, c'est le grand pourvoyeur de la tuberculose. « La phtisie se prend sur le zinc », a dit M. Hayem, et c'est vrai. C'est l'associé de la syphilis, dans ces cabarets interlopes répandus à foison autour des casernes, des usines, débits où l'on s'alcoolise d'un côté du comptoir et où l'on se syphilise de l'autre. Voyez d'abord les dangers de l'alcoolisme, pour l'individu : je vous rappelle l'action de l'alcool sur les reins, sur le foie (cirrhoses), sur le système nerveux (paralysies, *delirium tremens*), et la gravité des maladies, quand elles frappent l'alcoolique, de la pneumonie en particulier, à laquelle il ne peut opposer aucune résistance.

Envisagé au point de vue de la collectivité, l'alcoolisme engendre la misère, car tout l'argent de la famille va au cabaret, l'irresponsabilité et les actes criminels; tous les jours vous en lisez des exemples dans la presse; l'alcoolisme, pour la collectivité, c'est encore la tuberculose, la folie, les asiles croissant en nombre, parallèlement avec les cabarets.

Pour la race enfin, l'alcoolisme est un grand danger. Il aboutit à la dégénérescence physique de l'espèce, avec la diminution de la taille, les malformations, les scléroses cérébrales de l'enfant, les épilepsies, etc., à la déchéance morale que traduisent l'accroissement de la criminalité juvénile, la multiplication des suicides infantiles. D'autre part, le vieux dicton « qui a bu, boira » s'applique aux descendants des alcooliques. Il y a une hérédité alcoolique ; les fils des buveurs, seront à leur tour des buveurs : pensez à ce que seront les enfants de ces éthyliques, buveurs à la troisième génération!

Une défense sociale énergique s'organise contre l'alcoolisme. Des ligues se créent, qui luttent par l'éducation de l'enfant, par l'image, par l'affiche. Le directeur de l'Assistance publique a fait courageusement apposer sur les murs de Paris une affiche sur les dangers de l'alcoolisme. Il n'a pas craint d'assister à l'ouverture d'une maison de tempérance. Des congrès internationaux et des congrès nationaux s'ouvrent pour la lutte contre l'alcool. Notre premier congrès national s'est tenu ici, l'année dernière, dans le grand amphithéâtre de l'Ecole, et avec quel succès ! M. le doyen Debove s'est honoré grandement en recueillant dans la vieille Faculté de Paris ce congrès qu'on chassait de partout, comme un paria et un pestiféré.

Vous voyez tout ce qu'on fait contre l'alcoolisme : c'est là une lutte vive et de tous les instants, lutte qui commence à porter ses fruits.

Voilà des exemples de maladies populaires avec leurs méfaits sur l'individu, leurs dangers sur la collectivité et sur la race, et avec la défense sociale qui commence à s'ébaucher contre elles de toutes parts.

Regardez de plus haut encore et plus loin. Ces maladies existent dans tous les pays ; elles sont régies par les mêmes causes. Il faut tenir aussi compte dans leur genèse de ce mouvement incessant qui pousse les masses vers les villes et les y agglomère, au grand détriment des campagnes. On conçoit que les maladies populaires fassent dans ces cités encombrées de grands ravages, puisqu'elles n'existent réellement que là où est le peuple. C'est là un danger physique et un danger moral des plus grands et on a pu concevoir des craintes très légitimes et très sérieuses pour l'avenir de la race ; les considérations que je vous exposais tout à l'heure tendent suffisamment à le prouver.

Cependant, Messieurs, ne soyons pas trop pessimistes, car, à côté du mal, il y a le remède. Ce remède, qui nous le donne? Les Gouvernements, les États, les Pouvoirs publics? Pas le moins du monde. Que fait l'État contre la syphilis? Dans tous les pays, l'État embarrassé par le respect de la liberté individuelle, pris entre les querelles des abolitionnistes et des réglementaristes, montre une belle indifférence pour le péril syphilitique. C'est une maladie honteuse, n'en parlons pas; c'est, disent les sages, une maladie qu'on évite avec l'âge, l'expérience des choses et la raison. Or, comme c'est à vingt ans que l'homme, et à dix-huit ans que la femme se contaminent le plus, je vous laisse juges d'un tel raisonnement. D'ailleurs on ne meurt pas officiellement de syphilis; cela doit nous suffire, puisque les statistiques municipales n'impriment pas ce mot dégradant. On succombe aux lésions viscérales syphilitiques, sous une autre dénomination, et pendant ce temps, le fléau anonyme fait chaque jour de nouvelles victimes.

Contre la tuberculose, que fait l'État? Je reconnais que la question est difficile et complexe; mais, jusqu'à ces derniers temps, l'État se bornait à constater, à déplorer, à répéter le vieil adage : « En parler toujours, n'y penser jamais! » Il y songe maintenant, et beaucoup, mais il s'est seulement décidé sous l'impulsion des ligues qui ont troublé sa quiétude et qui l'ont forcé à marcher : vous avez vu tout à l'heure comment il dirige le mouvement.

Pour l'alcoolisme, c'est une bien autre affaire. C'est l'État qui donne à l'alcool une valeur fictive, en l'imposant. Aussi vit-il de l'alcoolisme qui est un des plus gros deniers de son budget. Avec les mœurs actuelles, il n'a rien fait et ne peut rien faire; vous me dispenserez de dire pourquoi. Que nous sommes donc loin chez nous de l'œuvre de salubrité accomplie par les pays scandinaves, qui n'ont pas hésité à fermer les cabarets, à créer des restaurants de tempérance et qui ont vu la maladie s'abaisser rapidement. En Norwège, où l'on buvait, en 1876, 3 litres 45 d'alcool pur par habitant, la consommation annuelle est tombée à 1 litre 50 en 1890, tandis que, en France, nous atteignons 4 litres 50 à l'heure actuelle.

Vous voyez combien peu l'État a fait contre les maladies populaires. D'ailleurs, en fait d'hygiène sociale, l'État n'avait encore, il y a peu d'années, que des notions assez élémentaires, comme en témoigne le fait suivant : quand il s'est agi de reconstruire le Théâtre-Français, après l'incendie de mars 1900, un de nos confrères députés, le Dr Lachaud, voulant réagir contre l'immonde saleté de la plupart des salles de spectacle, demanda des modifications aux vieux errements. L'État lui répondit par la voix d'un de ses ministres « qu'il lui était impossible de prendre l'engagement de traiter la construction d'une salle de spectacle comme celle d'un sanatorium ».

Voilà, en fait de défense contre les maladies populaires, les moyens d'action de ceux que nos romanciers appellent « les bergers du grand troupeau social ».

Et le troupeau, quels sont ses moyens de défense? C'est bien simple, Messieurs : il fait ce que font tous les troupeaux, il va à l'abattoir, et il y va tout tranquillement. N'essayez pas de le déranger dans sa quiétude, il n'a plus la force de réagir : il s'immobilise dans ses habitudes et n'a plus la volonté de changer sa vie. Parfois, comme le morphinomane qui a besoin de son poison, il s'empoisonne en toute connaissance de cause; le plus souvent il ignore le danger, et s'alcoolise, se syphilise, et se tuberculise inconsciemment, sans souci de l'avenir.

Messieurs, une résistance s'élève contre cet ensemble de passivité, contre cette insouciance, contre ce péril. De bons esprits ont entrepris le sauvetage du peuple, puisque personne ne s'en inquiétait, ni en haut, ni en bas de l'échelle sociale. Laissant aux éducateurs et aux ministres des différentes confessions la prophylaxie morale de la jeunesse, ils veulent se rendre plus directement utiles et plus pratiques en faisant appel à toutes les bonnes volontés. Qu'ils soient pressés par la peur de demain, ou qu'ils aient agi dans une idée plus généreuse d'altruisme, l'important c'est qu'ils aient agi et qu'ils agissent : « *Acta, non verba* », telle est la devise qu'ils ont prise, et c'est celle de l'initiative privée, qui seule a réellement entrepris la défense sociale contre les maladies populaires. Je vous ai esquissé les moyens de lutte sociale contre la tuberculose, la syphilis, l'alcoolisme et vous avez vu que c'est l'initiative privée qui a tout fait. Vous verrez plus tard les moyens ingénieux qu'elle utilise, la réclame incessante qu'elle consacre à sa cause : elle prend l'individu par la crainte de la maladie et l'éduque, elle lui montre l'impérieuse nécessité de se sauvegarder et de sauvegarder les autres. Elle force les Pouvoirs publics à s'occuper de ces questions; elle revient à la charge, elle est pressante et elle est d'autant plus sûre du succès qu'on commence à la craindre, car elle est la force de demain, plus puissante qu'on ne se l'imagine.

Peut-être serez-vous surpris de me voir développer de semblables considérations, et allez-vous dire que je prends ici le rôle du prédicateur ou du moraliste? Messieurs, ce n'est ni un sermon, ni une leçon de philosophie que je vous fais. Sans nier l'action morale sur le développement et le traitement des maladies populaires, c'est en simple médecin que je les examine. Médecin, je vois la race s'abâtardir physiquement, intellectuellement, moralement, dans une série de maladies évitables. Médecin, je veux réagir et la protéger. Ce sont les intérêts supérieurs de l'élevage humain qui me guident, et pas autre chose.

Je vous pose maintenant la question suivante, dont je n'ai pas besoin de souligner l'importance : Dans la défense sociale contre les maladies populaires, quel sera votre rôle, à vous, médecins? Allez-vous assister, les bras croisés, à tant de fléaux et tant de misères, occupés dans votre tour d'ivoire à discuter sur les formes des microbes et sur les réactions chimiques des humeurs? Vous n'en avez pas le droit. Quelques esprits timorés diront que ce n'est ni votre rôle, ni votre affaire. C'est une erreur. A une époque où tout change, où tout évolutionne, soyez « vivicoles », suivant la belle expression de mon ami Triboulet : éduquez le peuple pour qu'il vive! D'ailleurs, prenez-y garde, si vous ne dirigez pas le mouvement, si vous ne vous y associez pas, il se fera quand même, en dehors de vous et contre vous, et vous aurez perdu la situation matérielle et morale à laquelle vous, les guides naturels de l'hygiène sociale, vous avez droit.

Donc, Messieurs, prenez résolument la tête de ce mouvement; dirigez les ligues et les efforts de l'initiative privée, et vous arriverez à intéresser davantage l'État à l'étude de questions qui touchent à la vie même de la nation. C'est assez vous dire que vous devez connaître les maladies populaires, et c'est pourquoi, au cours de ces leçons, si je ne néglige pas l'individu, qui crée le type morbide, vous me verrez m'occuper surtout de la collectivité qui crée les grands courants pathologiques. C'est là une des parties les plus importantes de la médecine sociale.

Voilà, Messieurs, quel est mon but. Je m'efforcerai de

l'atteindre, ayant conscience de traiter de la pathologie et de la thérapeutique générales, dans ce que ces sciences ont de plus élevé et de plus utile. Cela me donnera de plus le grand plaisir de rendre hommage à notre vieille énergie française qui commence à se réveiller aujourd'hui de toutes parts.

LE PÉRIL VÉNÉRIEN

DEUXIÈME LEÇON

Considérations générales sur le péril vénérien.
Le péril vénérien comprend l'étude du chancre mou, de la
blennorragie et de la syphilis.
Le chancre mou.
Le bacille de Ducrey. — Lésions, caractères et diagnostic du
chancre mou. — Le chancre mixte. — Traitement du chancré
mou. — Influence du chancre mou sur la collectivité.

Messieurs,

Je vais commencer aujourd'hui l'étude spéciale des
maladies populaires par le péril vénérien; c'est là, comme
je vous le disais dans la première leçon, avec le péril
tuberculeux et le péril alcoolique, un des trois grands
fléaux sociaux de notre époque.

Le péril vénérien est dû à trois maladies d'inégale importance. Il est causé par le chancre mou, nocif surtout pour
l'individu; il est dû à la blennorragie, nocive pour l'individu, pour la collectivité et pour la race; il est créé enfin
par la syphilis, plus nocive encore sur l'individu, sur la
collectivité et sur la race. L'étude entière du péril vénérien
réclamerait une série de leçons pendant plusieurs années.
Ce que je veux faire ici, c'est seulement l'ébauche des
maladies vénériennes, au point de vue pratique, et je
compte y consacrer onze leçons. Le plan que je me propose est le suivant : nous verrons d'abord les méfaits du
chancre mou, puis ceux de la blennorragie, et de la syphi-

lis; je vous montrerai ensuite la défense sociale contre ces affections, en particulier, et contre le péril vénérien en général.

Cette étude est des plus intéressantes, comme bien vous le pensez; c'est de plus une étude très délicate, en raison des sujets à exposer et de tous les problèmes qui se dérouleront devant nous. Je les résoudrai en médecin, ne voyant dans le péril vénérien que des maladies comme les autres et n'agissant que dans un but élevé de préservation sociale.

Je commence par l'étude du chancre mou encore appelé chancre simple ou chancrelle.

Le chancre mou est un ulcère vénérien, contagieux, inoculable, auto-inoculable, causé par un microbe spécial, un bacille décrit par Ducrey en 1889.

On ne connaît bien le chancre mou que depuis un demi siècle; autrefois, on le confondait avec le chancre syphilitique, et c'est Bassereau qui, en 1852, a eu le mérite de le distinguer de ce dernier. Bassereau a formulé, pour ainsi dire, la loi suivante, vérifiée complètement par l'expérience de ces cinquante dernières années : « Le chancre simple ne donne jamais par la contagion qu'un chancre simple; le chancre syphilitique n'engendre jamais que la syphilis. » Cela nous paraît très simple aujourd'hui, mais que d'efforts pour arriver à cette conception, car, pendant fort longtemps, les avis ont été partagés au cours de la querelle des unicistes et des dualistes.

Pour les unicistes, le chancre mou et le chancre syphilitique ne faisaient qu'un. Pour les dualistes, au contraire, le chancre mou est absolument différent du chancre syphilitique; ce sont deux maladies qui n'ont ni la même cause, ni la même évolution, ni la même gravité. Les unicistes avaient une conception étrange du chancre mou, conception d'autant plus singulière qu'on est souvent bien embarrassé en présence d'une contagion double par le chancre mou et par le chancre syphilitique. Avant que Rollet n'ait montré l'existence du chancre mixte, les unicistes se faisaient l'idée suivante du chancre mou : c'était pour eux le résultat de l'inoculation du chancre syphilitique chez un individu ayant eu déjà antérieurement la syphilis constitutionnelle. Je m'explique : un individu avait pris la syphilis, il ne pouvait pas reprendre la syphilis en tant que syphilis tout entière, avec ses diverses manifestations, mais il pouvait se contagionner de nouveau et prendre un chancre spécial qui était le chancre mou.

Vous allez voir où cette doctrine a conduit ses auteurs. Si le chancre mou ne s'accompagne jamais d'accidents secondaires, pensaient-ils, c'est qu'il se développe chez un individu vacciné en partie contre la syphilis, puisqu'il l'a eue déjà. On avait beau leur dire : voilà un individu qui n'a jamais eu la syphilis. Cela nous est égal, répondaient-ils, c'est d'une syphilis héréditaire méconnue dont il a été atteint, et, au lieu de la reprendre avec son évolution classique, il la reprend atténuée sous forme du chancre mou ; ils aboutissaient alors à cette conclusion, c'est que pour garantir les individus contre la syphilis, il fallait leur inoculer le chancre mou. En inoculant ainsi une syphilis atténuée, on pourrait mettre les individus à l'abri de la syphilis. Et ce fut fait. Lindmann, l'un des promoteurs de cette théorie, n'a pas hésité à s'inoculer jusqu'à 3 000 fois le chancre mou sur tout le corps, et néanmoins, quand il s'est inoculé ensuite la syphilis, loin d'en être prémuni, il l'a parfaitement prise avec tous ses caractères, et il fut même atteint d'une syphilis grave.

On ne retrouve la syphilis et le chancre mou que dans

le chancre mixte découvert par Rollet et qui prouve simplement la superposition des deux affections prises simultanément ou successivement.

Comment prend-on le chancre mou?

On le prend soit par voie directe, à l'occasion des rapports sexuels, soit par voie indirecte, en se contaminant par les doigts, par les objets de toilette ou par les objets de pansement. Mais, pour pouvoir prendre le chancre mou, il est indispensable qu'il existe une ouverture, si minime soit-elle, du tégument. Il faut, comme l'a dit M. Jullien, un *foramen contagiosum*, petit, imperceptible même, mais évident. Chez les individus peu soigneux de leur personne, le chancre mou est très répandu, c'est une maladie parallèle au manque de soins et à la saleté, facile à s'inoculer, la virulence du pus persistant pendant longtemps.

Je vous ai dit que ce chancre mou était dû à un microbe spécial, le bacille de Ducrey, découvert en 1889. Vous allez voir les caractères de cet agent pathogène.

Supposez un bacille coloré par le bleu de méthylène, en forme de navette avec deux bouts arrondis, et prenant fortement la couleur à ses deux extrémités. Ce microbe se colore par toutes les couleurs d'aniline classiques en bactériologie, mais, fait important, il ne se colore pas par la méthode de Gram. Sur la coupe des bords du chancre, le bacille se présente sous forme de chaînettes flexueuses et allongées. La culture du bacille de Ducrey est des plus difficiles; elle a été souvent essayée sans succès et n'a été résolue que par M. Lenglet sur un milieu particulier, « humanisé », composé de gélose, de peau et de sang humains; et plus récemment par MM. Bezançon, Griffon et Le Sourd, à l'aide de leur procédé de culture sur le sang gélosé. Sur ce milieu, les colonies de bacilles se présentent sous forme de têtes d'épingles, grisâtres, séparées les unes des autres.

Fait d'une importance capitale, MM. Bezançon et Griffon, en inoculant ces bacilles à l'homme, ont pu reproduire un chancre mou. On a inoculé aussi le chancre mou aux animaux; et, en 1883, MM. Fournier et Krishaber, sur 142 inoculations, ont obtenu 62 p. 100 de succès, surtout sur des petits singes, des sajous, des macaques, des cynocéphales; le chancre inoculé au singe est inoculable à un autre singe et auto-inoculable au même singe. M. Tomasczcvski a inoculé à des singes des cultures du bacille du chancre simple sur du sang gélosé, et a obtenu des chancres qui contenaient le bacille du Ducrey. Cultivé, ce bacille redonnait par inoculation le chancre mou à l'homme. Les recherches de MM. Bezançon et Griffon sont donc exactes, il n'y a aucun doute sur la spécificité du bacille de Ducrey.

Quelles sont les lésions produites sur l'homme par ce parasite?

Des ulcérations, avec une tendance nette à la destruction. Supposez l'épiderme avec sa couche cornée, le corps muqueux de Malpighi et les papilles. Vous verrez toutes ces différentes couches entamées par le processus ulcéreux, qui les détruira rapidement, mettant à nu dans la profondeur des parties déchiquetées, semblables à des bourgeons charnus recouverts d'un bourbillon jaunâtre, friable, marquant les limites envahissantes du chancre. L'épiderme est sectionné brusquement. Les parois du chancre sont recouvertes et infiltrées d'une épaisse couche de leucocytes. Les vaisseaux sont dilatés, enflammés et friables, et les lésions ne sont point sclérosées comme dans la syphilis. Le tissu conjonctif nécrosé du derme s'élimine, et une cicatrice durable est le seul vestige de l'infection.

Examinons maintenant l'évolution clinique de ce chancre et ses méfaits sur l'individu, ce qui nous sera facile, si nous prenons comme type morbide le chancre d'inoculation.

Vous verrez tout à l'heure que la méthode d'inoculation du chancre, méthode expérimentale pour ainsi dire, est utilisée pour faire le diagnostic. On recueille sur un chancre du pus avec une lancette, et on fait une piqûre avec la pointe de l'instrument sur la peau du bras ou de l'abdomen, à la région ombilicale, dans un endroit assez éloigné d'un territoire lympathique important. Puis, on protège la partie inoculée au moyen d'un verre de montre serti sur la peau à l'aide d'un carré de diachylon ou d'une couche de collodion; et à travers le verre de montre, on va observer ce qui se passera. Il n'y pas d'incubation : immédiatement le chancre commence son évolution, avec les trois phases suivantes : une phase de progrès, une phase stationnaire et une phase de réparation.

Dans la phase de progrès, le premier jour on constate un léger prurit au niveau de la piqûre; le second jour il existe à ce niveau une petite auréole rougeâtre, inflammatoire; le troisième jour, l'auréole s'élargit, et, à son centre, on voit l'épithélium soulevé par un liquide séro-albumineux louche, et la formation d'une petite vésicule qui rapidement se change en vésico-pustule; le quatrième jour, la vésico-pustule devient pustule absolument purulente. Le cinquième jour, la pustule va s'ouvrir, le pus qu'elle contient s'écoulera, et à sa place, on va constater une perte de la substance cutanée. Le sixième jour, on aura le chancre absolument typique avec tous ses caractères qui sont les suivants : le fond irrégulier, anfractueux, tapissé d'un bourbillon jaunâtre, avec du pus mal lié, séreux, roussâtre, en grande quantité; les bords décollés et taillés

comme à l'emporte pièce, cerclés d'un petit halo inflammatoire; la base de l'ulcère, molle et nullement dure
comme dans le chancre induré, enfin douleur vive au
niveau de l'ulcération. Voilà les principaux caractères du
chancre simple inoculé, quand il est à sa phase de progrès.

Vient ensuite la phase stationnaire qui peut durer plus
ou moins longtemps.

La phase de réparation leur succède; la douleur diminue,
des bourgeons s'élèvent du fond du chancre, la suppuration se tarit, et la cicatrisation commence par la périphérie
pour se compléter par le centre. La cicatrice, d'abord sail-
lante, papuleuse et rose, pâlira, s'aplatira, demeurera indélébile; elle sera circonscrite par un bord absolument net.

La durée du chancre est variable; si le chancre est
traité, il se guérit du vingtième au trentième jour; non
traité il peut durer de six semaines à deux mois.

Tels sont les caractères du chancre consécutif à l'inoculation. Voyons maintenant ceux du chancre pris par contagion.

Il y a quatre périodes dans son évolution : une période
de préparation, une période de début, une période d'état
et une période de déclin et de réparation.

La période de préparation est difficile à déterminer, il
est assez malaisé de compter le temps qui s'écoule entre
l'apparition du chancre et l'acte contagionnant, car les
renseignements donnés par le malade sont bien vagues
dans la plupart des cas; en général, c'est du troisième au
huitième jour que le début est le plus souvent relevé dans
les statistiques. Les premiers stades morbides ne sont
pas aussi facilement remarqués que dans le chancre par
inoculation.

La période de début ne commence réellement qu'avec
l'ulcération; la formation des petites vésicules, des vésico-

pustules et des pustules est passée inaperçue, et c'est seulement l'ulcération qui inquiète le malade, c'est pour elle qu'il viendra vous demander conseil. Ce chancre peut siéger sur les muqueuses, il peut siéger sur la peau où il se recouvre souvent de croûtes, comme la plupart des chancres cutanés.

A la période d'état, le chancre présente tous ses caractères: à partir du cinquième, sixième et septième jour, sa forme est circulaire; ses bords présentent quelquefois une série de petites dentelures visibles à la loupe, mais, en général, ils sont taillés à pic et tout à fait décollés; ils sont entourés d'une auréole inflammatoire, l'extension du chancre se faisant par les bords. Le fond présente la bouillie purulente citée plus haut, et la base, semblable à celle d'une plaie vulgaire, ne manifeste pas d'induration. Cette souplesse des bords, très importante à constater, servira à distinguer le chancre mou du chancre syphilitique. La suppuration du chancre mou est très abondante. Souvent on observe plusieurs chancres à la fois; l'unicité est l'exception, la multiplicité la règle. La durée est aussi longue que celle du chancre d'expérimentation.

La réparation se faisant aussi de la même façon, les bords se nettoient, et la cicatrisation s'effectue comme je vous l'ai indiqué.

Voici, rapidement exposés, les caractères cliniques du chancre mou de l'individu. Il peut présenter des variétés, il peut être exulcéreux, entamant seulement le corps papillaire; il peut être folliculaire, ressemblant à une pustule d'acné; il peut être papuleux, herpétiforme, ou ecthymateux; il peut être diphtéroïde et se recouvrir d'une exsudat pseudo-membraneux.

Suivant le siège qu'il occupe, le chancre varie ses aspects. C'est ainsi qu'il peut occuper le gland, la rainure

balano-préputiale, le bord libre ou la face cutanée du pré-
puce, le fourreau, où il est rare et présente une forme ovalaire; il peut occuper le frein, où il est fréquent, car « le
filet semble attirer les chancres » (Diday); l'ulcération
est alors profonde, de longue durée, et peut même perforer
l'urèthre. Le chancre peut se développer dans l'urèthre,
soit au niveau du méat urinaire, amenant des rétrécissements du méat, soit dans l'intérieur de l'urèthre. Ce
chancre endo-uréthral est très rare, mais il provoque
des douleurs très vives, exaspérées par la pression et surtout par le passage de l'urine; il s'accompagne d'un écoulement semblable à celui de la blennorragie, et d'une
tuméfaction noueuse de l'urèthre à la palpation. Le chancre
peut siéger dans la région anale; c'est le chancre de l'anus,
pouvant s'étendre des plis radiés au bord supérieur du
sphincter interne. Généralement ce chancre est double,
l'un est situé en avant, l'autre en arrière de l'orifice anal,
et souvent il s'entoure d'une couronne de petits chancres
secondaire. Ce chancre de l'anus donne lieu à des symptômes particuliers, à des épreintes, à du ténesme, à des
douleurs vives au moment de la défécation et de la marche
ou quand le malade reste longtemps dans la position
assise; souvent il y a un peu de rectite marquée d'un
écoulement glaireux, parfois sanguinolent.

Les chancres de la vulve sont souvent folliculaires sur
les grandes lèvres, ulcéreux sur les petites lèvres, les
caroncules, la fourchette. Le chancre du col utérin débute
par une élévation pustuleuse qui suppure très rapidement;
il a une teinte franchement jaune : le fond est inégal et
peu déprimé; les bords sont d'un rouge vif. Ce chancre
est d'une indolence absolue; il se cicatrise très rapidement, et, du jour au lendemain, l'ulcération a complètement changé d'aspect.

Vous voyez, Messieurs, rapidement exposés, les caractères du chancre mou chez l'homme et chez la femme, quand il évolue normalement. Mais vous devez savoir que ce chancre peut se compliquer; je dois vous exposer ses principales complications.

Ce sont d'abord des complications banales comme le phimosis, le paraphimosis, l'érysipèle au pourtour du chancre; ce peuvent être des hémorragies, ceci est déjà un peu plus spécial, des hémorragies même très abondantes, si le chancre est situé sur le gland et s'il entame le tissu érectile des corps caverneux. Ces hémorragies sont dangereuses par elle-mêmes, et aussi par leur production assez abondante pendant le sommeil; tel le cas, cité par M. Gailleton, d'un malade qui, sans s'en douter, perdit en une nuit deux litres de sang.

Une des complications les plus fréquentes du chancre simple, c'est le bubon; il est consécutif soit à une lymphangite du dos de la verge avec des cordons durs et douloureux, soit à un transport du germe infectieux par les voies lymphatiques profondes. Le bubon siège dans le groupe des ganglions transversaux. Le pus de l'abcès bubonique n'est pas toujours chancreux. M. Rille a montré que dans 8 cas seulement sur 100 il contenait le bacille de Ducrey ; dans les autres cas, il s'agissait d'infections secondaires. Le bubon peut être atteint de phagédénisme, chose toujours ennuyeuse en raison de la possibilité d'énormes décollements et de propagation à la fosse iliaque.

En dehors du bubon, une des complications du chancre mou sur laquelle j'attire tout spécialement votre attention, c'est la pullulation de voisinage. Le chancre semble semer ses graines autour de lui; si c'est un chancre primitif, vous voyez un essaimage de chancres secondaires l'entourer complètement. « Le chancre simple est un bon père, disait

Ricord, il aime la vie de famille, et on le retrouve presque toujours entouré de ses petits. » Cette boutade de Ricord est exacte, il y a presque toujours pullulation de chancres secondaires autour du chancre primitif.

La complication la plus sérieuse du chancre simple est certainement le phagédénisme, dû soit à des causes locales, soit à des causes générales. Comme causes locales, je vous citerai l'infection de voisinage, le phimosis déterminant le phagédénisme par compression et étranglement. Comme causes générales, je vous signalerai soit l'âge du malade, la dépression physique ou morale dans laquelle il se trouve, son alcoolisme, soit l'exaltation de virulence du germe infectieux ou les associations parasitaires secondaires.

Examinons les signes de ce phagédénisme. Il débute au commencement du chancre ou dans la période de progrès; jamais on ne l'observera à la période terminale. Il existe un phagédénisme décortiquant dont les lésions n'intéressent qu'une partie superficielle de la peau, mais il gagne une grande partie des cuisses, des lombes et de l'abdomen, mettant à nu les plans sous-cutanés et donnant par places au malade l'aspect d'un écorché. Il existe un phagédénisme térébrant qui est tout le contraire du précédent; au lieu de s'étendre en superficie, il s'étend en profondeur; alors il détruit les organes génitaux, l'urèthre, le gland, les corps caverneux, produisant d'énormes mutilations. Il existe un phagédénisme serpigineux qui dure très longtemps, dix-huit mois, deux ans, même trois ans; il se déplace et se cicatrise au fur et à mesure qu'il s'étend. Ce léger aperçu vous montre que le phagédénisme est une des complications les plus graves du chancre mou.

Il en est encore une dont il me faut parler malgré sa rareté, la gangrène des organes génitaux; on voit des points noirs se développer autour du chancre, puis la région se tuméfie, se recouvre de phlyctènes, prend une teinte ecchymotique et noirâtre. La verge et le scrotum sont détruits en totalité ou en partie, et cela très rapidement; le haut des cuisses et le bas de la paroi abdominale sont envahis à leur tour; l'état général est grave, mauvais, d'aspect typhoïdique. Parfois la gangrène est foudroyante, et M. Fournier a cité le cas d'un malade ayant perdu la verge et le scrotune en quelques heures par une infection due au vibrion septique.

Après l'étude de ces complications du chancre mou sur l'individu, je vais aborder une partie très intéressante de son histoire, celle concernant le chancre mixte. Aujourd'hui, nous sommes tous dualistes, mais nous devons reconnaître l'existence du chancre mixte, démontrée d'une manière irréfutable par Rollet.

Le chancre mixte est le résultat de l'association sur un même point du virus syphilitique et du virus chancreux, l'inoculation des deux virus ayant été faite successivement ou simultanément. Cette inoculation est faite simultanément dans un seul contact avec un sujet porteur à la fois de la syphilis et du chancre mou. Elle est faite successivement, soit sur un individu qui prend un chancre mou, étant lui-même en incubation de syphilis, soit sur un individu porteur d'un chancre syphilitique; ce dernier prenant son chancre pour de l'herpès, ou dans un sentiment d'indélicatesse que je ne saurais qualifier, désireux de rendre ce qui lui a été donné, ne s'abstient pas de rapports sexuels; il est trahi à son tour, et s'y contamine du bacille de Ducrey. Telle est l'étiologie du chancre mixte; quels en sont les symptômes?

Au cas de chancre simultané, le malade ayant pris à la fois le chancre mou et la syphilis, il y a deux périodes dans l'évolution du chancre mixte. La première, qui sera

la période du chancre mou, durera trois semaines ; au bout
de trois, quatre, cinq jours, elle sera caractérisée par l'apparition d'une ulcération ayant tous les caractères du chancre
mou. La seconde, qui sera la période syphilitique, sera
marquée, au bout de la troisième semaine, par le développement sur le chancre mou de modifications spécifiques de
la syphilis.

On verra alors l'induration chancreuse syphilitique avec
son aspect particulier, donnant lieu secondairement à la
roséole et aux plaques muqueuses. Le chancre mou aura
fini son évolution quand le chancre syphilitique terminera
la sienne, mais vous verrez probablement persister un ou
plusieurs des chancres mous satellites, développés ultérieurement autour de l'ulcération primitive ; ces chancres
secondaires, dus aux auto-inoculations dont je vous ai
parlé tout à l'heure, ont une grande valeur pour le diagnostic du chancre mixte. Vous voyez donc, somme toute,
que, dans le chancre simultané, il y a deux périodes : la
période du chancre simple accompagné de ses satellites,
puis la période du chancre syphilitique, ce dernier étant
encore en pleine évolution quand, depuis longtemps, le
premier chancre mou n'existe plus.

Lorsqu'il y a inoculation successive de deux virus, du
virus syphilitique et du virus chancreux, les choses se
passent différemment : si c'est le chancre syphilitique qui
a commencé, vous avez, au bout de trois semaines, l'évolution normale du chancre syphilitique ; mais le malade
s'inocule à ce moment le bacille de Ducrey, et au bout de
trois, quatre, cinq jours, vous verrez le chancre mou
apparaître sur le chancre syphilitique, dont les caractères
vont se modifier un peu, dans le sens du chancre mou ;
des chancres satellites indiqueront souvent la nature de
cette infection surajoutée. Si, au contraire, c'est le chancre

mon qui a commencé, vous verrez après l'inoculation de
la syphilis, le chancre syphilitique apparaître beaucoup
plus tard, et il sera en pleine évolution quand l'autre aura
déjà disparu ; peut-être noterez-vous une période interca-
laire après la disparition du premier chancre et avant
l'apparition du second, dans laquelle le malade aura les
apparences complètes de guérison. Il est facile, en se
rappelant l'incubation de l'une et de l'autre maladie, de
prévoir ce qui peut se passer avec le chancre mixte.

Si l'on recherche les méfaits du chancre mou sur
l'individu, on voit que c'est la moins grave des maladies
vénériennes ; elle ne porte aucune atteinte à la constitution
du sujet. Le chancre disparu, tout est fini, on n'en parle
plus jamais ; sans doute, le malade a éprouvé quelque
ennui pendant son chancre ; mais, s'il a été bien soigné,
il a évité les inoculations secondaires, et cela ne compte
pas ; l'avenir n'est pas engagé. Quelle différence avec la
syphilis, maladie *totius substantiæ totiusque vitæ*, dont les
accidents successifs sont parfois espacés de périodes de
dix, quinze et vingt ans !

Mais si le malade est mal traité, si son état général est
mauvais, vous devez faire des réserves, en raison de la
possibilité des gangrènes, du phagédénisme, et du bubon
chez les débilités, les alcooliques, les tuberculeux, les
diabétiques ; d'ailleurs, je dois dire que les complications
deviennent de plus en plus rares, au fur et à mesure des
progrès journaliers des règles de l'hygiène et de la propreté.

Comment allez-vous faire le diagnostic du chancre mou ?
Il importe pour le malade, toujours très anxieux de son
état, que vous le précisiez nettement et rapidement. Souvenez-vous des caractères du chancre, de son apparition au

bout de trois, quatre, cinq jours, de ses bords taillés à pic et décollés, de son ulcération profonde, avec le bourbillon jaunâtre adhérant au fond. Si vous prenez les bords entre les doigts, vous n'y percevrez aucune induration, rien qui ressemble à l'anneau cartilagineux du chancre induré. Vous songerez au chancre mou, et vous verrez votre traitement suivi d'une amélioration presque immédiate. L'adéno-phlegmon est un bon caractère de présomption. Au cas de doute, l'examen bactériologique du pus tranchera la question.

On ne peut confondre le chancre mou avec le chancre syphilitique. Vous verrez plus tard la description complète du chancre induré, et vous comprendrez qu'il se différencie nettement de toutes les ulcérations similaires; je ne veux pas anticiper sur les leçons suivantes.

On peut le confondre avec certaines maladies ulcéreuses des organes génitaux, avec la balanite, avec la déchirure traumatique du frein, avec l'acné ou furoncle du fourreau; mais il n'y a pas ici les caractères si tranchés que vous avez dans le chancre simple.

Le diagnostic du chancre d'avec l'herpès est chose déli-cate, et il faut bien le connaître.

Un individu a une petite ulcération du gland ou de la verge; il se croit atteint de syphilis ou de chancre mou, et cependant il n'a que de l'herpès, maladie insignifiante et bénigne. Dans l'herpès, en général, l'éruption est précédée de brûlures, de picotements, de démangeaisons, il y a de la rougeur et de la tuméfaction, de la douleur de la peau ou de la muqueuse; puis apparaissent de petites vésicules, des vésicules miliaires, transparentes, ayant la dimension d'une tête d'épingle; plus tard les vésicules vont se rompre et laisseront à leur place de petites érosions circulaires à bords polycycliques et monocycliques, de sorte que dans son ensemble l'ulcération sera dessinée par des bords festonnés extrêmement nets, très visibles à la loupe, absolument typiques de l'herpès. Enfin, à la surface de cette érosion, car il ne s'agit pas ici d'ulcération profonde, vous verrez s'écouler un liquide transparent qui deviendra même d'autant plus abondant que vous comprimerez plus les parties voisines. Il y a, selon M. Leloir (de Lille), une véritable expression du suc herpétique, ne ressemblant en rien à l'expression sanguinolente du chancre syphilitique ou au pus du chancre simple.

On peut confondre le chancre mou avec la balanite pustulo-ulcéreuse, maladie vénérienne très bénigne; dans cette balanite la suppuration est peu abondante.

Dans les cas où, malgré tous ces caractères différentiels, vous serez encore embarrassés, vous pourrez recourir à l'inoculation du chancre; vous ferez l'inoculation sur le bras gauche avec toutes les précautions aseptiques, pour ne pas déterminer de lymphangite et de bubon, puis vous rechercherez le bacille de Ducrey et vous pourrez même le cultiver sur le sang gélosé.

Que ferez-vous pour traiter un individu atteint d'un chancre mou?

On a imaginé une série de procédés chirurgicaux, l'excision, le raclage, la cautérisation ignée ou chimique. Je ne vous engage guère à vous en servir. Ce sont des moyens peu utilisés, qui exposent à des grosses cicatrices et qui, s'ils échouent, réinfectent les bords du chancre et étendent ses limites. Vous ne devez jamais oublier cette auto-inoculation possible dont vous connaissez le processus.

Il faut employer les procédés médicaux, il faut transformer cette plaie virulente en une plaie simple.

Vous toucherez la plaie avec de l'acide phénique à
1 p. 10, du nitrate d'argent à 1 p. 30 ou du chlorure de
zinc à 1 p. 20. Vous ferez ensuite usage de pansements
cicatrisants à l'aristol, à l'europhène ou au dermatol.

S'il y a menace de bubon, vous essaierez d'en prévenir
la suppuration par l'application de compresses humides ou
d'onguent napolitain ; si, malgré vos efforts, la suppuration
n'a pu s'éviter, vous pourrez faire ou une ponction aspi-
ratrice dans le foyer purulent, ou une incision, mais il
importe de ne pas pratiquer de grosses incisions et de faire
une petite ouverture au bistouri, pour éviter la diffusion
du pus virulent, l'apparition de chancres secondaires et le
phagédénisme du bubon. Vous toucherez les parois de
l'adéno-phlegmon avec une solution au chlorure de zinc,
d'abord à 1 p. 60, puis à 1 p. 20. Vous remplirez ensuite
la cavité de l'abcès d'une des poudres cicatrisantes citées
plus haut.

Dans les cas de gangrène, je vous conseille d'avoir
recours à l'eau oxygénée et au permanganate de potasse ;
au cas de phagédénisme, l'acide pyrogallique a donné
autrefois dans les mains de mon regretté maître M. Vidal
(de Saint-Louis) de très bons résultats ; M. Vidal employait
une pommade ainsi formulée :

> Acide pyrogallique................... 20 grammes.
> Axonge fraîche..................... 80   —

et j'ai vu le phagédénisme céder à cette application.

Telle est l'évolution du chancre mou et tels sont ses
méfaits sur les individus.

Le chancre mou n'est pas une maladie de la collectivité,
de la race, c'est une affection purement personnelle, purement individuelle. Il ne devient une maladie sociale que

dans certaines conditions, chez les individus manquant
de soins hygiéniques, parmi les foules ignorantes de la
propreté corporelle, vouées à la saleté et à la crasse,
comme celles qu'on trouve dans les pays exotiques. Là,
dans les colonies, le chancre mou devient un véritable
péril social : il s'auto-inocule avec prolixité, et ses plaies
virulentes laissent la porte ouverte à toute une série
d'autres infections. Dans ces conditions, le chancre simple
est un danger réel et ses méfaits ne peuvent être combattus
que par l'éducation de la propreté. Vous en aurez une
preuve dans ce simple fait que le chancre mou a beaucoup
diminué dans nos pays d'Europe, depuis les progrès de
l'hygiène.

TROISIÈME LEÇON

La blennorragie.

La gonocoque. — La gonococcie est non seulement une maladie
locale, mais une maladie générale. — Ses méfaits sur l'individu. —
Effets locaux du gonocoque.

Sa généralisation par la voie de contiguité et par la voie sanguine.
— Les métastases blennorragiques.

Action de la gonotoxine sur les os, le système nerveux et la peau.

Messieurs,

Dans la dernière leçon, j'ai commencé l'étude du péril
vénérien par la maladie qui présente le moins de gravité
pour l'individu, par le chancre mou. Aujourd'hui, je vais
monter d'un échelon dans cette étude et vous parler du
péril blennorragique. Je vous montrerai les méfaits de la
blennorragie sur l'individu, et, si j'en ai le temps, sur la
collectivité et sur la race.

Il y a peu d'années que l'on connaît le danger social de
la blennorragie; c'est là une question toute récente, et,
si vous parcourez les comptes rendus des séances de la
Société française de Prophylaxie sanitaire et morale, vous
verrez la blennorragie mise presque sur le même plan que
la grande avarie, la syphilis, la petite avarie, comme l'ont
appelée différents auteurs, prenant une importance plus
grande de jour en jour. L'un de ces auteurs, M. Paul Bru,
en a fait un saisissant tableau dans son livre de l'*Insexuée*.

Voyons d'abord les méfaits de la blennorragie sur l'individu.

La blennorragie est vieille comme le monde; on en trouve trace dans les descriptions de tous les anciens, chez les Grecs, chez les Romains, dans le Lévitique de Moïse, où il est question d'écoulement impur; tous les auteurs de la décadence et du moyen âge signalent ses effets; c'est donc une maladie contemporaine de toute l'histoire de l'humanité. Elle est vieille comme le monde en tant que maladie locale, car tous les auteurs ont insisté sur ses manifestations initiales, mais c'est seulement dans ces toutes dernières années que l'on a découvert l'action de la blennorragie, maladie générale. Depuis que nous connaissons l'agent de la blennorragie, le gonocoque trouvé en 1879 par Neisser dans le pus uréthral et vaginal, la blennorragie a pris toutes les allures d'une infection; c'est une infection au même titre que l'érysipèle ou la pyohémie; elle a, comme ces derniers, un point de départ local, d'où la colonisation microbienne peut se répandre dans tout l'organisme.

Déjà, en 1866, lorsque s'ouvrit à la *Société médicale des Hôpitaux de Paris* la grande discussion sur le rhumatisme blennorragique, quelques auteurs ayant, pour ainsi dire, la prescience de l'avenir, comme MM. Hervieu et Feréol, avaient bien décelé le rôle spécifique de la chaudepisse dans le rhumatisme articulaire, et avaient déterminé la manifestation générale localisée sur les articulations. Déjà, ils avaient prévu les métastases de la blennorragie que nous connaissons très nombreuses aujourd'hui. Plus tard, les choses se sont précisées; elles sont admises par tout le monde depuis l'année 1890; à cette époque, les travaux de MM. Balzer et Souplet et la thèse de M. Souplet nous ont démontré l'existence de la blennorragie maladie géné-

rale, provoquant la néphrite, l'albuminurie, et capable
d'infecter presque tous les viscères.

Vous verrez, au cours de cette description, qu'il n'existe
pas un organe à l'abri des atteintes du gonocoque.

Qu'est-ce donc que cet agent parasitaire si particulier, le
gonocoque?

C'est un microbe découvert par Neisser en 1879. Il se
présente, à l'examen, sous la forme d'un grain de café;
c'est un coccus accolé au coccus voisin par une face plane;
comme l'autre face est arrondie, l'aspect du gonocoque est
tout à fait celui d'un grain de café.

On trouve le gonocoque dans le pus de la blennorragie;
sur une préparation de ce pus après coloration au bleu de
méthylène, vous verrez des leucocytes polynucléaires, des
cellules endothéliales de l'urèthre, avec leur protoplasma
et leurs noyaux; si vous regardez de plus près, vous apercevrez, tranchant sur la coloration bleue du protoplasma
des globules de pus, et, sur celle plus foncée des noyaux, de
petits microbes réunis deux à deux en forme de grains de
café très colorés; les uns sont absolument libres dans
l'exsudat, les autres au contraire sont inclus dans les leucocytes dont les noyaux sont parfois bondés de gonocoques
au point d'en éclater. Tout ceci, pour vous dire que le
gonocoque peut, dans le pus blennorragique, être aussi bien
extra-cellulaire qu'intra-cellulaire, siégeant en dehors ou
en dedans des éléments figurés.

Toutes les couleurs d'aniline peuvent colorer le gonocoque; mais, fait important, ce microbe ne prend pas le
Gram, et cette particularité pourra vous le faire distinguer
des autres microbes qui ne se décolorent pas par cette
méthode.

A-t-on pu cultiver le gonocoque? Oui, mais c'est une

culture extrêmement difficile, et ce n'est guère que depuis trois ou quatre ans qu'on cultive aisément ce microbe. On s'est d'abord servi de gélose acide, indiquée par M. Turbo, puis M. Wertheim a utilisé la gélose sanglante et M. Wasserman le sérum de porc. MM. Bezançon et Griffon, en France, ont beaucoup étudié les milieux sanglants et ils sont parvenus à faire pousser facilement le gonocoque sur le sang gélosé; ils ont obtenu des colonies très petites et transparentes, ressemblant assez aux colonies du pneumocoque et à celles du bacille grippal de Pfeiffer.

Dans les milieux de culture, le gonocoque sécrète des produits solubles, véritable toxine, dénommée par M. Christmas gonotoxine ou toxine du gonocoque.

Le gonocoque est-il réellement un microbe spécifique?

On ne l'a pas toujours pensé, on a voulu attaquer la spécificité du gonocoque, et M. Eraud (de Lyon) a décrit des faux gonocoques, qu'on retrouve dans certaines uréthrites et dans certains écoulements n'ayant pas l'apparence blennorragique. Je dois vous dire qu'à l'heure actuelle la question de la spécificité est tranchée dans le sens de l'affirmative, ce qui a une grande importance au point de vue pratique. Si le gonocoque est réellement l'agent blennorragique, toutes les fois que nous trouverons le gonocoque dans le pus, nous pourrons dire que ce pus est blennorragique, et, en médecine légale, nous pourrons affirmer la contamination. Aujourd'hui, où la recherche des responsabilités vénériennes est tout à fait d'actualité, la spécificité du gonocoque devient un élément de premier ordre.

Comment le gonocoque infecte-t-il l'organisme? Comment devient-il nocif pour l'individu?

Le gonocoque se transmet par contagion, de causes différentes comme vous allez le voir : contagion de cause génitale, chez l'homme par l'uréthrite, chez la femme par l'uréthrite et la vaginite ; contagion par les coïts trop nombreux chez les sujets atteints de blennorrhée, et par les coïts anormaux, suivis souvent de rectites gonococciques. Le gonocoque peut s'inoculer aussi dans des actes extra-génitaux. L'ophtalmie, si fréquente chez les nouveaux-nés, se prend au moment de l'accouchement, lorsque l'enfant traverse la filière pelvienne de sa mère infectée antérieurement.

La contagion peut résulter de contacts médiats, par exemple avec le linge et les doigts, ou de contacts immédiats, quand on s'inocule le pus de l'urèthre à l'œil, et qu'on y détermine une conjonctivite gonococcique.

On a invoqué toute une série de causes prédisposantes, libations abondantes, excès de coït, surmenage physique et moral, on a invoqué l'arthritisme, la leuccorrée, le flux menstruel. Eh bien, si nous admettons la spécificité du gonocoque, — et il faut l'admettre, — toutes ces causes adjuvantes n'ont de valeur que si le sujet contagionnant est réellement porteur de gonocoques ; sans gonocoques, pas de blennorragie. Sans doute le gonocoque n'est pas toujours facile à trouver ; il reste localisé dans le système glandulaire, dissimulé au fond des glandes, donnant naissance à la goutte militaire, à la blennorrée qui peut ne pas le contenir, mais qui le contiendra sûrement si les conditions prédisposantes dont on a beaucoup parlé, dont on a même beaucoup abusé, viennent à intervenir ; toutes ces contingences ne jouent un rôle vraiment effectif qu'au cas d'une contamination antérieure ayant fixé le gonocoque dans les glandes de l'urèthre ou du vagin.

Tous, vous avez entendu parler de la fameuse recette de Ricord « pour attraper la chaudepisse[1] ». Je suis con-

_____

1. Voici les termes de la recette : « Voulez-vous attraper la chaudepisse ? En voici les moyens : prenez une femme lymphatique, pâle, blonde plutôt

vaincu qu'aujourd'hui Ricord en modifierait les termes, car
le dieu qui protégerait son client ne serait plus qu'une néga-
tion : l'absence, pure et simple, de gonocoques chez une
femme, même blonde et lymphatique, si ardente fût-elle.
Vous ne devez voir là qu'une boutade amusante et pleine
d'humour.

Quel est le mécanisme intime de l'infection par le gonocoque? A-t-on pu reproduire la gonococcie par l'expérimentation?

Certains auteurs n'ont pas craint de faire naître la blennorragie, en inoculant des cultures de gonocoques à
l'homme. D'autres ont injecté la gonotoxine et ont obtenu
des résultats positifs.

Dans la pathogénie de l'infection blennorragique, il faut
tenir compte de la grande vitalité du gonocoque. Vous
avez vu tout à l'heure la réviviscence de ce parasite
à la suite d'excès, de libations, de traumatismes quelconques. Enfermé dans les culs-de-sac glandulaires, le gonocoque possède une très grande résistance, et, par suite du
déterminisme indiqué plus haut, il récupère sa virulence,
colonise à nouveau et, mis en liberté dans le pus blennorragique, il va effectuer de nouvelles contagions. Ceci
permet d'expliquer une série de faits sans cela complètement inexplicables. La meilleure preuve en est dans
l'infection si fréquente des femmes, au moment de leur

que brune, aussi fortement leucorréique que vous pourrez la rencontrer;
dinez de compagnie, débutez par des huîtres et continuez par des
asperges, buvez sec et beaucoup, vins blancs, champagne, café, liqueurs,
tout cela est bon; dansez à la suite de votre repas et faites danser votre
compagne; échauffez-vous bien et ingérez force bière dans la soirée, la
nuit venue, conduisez-vous vaillamment; deux ou trois rapports ne sont
pas de trop et mieux vaut davantage; au réveil, n'oubliez pas de
prendre un bain chaud et prolongé; ne négligez pas non plus de faire
une injection. Le programme rempli consciencieusement, si vous n'avez
pas la chaudepisse, c'est qu'un dieu vous protège! »

mariage; elles sont contaminées par la gonorrée et la goutte militaire de leur mari redevenues virulentes lors des premières excitations conjugales. Les métrites, les vaginites, dites autrefois traumatiques et nuptiales, n'ont pas d'autre origine; elles n'existent qu'au cas d'infection blennorragique antérieure du mari, infection dont il a pu même parfois perdre le souvenir. Donc, sans blennorragie, pas de blennorrée, et sans blennorrée, intégrité de l'appareil génital de la femme lors des premiers rapports sexuels, telle peut être la formule.

Après avoir fait l'exposé de ces différentes causes de l'infection gonococcique, je vais vous parler des lésions générales ou locales déterminées par le gonocoque sur l'individu. Le gonocoque est un microbe qui fait du pus, un microbe très pyogène, voilà le fait brutal; c'est un microbe qui provoque une leucocytose intense; c'est un microbe qui donne naissance à une abondante exsudation de globules blancs; c'est un microbe absolument purulent, et vous aurez à compter avec ce caractère pyogène dans toutes les manifestations blennorragiques.

Ce pus gonococcique, comment se présente-il? C'est un pus vert, filant, tachant le linge et contenant en grande quantité les microbes inclus dans l'intérieur des leucocytes ou libres dans l'exsudat. Ce pus tire son origine de la muqueuse enflammée, irritée, et c'est la lésion gonococcique de la muqueuse qui lui donne naissance. Quelle est cette lésion? C'est, en général, une lésion superficielle dans l'urèthre, avec abondante desquamation de l'épithélium, et infection assez profonde des glandes, cause de la réviviscence du gonocoque. Les lésions de la muqueuse vaginale et de la muqueuse conjonctivale sont identiques.

De l'urèthre, du vagin ou de la conjonctive, le gonocoque

va se répandre dans tout l'organisme et y déterminer ses manifestations purulentes. Il pourra, par voie de contiguïté, de simple contact, infecter chez l'homme l'épididyme, la prostate, la vessie, les glandes de Cooper et produire dans chacun de ces organes une inflammation de même ordre, de même nature que celle de l'urèthre, c'est-à-dire qu'il y provoquera une intense desquamation épithéliale et une abondante formation de globule de pus; lorsqu'on incise une prostatite ou un foyer quelconque blennorragique, on retrouve ce même pus caractéristique. Chez la femme, l'infection passe du vagin à l'urèthre ou réciproquement par voie de contiguïté. Les parois du vagin présentent une rougeur très considérable avec desquamation épithéliale et leucocytose abondantes. Vous verrez souvent la marche ascendante de l'infection ; du vagin, elle gagnera le col de l'utérus et l'utérus lui-même ; vous constaterez alors le développement d'une métrite extrêmement intense et extrêmement pénible, accompagnée d'une desquamation très abondante de la muqueuse et de la formation d'un pus verdâtre, filant, très épais. De l'utérus, l'infection va s'étendre à la trompe, et vous aurez la salpingite gonococcique. En dehors de la tuberculose et de la puerpéralité, la presque totalité des salpingites est d'origine gonococcique, et encore met-on aujourd'hui beaucoup d'infections puerpérales sur le compte de la blennorragie. De la trompe, l'infection gonococcique peut gagner le péritoine; là, elle peut soit se limiter, déterminant une péritonite localisée encadrée de fausses membranes, soit s'étendre à tout le péritoine, créant la péritonite généralisée responsable des complications dont je vous parlerai dans un instant.

Tel est le cheminement du gonocoque par voie de contiguïté et telles sont les lésions qu'il peut provoquer.

Ce n'est pas tout. Je vous disais au début de cette leçon

qu'il existait des métastases dans la blennorragie : eh bien! ces métastases sont produites par le passage du gonocoque initial dans des viscères même très éloignés, l'infection se propageant par la voie sanguine. Nous en avons la preuve absolue, car on a retrouvé le gonocoque circulant dans le sang; du reste, on a constaté dans l'infection gonoccique des lésions de l'endocarde, conséquence du passage du parasite au travers des orifices cardiaques, et, dans une autopsie très intéressante, faite par MM. Rendu et Hallé [1], il existait une endocardite gonococcique contemporaine d'autres lésions généralisées dues au gonocoque; il y avait de la pleurésie, de la péritonite, de la péricardite, de l'endocardite, de l'arthrite. Le point de départ avait été une métrite du col utérin. Par conséquent, les métastases du gonocoque sont consacrées expérimentalement, pour ainsi dire, puisqu'on a pu déceler le gonocoque cheminant par la voie sanguine pour disséminer l'infection autour de lui.

Vous voyez donc, parti de son siège initial, le gonocoque se répandre partout, et cependant, il est quelques points qu'il lèse plus spécialement.

Ces points, quels sont-ils?

Ce sont d'abord les articulations. Le gonocoque aime les jointures et y détermine l'arthrite blennorragique que tous vous connaissez; il peut localiser ses effets sur le rein et y produire la néphrite gonococcique, avec passage de l'albumine dans l'urine; il peut aller se localiser sur la plèvre et provoquer la pleurésie purulente blennorragique; il peut aller se localiser sur les méninges rachidiennes et sur la

---

1. Rendu et J. Hallé, Infection gonococcique généralisée à symptômes obscurs : début par une métrite hémorragique, œdème phlegmoneux du coude gauche. Endopéricardite. Cultures et inoculations du gonocoque, *Soc. méd. des Hôp.*, 12 novembre 1897, p. 1325.

moelle, déterminant la méningo-myélite gonococcique, due bien plus aux toxines qu'à la présence même du gonocoque. En un mot, vous voyez le gonocoque envahir tous les organes, malgré sa préférence pour quelques-uns. Parfois, il agira par sa toxine, et, tout à l'heure, je vous montrerai des faits très curieux d'atrophie musculaire, et d'arthro-blennorragisme dépendant de l'action nocive de la gonotoxine.

J'en ai fini avec les lésions gonococciques, et j'arrive aux symptômes de la maladie.

Je devrais vous montrer tout d'abord les divers points de départ de l'infection, et les manifestations primitives de la blennorragie chez l'homme et chez la femme. Il me paraît inutile d'insister sur ces symptômes, et je vous les résumerai en quelques mots.

Chez l'homme, c'est en général par l'uréthrite que commence la gonococcie.

Vous la connaissez pour l'avoir vue très souvent, sinon même pour en avoir éprouvé les cuisants effets.

Quatre ou cinq jours après le coït infectant, on commence à sentir une douleur, au niveau du gland, dans le frein, le méat et dans la fosse naviculaire. Puis, le pus va commencer à s'écouler, d'abord séreux, plus tard séro-purulent, purulent, épais, verdâtre; viennent ensuite les douleurs intolérables en urinant, l'intensité de l'écoulement, la fièvre, les malaises, signes sur lesquels je ne veux pas m'étendre ici.

Lorsque le gonocoque attaque l'appareil oculaire, comme chez l'enfant, chez le nouveau-né, vous retrouvez les mêmes symptômes de rougeur, d'écoulement purulent au niveau de la conjonctive; très rapidement, vous voyez se développer une kératite capable d'ulcérer la cornée, et si le malade n'est pas soigné de suite, d'amener, soit la fonte de l'œil, soit une taie cornéenne complètement opaque. De cet enfant, la blennorragie pourra faire un aveugle dès sa naissance.

Chez la femme, la gonococcie commence, soit par l'uré-thrite, soit par la vaginite, avec douleurs en urinant, avec cuisson intense au niveau du vagin et avec l'écoule-ment du pus blennorragique, épais, filant, verdâtre.

Ces signes locaux, vous les verrez, encore dans d'autres organes, dans le rectum, par exemple, où la rectite blen-norragique n'est pas rare chez l'individu qui s'adonne à la sodomie; vous noterez des douleurs extrêmement vives au niveau de la région anale, suivies d'écoulement de pus, d'épreintes, de ténesme et d'un mal encore plus intense au moment de la défécation.

Chez les petites filles, la vulvite blennorragique n'est pas exceptionnelle; elle est due en général aux coïts et aux attouchements précoces; et elle évolue comme la vulvite gonococcique de la femme.

Tels sont les points de départ de la blennorragie; je ne veux pas y insister davantage, mais je dois vous montrer la propagation clinique de l'infection par contiguïté et par métastase.

Voyons d'abord les symptômes dus à l'infection par contiguïté.

Chez l'homme, ce peut être l'épididymite, l'orchite, dans certains cas la cystite, la coopérite, la balanite, la prosta-tite fort pénible, à douleurs très marquées, irradiées dans la région périnéale, s'accompagnant de température élevée et susceptible, dans certains cas, de simuler une pyrexie générale grave.

Chez la femme, c'est la bartholinite, la rectite, puis, c'est l'infection ascendante des voies génitales, la métrite abominablement douloureuse, avec ses pesanteurs dans la région lombaire, ses douleurs dans le haut des cuisses, son écoulement incessant de pus blennorragique mélangé d'un peu de sérosité sanguinolente; puis, ce sera la salpingite avec sa douleur vive dans les fosses iliaques droite et gauche, avec son élévation thermique, et tous ses signes ordinaires à la palpation et au toucher. Enfin, dans les cas graves, vous pouvez observer la péritonite, et mon regretté ami Charrier a fait un beau travail sur la péritonite blennorragique, existant aussi bien chez l'homme que chez la femme. Il nous a fait un tableau clinique saisissant : la femme prise d'une douleur abominable dans le ventre, avec vomissements verts, porracés, le facies grippé, le nez effilé, le pouls rapide, le ballonnement et le météorisme du ventre, en un mot, tous les signes de la grande affection péritonéale, et le danger de mort rapide, si le chirurgien n'intervient pas à temps pour donner issue aux gonocoques. La grande cavité péritonéale peut n'être pas prise tout entière, et, dans certains cas, l'affection se localisera et se limitera aux culs-de sac avec toutes les conséquences des péritonites partielles. Tout récemment, le 8 mars dernier, M. Variot a publié dans la *Gazette des Hôpitaux* deux cas de péritonite consécutives aux vulvites chez deux petites filles, deux sœurs, péritonites qui se terminèrent par la guérison. Il vous faut bien connaître ces faits pour pouvoir dépister l'origine d'une péritonite qui peut simuler au premier abord une appendicite ou une péritonite à pneumocoques.

Dans la conjonctivite gonoccique, vous devez compter avec les extensions infectieuses du côté des voies lacrymales.

Mais ce qui est encore beaucoup plus intéressant pour vous, ce sont les métastases du gonocoque, qui généralisent

la blennorragie sur l'individu. Je vous ai déjà fait entrevoir ces métastases; quelles sont leurs déterminations?

La plus fréquente d'entre elles est le rhumastisme blennorragique, le pseudo-rhumatisme infectieux gonococcique.
Je ne vous décrirai pas ce rhumatisme, une leçon toute
entière y suffirait à peine, et tous ses caractères en sont classiques. Il existe une forme aiguë avec plusieurs jointures
prises simultanément; une forme d'arthrite localisée, la
mono-arthrite rhumatismale si bien étudiée par M. Brun,
rhumatisme d'une très longue durée, le gonocoque s'y com-
plaisant au point de ne plus vouloir quitter la jointure. C'est
la forme dite classique, traînante, finissant par donner de
telles raideurs articulaires que les mouvements de la jointure sont souvent compromis à tout jamais. Parfois le
rhumatisme blennorragique affecte avec une prédilection
spéciale certaines articulations, l'articulation temporo-
maxillaire, l'articulation sterno-claviculaire et les articulations du larynx. En pareil cas, pensez tout de suite au
gonocoque, à la blennorragie.

Voilà donc un premier groupe de métastases, la métastase
articulaire, le rhumatisme blennorragique. Mais il en est
d'autres : elles sont encore provoquées par l'infection
sanguine générale. Ce sera l'endocardite blennorragique,
avec les caractères ordinaires des endocardites; ce sera la
pleurésie purulente blennorragique, la méningite, la
néphrite, la phlébite blennorragique, avec son pronostic
bénin, la veine ne suppurant pas et l'embolie y étant fort
rare.

Ces métastases de la blennorragie nous prouvent une
fois de plus combien nous sommes loin aujourd'hui de la
conception de la blennorragie maladie locale, et combien
la diffusion du parasite à un très grand nombre d'organes
est dangereuse.

Mais ce n'est pas tout encore : il faut aussi compter en clinique avec la toxine du gonocoque.

Quelles sont les manifestations cliniques de la toxine blennorragique?

Elles s'exercent sur le système nerveux, sur le système osseux et sur la peau.

Du côté du système nerveux, vous pourrez observer des névralgies, de la sciatique, la blennorragie étant parmi les causes ordinaires de cette affection. Vous pouvez cons-tater des signes méningés et médullaires et la méningo-myélite blennorragique. Il est fort rare que cette méningo-myélite soit due au gonocoque lui-même, car on a très rare-ment trouvé le gonocoque dans ces lésions; mon ami M. Jean Barrié (de Luchon) n'a pu y déceler que des microbes d'infection secondaire, mais dans beaucoup de cas, on n'a pas rencontré d'éléments microbiens. Cette méningo-myélite peut se traduire par des signes de myélite aiguë. Le malade est pris de paraplégie, d'une eschare, de troubles des sphincters, et il peut succomber très rapide-ment. Dans une autre forme, le malade est pris d'atrophie musculaire, d'arthrite des petites jointures, de rétraction des tendons et des aponévroses : il s'agit là d'une myélo-pathie qui n'est pas sans analogie avec la myélite syphi-litique, et le malheureux blennorragique devient progressi-vement un infirme condamné à l'inactivité la plus absolue.

La toxine gonococcique a une action nocive aussi sur le système osseux, et elle y détermine des ostéopathies diverses. Elle peut faire varier le volume de certains os, en totalité ou en partie, par exemple celui du tibia, du fémur, du péroné, de l'humérus, du radius, du cubitus. Mais elle affectionne tout particulièrement le calcanéum; cette prédilection spéciale aboutit à la talalgie blennorragique, affection des plus longues, des plus désagréables, compro-

mettant souvent irrémédiablement la marche. Elle est le
résultat de l'ostéoporose du calcanéum, d'une sorte de cal-
canéite avec augmentation du volume de l'os et moindre
résistance de ses parois. Cette talalgie est rebelle à tous
les traitements, et je ne l'ai guère vue améliorée que par
les bains d'air chaud.

La peau enfin peut être adultérée par la toxine du gonocoque, et les éruptions blennorragiques sont tout à fait particulières et intéressantes à connaître. Vous pouvez observer
soit du purpura, ce qui est rare, soit, chose plus fréquente,
des kératoses blennorragiques, véritables productions de
tissu corné. Quand j'étais interne de mon regretté maître
M. Vidal, à l'hôpital Saint-Louis, j'ai vu dans son service
le premier cas décrit de kératose blennorragique. Depuis,
la question est mieux connue, et nous en possédons quelques
observations complètes et bien étudiées. Cette kératose se
manifeste par l'apparition de productions cornées, au
niveau des extrémités des doigts et des orteils. Il semble
que le bout des doigts et des orteils soit complètement
engaîné dans des lamelles cornées jaunâtres, en forme de
cône ou de pyramide prenant l'aspect des clous de tapissier.
On retrouve ces productions cornées au niveau de la plante
des pieds, sur les coudes, sur les genoux, à la paume de la
main ; au pied et à la main, elles acquièrent une telle
épaisseur qu'elles donnent l'impression d'une sorte de
semelle cornée et de gant corné. Au talon, elles sont encore
plus épaisses ; elles le recouvrent d'une coque dure, jaune
et résistante. On n'a jamais pu retrouver le gonocoque
dans ces lésions cornées ; mais ce sont sûrement des
lésions d'origine blennorragique, car on les a toujours
constatées chez les gens atteints de gonococcie, avec des
écoulements uréthraux répétés et des arthropathies de
même nature.

Voilà les principales manifestations de la blennorragie sur l'individu. Il me reste à vous montrer leur gravité, leur traitement et leur influence sur la collectivité et sur la race. Cela fera l'objet de la prochaine leçon, où je vous donnerai aussi quelques notions générales sur la syphilis.

QUATRIÈME LEÇON

Gravité de la blennorragie pour l'individu, la collectivité et la race.
Diagnostic et traitement de la gonococcie. — L'infection gonococ-
cique de l'appareil génital de l'homme et de la femme et ses
conséquences sociales. — La grossesse extra-utérine et l'ophtalmie
blennorragique.
La syphilis.
Nature de la syphilis — Les travaux récents de MM. Metchnikoff et
Roux sur les singes, et leur importance.
Étiologie générale de la syphilis.

Messieurs,

Dans la dernière leçon, j'ai continué l'étude du péril
vénérien par la blennorragie. Je vous ai montré la blennorragie maladie locale devenant maladie générale, je vous
ai décrit le gonocoque cause de tous les accidents, progres-
sant des lésions initiales par voie de contiguïté et de métastase, pour aller infecter tout l'organisme. Aujourd'hui, je
veux vous convaincre de la gravité du péril gonococcique
pour l'individu, pour la collectivité et pour la race. Nous
aborderons ensuite l'étude de la syphilis : je ne vous en
exposerai que les préliminaires, c'est-à-dire les dernières
découvertes sur sa nature et son étiologie générale.

Messieurs, quelle est la gravité de la blennorragie pour
l'individu? La gravité de la blennorragie pour l'individu
tient absolument aux lésions générales et à quelques
lésions locales graves. Par exemple, l'abcès de la prostate
peut être une complication sérieuse, mais c'est surtout l'évo-

lution générale de la maladie qui lui imprime le plus grand cachet de gravité. Ce sera le rhumatisme, la phlébite, l'endocardite, le méningo-myélite, la pleurésie qu'il faudra craindre ; c'est, en un mot, la blennorragie maladie générale qui est grave pour l'individu.

Comment peut-on reconnaître la blennorragie de l'individu? La question est importante, et elle ne peut se résoudre que par la recherche et par la rencontre du gonocoque dans les lésions. Si vous êtes en face d'une manifestation quelconque soupçonnée d'origine blennorragique, recherchez immédiatement du côté des foyers initiaux de la blennorragie; du côté de l'urèthre chez l'homme, de l'urèthre et du vagin chez la femme, du côté de la conjonctive chez le nouveau-né, et alors peut-être trouverez-vous ce pus particulier, spécial, que vous connaissez bien, et dans lequel vous pourrez déceler le gonocoque, l'élément pathogénique de la maladie.

Il est des cas où, même sans la découverte de ce pus, un grattage, un raclage des lésions soupçonnées permet d'arriver à découvrir dans un débris épithélial le gonocoque cause des lésions. Mais il est des cas dans lesquels l'affection initiale est déjà depuis longtemps disparue, quand l'affection générale est encore en évolution. C'est ainsi que j'ai vu avec mon maître M. Bar, il y a quelques années, à la clinique de la rue d'Assas, un cas extrêmement intéressant de gonococcie[1] qui prouve l'utilité de la recherche du gonocoque dans les lésions quand on ne le suspecte pas dans le foyer initial.

Il s'agissait d'une femme qui venait d'accoucher récemment et qui avait des manifestations articulaires généralisées. Ces arthrites se localisèrent au coude et au genou;

____

1. Bar, Rhumatisme blennorragique et puerpéralité, *Presse médicale* 1895, p. 469.

elles s'accompagnèrent de fièvre, et furent très douloureuses. Après avoir éliminé le rhumatisme articulaire aigu, nous avons songé à une arthrite à streptocoques. Nous nous sommes dit : Voilà une femme qui vient d'accoucher, qui a peut-être eu de l'infection puerpérale, — elle avait eu quelques lochies fétides, — il est possible qu'elle ait une atteinte puerpérale articulaire.

Eh bien! après avoir recherché tous les signes de l'infection puerpérale sans les trouver nettement, nous avons fait une ponction articulaire; nous avons retiré un pus jaune-verdâtre, assez épais et onctueux. Ce pus s'est montré stérile sur la gélose et le bouillon; donc, il ne contenait ni streptocoques ni staphylocoques. On ne retrouvait pas non plus ces microbes à l'examen microscopique fait avec ce pus; mais, en multipliant les recherches, il nous fut possible de voir sur une préparation des gonocoques rares, mais très nets, les uns inclus dans les cellules lymphatiques, les autres situés en dehors de ces leucocytes. Nous avons voulu contrôler notre diagnostic par l'examen bactériologique des produits du vagin et de l'urèthre; le mucus vaginal ne renfermait aucun gonocoque. Par contre, en examinant le mucus uréthral, nous pûmes facilement reconnaître, tant dans les globules blancs que dans les espaces libres, de nombreux gonocoques. Il existait donc une métastase gonococcique, cause de ces accidents qui ne relevaient en aucune façon de l'infection puerpérale.

Par conséquent, vous voyez qu'en pratique courante il est souvent utile de faire la recherche du gonocoque dans les produits pathologiques, et cette recherche a encore un intérêt beaucoup plus grand lorsqu'il s'agit d'examens ou d'expertises médico-légales.

Voilà, Messieurs, ce que j'avais à vous dire du diagnostic de la blennorragie et de ses méfaits sur l'individu.

Comment traiter l'individu? Avons-nous une médication spécifique du gonocoque?

Non, cette médication n'existe pas encore. A l'heure actuelle, nous n'avons pas, de par les recherches bactériologiques, le moyen de pouvoir faire un traitement pathogénique de la gonococcie.

Nous sommes réduits à deux méthodes thérapeutiques, la méthode nouvelle et la méthode ancienne, méthode d'expectative qui consistait, comme vous le savez, à laisser les lésions évoluer en donnant les émollients, et, à la fin de la période aiguë, à agir par les balsamiques comme le santal; cette méthode n'est plus guère utilisée à l'heure présente. On emploie maintenant la méthode nouvelle, méthode des lavages modificateurs, des lavages au permanganate de potasse, due à M. Janet. Cette méthode donne d'excellents résultats dans la blennorragie génitale, où elle est fort employée. Dans la gonococcie oculaire, dans la conjonctivite, les liquides modificateurs utilisés sont le nitrate d'argent, le protargol, les lavages à l'hermophényl. Je n'y insiste pas davantage.

Lorsqu'il existe une complication blennorragique, vous aurez à lutter à la fois contre la pyorrhée initiale et contre la complication locale gonococcique, comme dans le rhumatisme par exemple. Contre les arthropathies blennorragiques, l'immobilité est un moyen très puissant, mais on peut employer encore les applications chaudes, le salycilate de méthyle, l'ulmarène ou le mésotane. Si ces médications ne réussissent pas, il faut avoir recours à des applications plus révulsives, comme les pointes de feu, ou au traitement hydro-minéral qui, lui, donne souvent des résultats; je vous conseille les cures sulfureuses, les boues de Dax, et les eaux très thermales, comme celles de Bourbon-l'Archambault. Je ne vous parle pas du traitement salicylé; le salicylate de soude, l'aspirine, le salophène n'ont pas d'action spécifique sur la gonococcie articulaire.

Messieurs, il est aussi d'autres traitements : le traitement par les agents physiques, par les bains de lumière, par les bains d'air chaud, dont nous avons pu, mon interne M. Latron et moi, constater les heureux résultats au cours de la talalgie blennorragique.

J'arrive maintenant aux méfaits de la blennorragie sur la collectivité.

La blennorragie a une influence néfaste sur la collectivité, influence néfaste pour plusieurs raisons. La première, comme je vous le disais dans ma leçon d'ouverture, c'est que beaucoup d'hommes apportent dans le mariage la blennorrée, cette goutte militaire qui ne paraît rien, qui peut pendant très longtemps ne pas contenir le gonocoque, mais, qui, à l'occasion d'une excitation génitale, à l'occasion d'un traumatisme, à l'occasion d'une fatigue, mobilise le gonocoque au fond des glandes, le rend apparent, le fait revivre et l'extériorise, pour ainsi dire. Alors la blennorrée redevenue virulente infecte immédiatement la femme, non pas sous la forme d'une blennorragie marquée, je vous l'accorde, sous la forme d'une blennorragie atténuée, c'est entendu, mais en définitive sous la forme d'une blennorragie.

Alors commencent, Messieurs, ces vaginites, ces métrites que l'on met sur le compte des premiers rapports conjugaux; puis les règles viennent très douloureuses, obligeant la jeune femme à garder le repos absolu pendant la période menstruelle, et la salpingite va faire son apparition. Vous voyez des femmes qui, dès le début de leur mariage, sans avoir été fécondées, sont déjà atteintes de métrite, de salpingo-ovarite de nature blennorragique. Messieurs, je ne vous rappellerai pas l'odyssée que je vous ai exposée dans ma première leçon, et dont M. Paul Bru, dans son roman l'*Insexuée*, a fait un tableau des plus fidèles.... C'est la fin de la vie de famille, c'est le traitement absolument désespérant des infections génitales, c'est souvent, pour terminer, l'ablation annexielle, c'est-à-dire la mutilation et la stérilisation de la femme.

La chose est extrêmement fréquente, plus fréquente que vous ne pouvez le supposer, puisque de l'avis des gynécologues et des gonococcistes, c'est la blennorragie du mari qui est le plus grand facteur des affections pelviennes, et même, dit-on maintenant, de l'infection puerpérale, puisqu'il est prouvé que cette dernière est parfois d'origine blennorragique. C'est donc un véritable péril social, et, quand vous verrez un individu atteint de goutte militaire, de blennorragie chronique, vous devrez à tout prix lui faire un traitement stérilisateur de sa blennorragie avant son mariage, et l'avertir des risques qu'il peut faire courir, s'il n'écoute pas vos avis. C'est là pour vous un devoir aussi impérieux que celui d'interdire le mariage à un syphilitique en période d'accidents contagieux. C'est là un devoir social puisqu'il préserve la femme d'une maladie très pénible qui la prive de sa vie conjugale, et qui souvent aboutit à la stérilité.

Ceci va me permettre maintenant d'examiner le point qui nous reste à étudier : l'influence de la blennorragie sur la race.

Ici, les méfaits sont égaux du côté de l'homme et du côté de la femme; du côté de l'homme, par suite des blennorragies répétées, vous avez les orchites, les épididymites, l'atrophie scléreuse double des testicules avec leur conséquence toute naturelle, l'azoospermie et l'arrêt définitif de la fécondation ; du côté de la femme, je vous ai fait pressentir l'influence de la salpingite et de la métrite sur le développement de l'œuf fécondé, quand la fécondation n'est pas entravée par une modification chimique des humeurs génitales.

Messieurs, il est une chose qui n'est pas suffisamment gravée dans vos mémoires, c'est l'influence de la blennorragie sur le développement de la grossesse extra-utérine, grossesse qui est certainement beaucoup plus fréquente depuis une dizaine d'années qu'elle ne l'était autrefois. Incontestablement, cette maladie est mieux décrite et, par suite, de diagnostic plus facile, mais incontestablement aussi elle est plus répandue. La grossesse extra-utérine s'explique fort bien par la salpingite blennorragique qui, dépouillant l'épithélium de la trompe de ses cils vibratiles, est la cause majeure de l'anomalie suivante : l'œuf fécondé, au lieu d'être doucement conduit vers la cavité utérine pour s'y incruster pour ainsi dire, s'arrête dans la trompe, reste en chemin, et, comme cet œuf augmente très rapidement de volume, le moment arrive vite où, ne pouvant plus progresser de par son volume même, il est absolument immobilisé dans la trompe, et la grossesse extra-utérine est constituée. Vous savez quelle est son évolution. Vous savez que pendant les premiers temps il y a des douleurs vives auxquelles on ne prête guère attention, les mettant sur le compte d'une salpingite, d'une métrite. Puis, l'œuf grossit, les règles suivantes ne viennent pas, on se demande si la femme n'est pas enceinte ; on examine son utérus, on le trouve presque normal, un peu volumineux seulement, avec une trompe un peu plus grosse en arrière et sur le côté. En examinant la malade de quinze jours en quinze jours, on a la chance d'arriver au diagnostic en raison du volume de plus en plus grand de cette trompe. De l'épaisseur d'une plume d'oie, en se dilatant progressivement, la trompe arrive à contenir un fœtus qui, avec ses annexes, d'abord gros comme un œuf de pigeon, prend successivement les dimensions d'un œuf de poule, d'une mandarine et d'une orange : la grossesse extra-utérine est alors vieille de deux mois et demi à trois mois, et cette tumeur vivante, de plus en plus grosse, va se rompre par l'éclatement de la trompe distendue. Tout à coup, la femme est prise d'une douleur atroce dans le ventre; elle a le syndrome péritonéal, le facies grippé, le pouls filiforme; puis elle pâlit, elle pâlit toujours, elle présente tous les signes d'une hémorragie interne avec frissonnements, sueurs froides et imminence de mort rapide. Vous ne sauverez la malade que si, ayant fait le diagnostic, vous intervenez de suite pour ouvrir le ventre, enlever la trompe, vaincre l'hémorragie et débarrasser le petit bassin des caillots qui comblent la cavité pelvienne.

Je limite là cette description. Elle sera suffisante pour vous convaincre de l'importance de cette forme de blennorragie atténuée qui, créant la grossesse extra-utérine, prend les allures terribles que vous venez de voir.

Voilà les résultats de la blennorragie sur la femme. Vous avez vu ce qu'elle produisait chez l'homme. Voyons ce qu'elle détermine sur l'enfant.

Vous savez qu'au moment de la naissance beaucoup d'enfants sont pris d'ophtalmie purulente; ces enfants sont atteints dès le second jour de conjonctivite très marquée : l'œil est tuméfié, la conjonctive s'injecte, un écoulement s'installe, d'abord lacrymal, puis séro-purulent, puis purulent; vous ne pouvez plus ouvrir la paupière qu'en la basculant à l'aide d'écarteurs. Vous voyez alors une mince couche de pus recouvrir la conjonctive, la cornée est opaque, souvent exulcérée, et ces phénomènes sont le prélude d'une kératite ulcéreuse capable d'amener très rapidement la fonte de l'œil, en deux, trois ou quatre jours, si l'on n'intervient pas.

Ces aveugles de naissance, eh! bien, Messieurs, ils sont légion, puisque, on a compté, sur 1000 aveugles, 800 aveugles de naissance, dont la cécité était due à la blennorragie. Je vous ai déjà parlé du mécanisme de cette infection au cours du travail de l'accouchement, plus souvent pour le premier enfant que pour les autres, car chez la primipare l'accouchement est en général plus long que chez la multipare; l'enfant infecte ses yeux pendant le passage de la filière pelvienne, et il arrive au monde avec le germe de sa conjonctivite gonococcique. C'est au point que dans les maternités, on a dû édicter une série de mesures prophylactiques, instiller dans l'œil du nouveau-né du nitrate d'argent ou du protargol pour éviter ces ophtalmies si désolantes dans leurs conséquences populaires.

Vous voyez donc, Messieurs, que la blennorragie a une action sociale des plus nocives qui dépasse de beaucoup le cadre de la maladie locale presque insignifiante de l'individu.

J'en ai terminé avec l'histoire de la blennorragie dans le péril vénérien. Il me resterait à vous parler de sa prophylaxie, mais la prophylaxie de la blennorragie viendra à son heure au cours de la prophylaxie générale du péril vénérien, où nous discuterons alors toute la série des mesures adoptées pour lutter contre ce péril.

.·.

J'arrive, maintenant, à la maladie certainement la plus importante, la plus dangereuse de la triade vénérienne : la syphilis.

La syphilis est une maladie très redoutable. Sans doute elle n'excite plus l'effroi de jadis. A force d'avoir été atténuée par la syphilisation réciproque des individus, ce n'est plus un mal terrifiant que dans les colonies, où c'est aussi un mal neuf. Cependant, on aurait tort de considérer la syphilis comme une maladie insignifiante, et tout ce que je vous en dirai suffira amplement à vous convaincre de son importance.

Si vous voulez jeter un simple regard sur le passé, vous verrez que la syphilis y a été redoutée à l'égal de la peste. C'est une maladie qui a fait des ravages considérables dans les temps les plus reculés et qui paraît, elle aussi, vieille comme le monde, puisque, sur des ossements préhistoriques, on a pu retrouver tous les caractères des ostéopathies indubitablement syphilitiques. D'ailleurs, dans toutes les littératures de l'Inde, de la Chine, à une époque bien antérieure à l'ère chrétienne, on trouve des descriptions morbides qui, à n'en pas douter, se rapportent à la syphilis. C'est donc, je vous le répète, une maladie des âges les plus reculés, mais il fut un temps où la syphilis, pour des raisons que nous ignorons complètement, s'atténua à ce point qu'on n'en parlait plus, comme si elle s'était éteinte pour toujours.

Elle fit une explosion nouvelle à la fin du xve siècle, en 1495, lors du siège de Naples par Charles VIII. A ce moment parut un mal étrange, auquel on donna une série de noms, jusqu'à celui de « mal français ». Ce mal, que les individus prenaient dans les contacts vénériens, provoquait rapidement des ulcérations terribles que rien ne guérissait. En peu d'années, gagnant de l'Italie du Sud à l'Italie du Nord, le mal se répandit dans toute l'Europe. Ses ravages furent tels qu'on en fut épouvanté comme des plus grands fléaux. C'était une maladie extrêmement impressionnante,

et la société s'en défendit par des mesures très énergiques,
dans le goût de l'époque. Jugez-en. On enfermait dans la
maladrerie de l'hôpital des Petites-Maisons les personnes
atteintes du « mal de Naples ». Le prévôt faisait quitter la
ville aux vérolés étrangers « sous peine d'être jetés en la
rivière » et « sous peine de *la hart* » ; quant aux Parisiens
atteints de la même maladie, ils pouvaient rester à Paris,
« en observant de ne point sortir de leurs maisons[1] ».
L'Église elle-même institua, pour combattre la syphilis, la
messe de Job, *Missa beati Jobi contra morbum gallicum*.

Malgré tout cela, la maladie n'en présenta pas moins
une aggravation considérable, et ce fut une des calamités
du moyen âge. Puis, par suite de la syphilisation extensive
des masses, la maladie sembla s'atténuer ; du reste, on
venait de découvrir l'effet thérapeutique du mercure, ce
qui en diminuait beaucoup la gravité. Peu à peu, la
syphilis reprit dans l'histoire la place des maladies ordinaires jusqu'à devenir même une maladie dont on ne
s'inquiétait pas assez, et dont on méconnaissait les ravages :
il était urgent de reprendre l'histoire des méfaits de la
syphilis. Aujourd'hui, nous sommes effrayés à nouveau de
sa malignité.

Au cours du siècle qui vient de s'écouler, toute une série
de travaux ont élucidé des points importants de la syphilis.
Au moyen âge, on connaissait très bien les manifestations
de la syphilis ; mais, par la suite, les maladies vénériennes
retombèrent dans l'ancien chaos, les auteurs confondirent
encore le chancre mou avec le chancre syphilitique, et
tout fut à recommencer. En 1853 Bassereau fixe l'auto-
nomie du chancre mou ; plus tard Ricord et M. Fournier
déterminent les caractères du chancre syphilitique.

1. J.-A. Dulaure, *Histoire de Paris*, Paris, 1842, t. II, p. 225.

Vous excuserez, Messieurs, cette simple ébauche de l'histoire de la syphilis; elle est tout à fait suffisante pour l'étude que nous devons faire du péril syphilitique.

Messieurs, cette maladie, à quoi est-elle due? Quelle est la nature de la syphilis? Est-ce une maladie microbienne, est-elle produite par un poison, est-elle due à un ferment? Jusqu'à présent, nous n'en savons absolument rien. Ah! sans doute, on a décrit un très grand nombre de parasites de la syphilis, on a décrit des bacilles, des protozoaires de la syphilis; leur durée fut éphémère, et on n'en parle déjà plus. On a décrit les champignons de la syphilis, voire même les aspergillus syphilitiques; ils n'ont jamais été confirmés.

On s'est alors demandé si, dans la syphilis, on ne devait pas invoquer l'action d'un de ces parasites qu'on ne voit pas, mais dont on connaît l'existence, et qu'on appelle les microbes invisibles. Vous savez que c'est une question tout à fait neuve, tout à fait intéressante que celle des microbes invisibles. Ces microbes existent réellement et je vais vous en donner la preuve. Prenez le liquide exsudatif de la péripneumonie des bovidés, ensemencez-le dans un bouillon de culture, et vous verrez ce bouillon se troubler [1]. S'il se trouble, c'est donc qu'il colonise un élément parasitaire. Vous cherchez à voir ce microbe, mais en vain, nos moyens d'investigation ne permettent pas de le trouver.

---

1. La culture se fait dans du bouillon Martin additionné de 6-8 p. 100 de sérum de bœuf : la culture se manifeste par un louche à peine sensible. En ajoutant de la gélose au bouillon sérum, on prépare un milieu solide sur lequel le microbe donne des colonies. Très serrées, elles forment un dépoli à peine visible; peu nombreuses, elles atteignent les dimensions d'une tête d'épingle. Ce microbe n'est pas invisible, il est à la limite de la visibilité (Roux. Sur les microbes dits invisibles, *Bulletin de l'Institut Pasteur*, 28 février 1903, p. 10). Bien qu'il ne soit pas tout à fait invisible, j'ai pris ce microbe comme type parce qu'il a été le mieux étudié.

Nos microscopes ne sont pas assez puissants pour découvrir ces parasites, mais ils existent puisqu'il vous suffira de faire passer ce bouillon de culture sur un filtre de porcelaine à parois extrêmement serrées, pour retenir les microbes invisibles sur ces parois; après filtration, le bouillon ne contiendra plus ces microbes invisibles, et si vous le réensemencez, vous n'aurez plus de culture nouvelle, il restera stérile. Grattez, au contraire, les parois du filtre et ensemencez un bouillon neuf avec les parties grattées, les microbes invisibles se développeront et le milieu de culture deviendra trouble. Ils sont parfois tellement petits, ces parasites, qu'ils passent même à travers les filtres les plus denses. Il y a des microbes qui traversent certains filtres et pas d'autres. On a, depuis quelque temps, fabriqué toute une série de filtres avec des pores plus ou moins serrées en se servant de porcelaine et de terre d'infusoires; ce sont les bougies Chamberland, les bougies Berkefeld, et les bougies Kitasato. Puis, on a classé les microbes invisibles, et à l'heure actuelle on connaît les microbes invisibles suivants : celui de la fièvre aphteuse, celui de la péripneumonie des bovidés, celui de la mosaïque du tabac, celui de la clavelée et celui du molluscum du pigeon, qui créent tous des maladies extrêmement curieuses. On tend à faire rentrer dans cette classe le microbe inconnu de la rage. On s'est demandé si en bonne logique, on ne pourrait pas admettre, dans la genèse de la syphilis, l'existence d'un microbe invisible, puisque toutes les recherches faites sur les chancres et lésions spécifiques, par les hommes les plus compétents, avec les méthodes de coloration les plus perfectionnées, et les plus forts grossissements, n'ont pu arriver à déceler le moindre parasite. La chose n'est pas impossible, et l'avenir nous dira si le microbe de la syphilis est un microbe invisible[1]. Pour l'instant, nous n'en savons rien; nous ne pouvons que poser le problème sans le résoudre, et cependant en un an, la question de la nature de la syphilis a fait des progrès considérables, depuis qu'au mois de juillet de l'année dernière MM. Metchnikoff et Roux ont présenté à l'Académie de médecine un singe qui a pu prendre la syphilis.

Ce n'était pas là œuvre nouvelle, puisque, dans des discussions de priorité, M. Hamonic a montré qu'il avait pu, lui aussi, avec un de ses maîtres de l'hôpital du Midi, M. Martineau, il y a pas mal d'années, inoculer la syphilis à un gros singe macaque. Mais ce qui fait l'intérêt capital de la présentation de MM. Metchnikoff et Roux, c'est que, conduite avec la plus grande rigueur scientifique, elle fut le point de départ de toute une série d'inoculations sur les singes, qui ne tendent à rien moins qu'à nous conduire à la vaccination de la syphilis.

Donc, Messieurs, le 28 juillet 1903, MM. Metchnikoff et Roux ont présenté à l'*Académie de médecine* un singe anthropoïde, une chimpanzé femelle atteinte de syphilis.

1. Cette leçon était faite, quand, le 19 mai 1904, MM. Klingmüller et G. Baermann ont publié dans la *Deutsche med. Wochensch.* leurs recherches très intéressantes sur le passage du virus syphilitique à travers les filtres.

Ils ont procédé de la façon suivante : des chancres syphilitiques de date récente et des plaques muqueuses ont été excisés et broyés dans un mortier avec quelques gouttes d'eau physiologique; la masse homogène ainsi obtenue a été soumise à la filtration à travers des bougies Berkefeld.

Les auteurs se sont inoculé à eux-mêmes, soit en injections sous-cutanées, soit par frictions sur des scarifications faites à la peau, le liquide obtenu par filtration. Ils ont renouvelé quatre fois l'expérience : une fois avec des chancres syphilitiques, trois fois avec des plaques muqueuses. Ils n'ont obtenu qu'un peu d'inflammation locale avec tuméfaction légère des ganglions correspondants, immédiatement après l'inoculation. Mais il ne s'est développé dans la suite ni accident primitif, ni accident secondaire de nature syphilitique.

Ils en concluent que l'agent spécifique de la syphilis ne traverse pas les filtres, fait tout récemment confirmé par M. Metchnikoff.

On avait inoculé ce chimpanzé femelle avec des produits
syphilitiques indéniables, venus d'un homme, et à l'endroit
où l'inoculation a été faite, il s'est développé au bout de
vingt-quatre jours, un chancre syphilitique absolument
typique. Tous les syphiligraphes de l'Académie de médecine ont vérifié le fait, et il ne peut subsister de doute sur
la transmission de la syphilis humaine au chimpanzé.
D'ailleurs, dans les délais classiques, ce singe fut pris
d'accidents syphilitiques secondaires absolument caractéristiques. On espérait beaucoup de ce singe, malheureusement il succomba, comme la chose arrive fréquemment
pour les chimpanzés, qui vivent très mal dans nos climats.
On fit son autopsie avec un très grand soin, on décrivit
très minutieusement ses lésions (ce travail est consigné
dans les *Annales de l'Institut Pasteur* du 25 décembre 1903),
mais on ne put déceler le moindre microbe parce que le
chimpanzé avait été enlevé par une affection intercurrente
qui avait rendu les recherches difficiles pour ne pas dire
impossibles au point de vue microbien.

Cette déconvenue ne découragea pas MM. Metchnikoff
et Roux. Ils firent des expériences sur une autre espèce de
singes : les macaques, qui prennent, eux, difficilement la
syphilis, puisque sur douze essais d'inoculation à des macaques MM. Metchnikoff et Roux ont essuyé huit échecs.
Quatre macaques seulement prirent la maladie; mais, notez
bien ceci, ils prirent une syphilis qui n'avait nullement le
caractère de la syphilis du chimpanzé, laquelle ressemblait
à la syphilis humaine. Les macaques prirent une syphilis
absolument particulière; une syphilis de macaque, pour
ainsi dire, une syphilis bénigne caractérisée par quelques
papules recouvertes de squames et de croûtelles et qui évo-
luaient en quatre ou huit jours sans accidents secondaires
et sans adénopathies.

C'est ici que la discussion commence. Pour MM. Roux et Metchnikoff, il n'y a pas de doute, il s'agit bien de syphilis. Pour certains syphiligraphes, la chose reste encore douteuse, et, ceci est fâcheux, car vous allez voir, s'il s'agit de syphilis, combien cette découverte est intéressante.

Voici des macaques qui ont pris la syphilis atténuée, bénigne, décapitée d'une partie de ses symptômes. Le fait est-il dû à une résistance spéciale du macaque au virus syphilitique ou à une atténuation du virus syphilitique par le macaque? Question capitale à résoudre et dont vous comprenez l'importance.

Dans ce but MM. Metchnikoff et Roux inoculèrent une jeune chimpanzé femelle avec l'accident primitif du macaque, pris à l'origine sur une syphilis humaine. Le chimpanzé avait fort bien pris la syphilis du macaque, mais cette syphilis n'avait plus du tout les caractères de la syphilis humaine, elle avait les caractères de la syphilis du macaque, c'est-à-dire qu'elle se présentait sans adénopathie et sans accidents secondaires.

Nous arrivons, Messieurs, au point capital de cet exposé. Le chimpanzé était-il devenu réfractaire à la syphilis humaine? Voilà ce qu'il fallait rechercher. Pour le savoir, MM. Metchnikoff et Roux prirent du virus sur un individu manifestement syphilitique, et, avec ce virus ils inoculèrent deux chimpanzés, l'un qui avait reçu la syphilis du macaque, et l'autre complètement neuf, en état de santé parfaite. Ce dernier prit fort bien la syphilis humaine avec tous ses caractères; l'autre, celui qui avait reçu la syphilis du macaque, ne présenta aucun accident, quatre-vingt-treize jours après l'inoculation. MM. Metchnikoff et Roux se crurent en droit de conclure que le macaque pouvait atténuer le virus syphilitique humain.

Quelle est l'importance de cette découverte?

Supposons que nous arrivions ainsi par un passage sur le macaque à pouvoir atténuer le virus syphilitique humain, nous voilà en possession d'un virus atténué, c'est un fait énorme; nous pourrons peut-être atténuer encore davantage ce virus par des moyens quelconques, peut-être par des agents physiques. C'est là l'espoir de MM. Roux et Metchnikoff, qui multiplient leurs expériences, expériences très difficiles, très coûteuses, faites avec tout le soin que ces auteurs apportent à tous leurs travaux, c'est-à-dire avec tout le contrôle possible, et la rigueur scientifique la plus grande. Si un grand nombre d'observations ultérieures vérifie leurs premières conclusions, ce sera une des plus grosses découvertes de ce temps, puisque nous pourrons obtenir une gamme descendante de virus syphilitiques; celle-ci nous conduira selon toute vraisemblance un jour ou l'autre au vaccin de la syphilis.

Il me paraissait indispensable, au début de cette étude, de vous mettre au courant de ces dernières recherches.

En attendant la réalisation des espérances que les résultats déjà acquis ont fait naître, la syphilis n'en continue pas moins ses méfaits sur l'individu, sur la collectivité et la race, et je vais commencer son étude médico-sociale par son action nocive sur l'individu.

Permettez-moi d'abord quelques considérations générales. Tout être humain prend la syphilis, et il n'y a pas d'immunité naturelle contre cette maladie; il n'existe d'immunité que si on a déjà été syphilitique, syphilitique par syphilis acquise ou par syphilis héréditaire, peu importe : la syphilis ne se double pas. Mais il peut arriver, à un moment donné, que l'immunité dont jouit le syphilitique cesse pour une raison ou pour une autre. Vous savez qu'à la suite de la vaccination contre la variole l'immunité ne persiste pas au delà de sept, huit, dix ans au maximum; aussi doit-on se faire revacciner tous les sept ou huit ans pour acquérir une nouvelle immunité. Il est des cas, mais ils sont d'une extrème rareté, où l'immunité syphilitique ne persiste plus, et les gens peuvent prendre une secondre syphilis; c'est ce qu'on appelle la réinfection syphilitique. On en compte les observations, tellement elles sont exceptionnelles, et l'accord est loin d'être fait sur ce sujet. Par conséquent, vous devez admettre que la syphilis ne récidive pas, qu'il n'y a pas d'immunité naturelle contre elle, et que lorsqu'on en a été atteint, on ne la reprend plus ultérieurement.

Messieurs, comment se contracte la syphilis? Elle s'inocule par le contact d'un point quelconque de l'organisme avec une lésion syphilitique contagieuse. Tout l'organisme peut être atteint par la lésion syphilitique initiale, et par le virus syphilitique. Vous verrez, à l'occasion des syphilis extra-génitales, qu'il n'existe pas un millimètre carré de la peau qui ne puisse être occupé par le chancre syphilitique : les muqueuses des orifices naturels y sont très exposées.

Comment prend-on l'accident initial? Quelle est la lésion syphilitique contagieuse? On a discuté beaucoup sur cette question, mais, à l'heure actuelle, tout le monde est à peu près d'accord pour admettre que c'est d'abord le chancre, puis les sécrétions des accidents secondaires qui sont contagieux. Les accidents tertiaires ne donneraient pas la contagion; certains auteurs admettent cependant qu'il existe des lésions tertiaires qui peuvent parfaitement bien être contagieuses. Les sécrétions normales telles que le lait, la salive, les larmes, les sueurs, l'urine ne sont pas contagieuses; mais souvent ces sécrétions sont mélangées au sang, à la sécrétion des lésions virulentes, à la sérosité

et au pus de ces lésions, ainsi qu'à la salive buccale; ces
sécrétions sont donc la plupart du temps virulentes, surtout
au cas de plaques muqueuses, et elles peuvent parfaitement
bien donner la syphilis. On s'est demandé si le sperme était
virulent : grave question au point de vue de la syphilis
héréditaire? Par lui-même, le sperme n'est pas virulent et
ne donne pas la syphilis. On a fait de très nombreuses
inoculations de sperme d'individus syphilitiques, on n'a
jamais pu reproduire le chancre en opérant ainsi; néanmoins le sperme est capable de transmettre la syphilis au
fœtus, comme vous le verrez quand je vous parlerai de la
syphilis conceptionnelle et de l'hérédité syphilitique.

Pour prendre la syphilis, vous disais-je, il faut un contact avec un élément spécifique, contagieux, contact au
niveau d'une effraction de l'épiderme ou d'une muqueuse,
si légère soit-elle : une écorchure, une plaie, une ulcération, une exulcération des plus insignifiantes sont autant de
portes d'entrée. Le contact peut être immédiat ou médiat,
et il se produit dans les conditions les plus extraordinaires,
les plus invraisemblables; mais, il faut qu'il existe. Il lui
suffit de quelques instants; ce n'est ni une question de
quart d'heure, ni de minutes, c'est une question de secondes.
Tels sont les faits.

J'arrête là aujourd'hui cet exposé, et je vous montrerai
dans la prochaine leçon les méfaits de la syphilis sur l'individu, en commençant par l'évolution générale de la
syphilis.

CINQUIÈME LEÇON

La syphilis.
Évolution générale de la syphilis dans ses trois périodes : la parasyphilis.
Action de la syphilis sur l'individu.
Les accidents primaires : le chancre, ses caractères et son diagnostic ;
les adénopathies syphilitiques.
Les accidents secondaires : la roséole, les papules, les syphilides
papulo-érosives, les plaques muqueuses et leur pouvoir contagionnant, la typhose syphilitique, la néphrite secondaire, les irido-
choroïdites et les kératites.

Messieurs,

Dans la dernière leçon, j'ai terminé l'histoire de la blennorragie en vous montrant ses méfaits sur la collectivité
et sur la race, et j'ai commencé l'étude de la syphilis en
vous exposant la biologie générale de cette maladie. Je
vous ai montré la syphilis du singe, celle du chimpanzé et
du macaque, puis je vous ai dit comment on prenait la
syphilis, et quels étaient les éléments de contagion.

Aujourd'hui, je vais continuer cette étude du péril
vénérien en vous exposant d'une façon tout à fait
succincte les lésions produites par la syphilis sur l'individu.
Et tout d'abord, je vous dirai d'une façon générale comment évolue la syphilis.

La syphilis présente une série de manifestations, les
unes obligatoires, les autres facultatives. Les manifesta-

tions obligatoires sont les accidents primaires et les accidents secondaires.

Je dis qu'elles sont obligatoires, car je ne connais qu'une exception à cette loi, au cas de syphilis conceptionnelle, quand la mère est infectée par son enfant; alors, il n'existe pas de chancre syphilitique, et les accidents commencent par la période secondaire. C'est là une anomalie, le chancre étant dans tous les autres cas le premier indice de l'évolution syphilitique. Je traiterai plus tard longuement de cette syphilis conceptionnelle, très intéressante et très importante à connaître, au cours de l'hérédo-syphilis; mais qu'il me suffise de vous dire maintenant que la syphilis commence d'une façon obligatoire par le chancre avec la seule exception dont je viens de vous parler. Le chancre apparaît; c'est l'accident primaire, le premier en date; puis il évolue, se guérit et, à peine est-il guéri, ou même, dans beaucoup de cas, est-il encore à la fin de son évolution, qu'on voit surgir de nouvelles manifestations.

Ce sont les accidents secondaires, qui explosent sur les muqueuses et sur la peau.

Puis ces accidents, traités ou non traités, disparaissent à leur tour, et il peut se passer un temps fort long sans nouvel incident, un an, deux ans, quelques années, dix ans, quinze ans, vingt ans et même trente ans. Après une période de silence absolu, pouvant varier d'un an à trente ans, Messieurs, des accidents nouveaux vont apparaître qui prennent le nom d'accidents tertiaires; ce sont des accidents de troisième ordre. Tandis que les accidents secondaires sont obligatoires comme le chancre, les accidents tertiaires sont simplement facultatifs : ils peuvent manquer et apparaître à des époques des plus variables. C'est tellement vrai, qu'au cas de syphilis très grave, on peut, dès la première année, arriver au tertiarisme; c'est le tertiarisme précoce. Si, au contraire, la syphilis est bénigne, elle peut ne se réveiller qu'au bout d'un temps beaucoup plus long, et, en raison de l'époque tardive à laquelle apparaissent les accidents, on leur donne le nom d'accidents tertiaires tardifs.

L'évolution générale de la syphilis comprend donc un accident primaire et des accidents secondaires, tous deux obligatoires, puis des accidents tertiaires, facultatifs, car tout le monde heureusement n'arrive pas au tertiarisme.

Pourquoi le tertiarisme n'est-il pas obligatoire? Question, à l'heure actuelle, difficile à résoudre, et qui, selon toutes probabilités, tient à l'intensité du virus, à la faible résistance de l'individu, et, pour une large part, au traitement suivi : vous verrez ultérieurement le traitement avoir une grosse importance sur l'évolution du tertiarisme. Le traitement ne fait rien ou presque rien sur le chancre, il a une action nette sur les accidents secondaires et tertiaires, mais il a une action préventive marquée sur l'apparition des accidents tertiaires, et voilà pourquoi sans doute certains individus échappent au tertiarisme.

Les accidents primaires, secondaires et tertiaires ne sont pas les seuls accidents syphilitiques, il en existe d'autres encore. Ce sont des accidents très bizarres qui évoluent dans le décours de la maladie, chez des gens manifestement syphilitiques (on ne les retrouve que chez ceux-là), et cependant lorsqu'on fait le traitement spécifique à l'aide du mercure et de l'iodure de potassium on n'obtient pas le moindre résultat. Ce sont, dit M. Fournier, des accidents parasyphilitiques; ce sont des accidents « qui procèdent originairement de la syphilis, sans pour cela être syphilitiques de nature », et, « chose presque inouïe dans la syphilis, dit M. Fournier, ils ne se guérissent ni par le mercure, ni par l'iodure. »

La conception de la parasyphilis, telle que la comprend
M. Fournier, s'applique au tabès, à la paralysie générale, et
à la leucoplasie buccale. On a fait quelques objections à
cette manière de voir, et quelques auteurs n'ont voulu
trouver dans la parasyphilis que des syphilis insuffisamment traitées. Traitez davantage vos syphilitiques, dit
M. Leredde, faites-leur dès le début des injections de sels
mercuriels, vous n'observerez pas de tabès; prenez un tabétique dès l'apparition de sa maladie, faites-lui des injections
intensives et répétées de sels mercuriels et vous le gué-
rirez. D'ailleurs, en Allemagne, dans un récent et intéressant article de la *Berliner klinische Wochenschrift* (1904,
p. 80), M. Lesser explique tout autrement ces accidents;
pour lui, il s'agirait d'accidents nettement syphilitiques,
mais développés à une période un peu particulière de la
syphilis qu'il appelle quaternaire; à côté de la période
primaire, de la période secondaire, de la période tertiaire,
il existerait une période quaternaire qui serait caractérisée
par les accidents ressortissant à la parasyphilis.

Telle est, Messieurs, en quelques mots, l'évolution générale de la syphilis.

Si vous le voulez bien, nous allons reprendre un peu
plus en détail chacune de ces périodes, pour vous en montrer les principaux caractères.

Et tout d'abord, la période primaire, la période du
chancre. Le chancre syphilitique a une incubation importante à bien connaître; cette incubation est longue, et le
chancre apparaît alors que souvent, depuis longtemps, on
a oublié les conditions de la contagion, trois semaines en
moyenne après le contact infectant. L'incubation dure,
d'ordinaire, de 20 à 25 jours. parfois 15 jours seulement,
— c'est rare, — parfois 40 à 50 jours, — c'est également

rare. — Comptez donc d'habitude sur une incubation de trois semaines.

Comment va débuter le chancre syphilitique? C'est assez difficile à dire, car on l'observe rarement dès son début. Parfois, il est vrai, on a pu assister au développement du chancre syphilitique : autrefois, par exemple, quand des médecins n'hésitaient pas à inoculer la syphilis, et à l'heure actuelle, chez ces individus à l'esprit timoré et craintif qui, à la suite de contacts vénériens reprochés par leur conscience, sont pris de craintes exagérées d'avoir la syphilis et deviennent syphilophobes, ils s'examinent du matin au soir et du soir au matin pour savoir s'ils ne verront pas une ulcération suspecte se développer sur leurs organes génitaux. Parfois leurs craintes ont été justifiées, et on a pu assister chez eux à l'évolution du premier stade du chancre syphilitique. M. Du Castel, dans son beau livre des *Chancres génitaux et extra-génitaux*, rapporte deux cas de début du chancre.

Celui-ci commence par une papule, une petite papule ronde, de consistance ferme, qui augmente très rapidement de volume et s'ulcère à son sommet; en quatre, cinq ou six jours au maximum, le chancre est constitué avec tous ses caractères.

Ces caractères, quels sont-ils? Il vous faut bien les connaître, et je n'ai pas besoin d'insister sur leur importance.

Voyons, tout d'abord, la forme du chancre. C'est un chancre rond ou ovalaire, mais remarquablement circulaire. Alors que, dans le chancre mou, le rebord est un peu festonné, ici, rien de semblable; on pourrait croire que les limites du chancre syphilitique ont été déterminées au compas, dit M. Du Castel, et c'est exact. C'est donc un chancre de forme ronde, ovalaire et circulaire. Quelles sont ses dimensions? Est-ce une grosse ulcération, est-ce

un gros chancre? Nullement; dans la plupart des cas, les
dimensions du chancre syphilitique dépassent rarement
celles d'une pièce de 20 ou 50 centimes. Parfois même, le
chancre est tellement petit qu'on le désigne sous le nom
d'érosion chancriforme.

Le chancre syphilitique est induré, et l'induration est un
de ses caractères spécifiques; en effet, si vous prenez le
chancre entre les doigts, tout près de sa circonférence,
vous n'aurez nullement l'impression de mollesse qui caractérise le chancre simple, vous éprouverez une sensation
particulière, comme si vous saisissiez un fragment de car-
tilage, une carte de visite en bristol ou un morceau de
parchemin entre les doigts. Cette induration est, je vous le
répète encore, un des grands signes du chancre syphilitique.
J'en dirai presque autant de sa couleur. Cette couleur est
rouge très accusé, rouge foncé, rouge sombre; elle ressemble à la coloration du jambon fumé et de la chair
musculaire.

Le chancre est recouvert d'un enduit diphtéroïde, d'une
sorte de fausse membrane, lorsqu'il siège sur les muqueuses,
et d'une croûte noire, plus ou moins desséchée, lorsqu'il
siège sur la peau. Vous devez connaître ces deux variétés.
Le chancre est ulcéré, mais son ulcération est plutôt une
exulcération qu'une véritable ulcération, et on n'y trouve
pas de bords taillés à pic comme dans le chancre mou. Si
vous promenez un instrument à pointe mousse sur le
chancre mou, vous tomberez d'abord dans une dépression,
ensuite vous buterez contre le fond du chancre, puis vous
suivrez la paroi à pic pour remonter; dans ce trajet vous
serez obligés de parcourir deux angles droits, l'un à la des-
cente, l'autre à la montée. Si vous promenez le même
instrument sur un chancre syphilitique, vous n'éprouverez
pas le moindre ressaut, car, je vous le dis encore, l'ulcé-

ration n'est pas profonde, et il n'existe ici ni bords taillés à pic, ni angles accusés. L'ulcération, loin de creuser, fait plutôt saillie et occupe le sommet d'une petite tumeur; ses bords sont renversés en godet. Vous voyez que, jusqu'à présent, il n'y a aucun point de comparaison entre le chancre mou et le chancre syphilitique; il en est de même pour les caractères qu'il me reste à vous exposer.

Comment est la surface de l'exulcération? Vous avez vu que, dans le chancre mou, le fond bourbillonneux était le siège d'une suppuration abondante. Ici, rien de semblable, le chancre syphilitique ne suppure pas. Si vous enlevez l'enduit diphtéroïde ou croûteux qui le recouvre vous verrez au-dessous une surface saignante; le moindre contact amène une goutte de sang; si vous essuyez ce sang, si vous tamponnez l'exulcération, vous apercevrez une surface légèrement granitée de couleur chair musculaire, assez semblable à l'aspect de l'hépatisation rouge du poumon, quand on pratique une coupe du parenchyme pulmonaire. Tels sont les caractères du chancre syphilitique.

Combien de temps ce chancre va-t-il durer? Est-ce une affaire de quelques jours? Non. Sa durée est fort longue, rarement un mois, le plus souvent six semaines, ou deux mois.

Comment le chancre va-t-il se réparer et se cicatriser? Eh bien! la croûte ou l'enduit diphtéroïde va disparaître le premier en se desséchant. Puis, des bourgeons charnus vont apparaître qui remplaceront l'exulcération, et le chancre présentera l'aspect d'une plaie simple. L'induration s'assouplira, la tumeur s'affaissera, et, en deux ou trois semaines, la cicatrisation sera complète. La cicatrice, elle aussi, présentera des caractères particuliers qui permettront de reconstituer, dans beaucoup de cas, un diagnostic rétrospectif de syphilis. Cette cicatrice est lisse, elle est superficielle, elle est de niveau avec les plans cutanés avoisinants, et pendant des années, vous verrez persister là une petite tache lisse, luisante, blanche ou violacée, entourée d'une zone pigmentée, spécifique pour ainsi dire de la cicatrice syphilitique.

Je ne vous dirai rien de plus de l'accident primaire, du chancre; mais, parallèlement à lui, d'autres lésions vont se développer dans le système lympathique.

Les ganglions sont toujours pris dans la syphilis, et ce sont les ganglions qui desservent le territoire du chancre qui sont les premiers atteints. C'est en général vers le septième ou le huitième jour après le début du chancre que commence l'adénopathie syphilitique. Les ganglions augmentent de volume, ils sont deux ou trois fois plus gros que de coutume et s'accompagnent très rarement de lymphangite apparente. Ils ne suppurent jamais. Souvent un de ces ganglions prend un volume plus considérable, et vous savez que Ricord, dans son langage humoristique, avait appelé le préfet de l'aine le ganglion le plus volumineux de l'adénopathie inguinale.

Je ne vous parlerai pas des variétés du chancre ni de ses formes particulières; cela m'entraînerait trop loin et dépasserait les bornes de cette esquisse rapide de la syphilis. Je dois cependant vous dire que le chancre syphilitique n'est pas douloureux; l'absence de douleur est encore un caractère bien fait pour dépister, car le chancre n'est douloureux que dans un seul organe, l'amygdale, où il s'accompagne de la dysphagie si pénible commune à toutes les angines intenses.

Le diagnostic du chancre syphilitique est de la plus haute importance. Je vous ai montré, chemin faisant,

comment on le distinguait du chancre mou, je n'y reviens
pas.

Il faut ne pas le confondre avec l'herpès. Le diagnostic
est facile, car vous avez vu, à propos du chancre mou, que
l'herpès ne présente aucune induration, que l'exulcération
herpétique a des bords festonnés polycycliques, résultant
de la réunion de plusieurs vésicules d'herpès, et que,
quand on touche cet herpès, on provoque une abondante
sécrétion d'un liquide clair; tous ces caractères me semblent suffisants pour vous permettre de distinguer le
chancre syphilitique de l'herpès. Cela n'empêche que dans
quelques cas rares, certaines érosions syphilitiques présentent la plus grande ressemblance avec l'herpès, et c'est
surtout sur les symptômes concomitants, sur la durée de
l'évolution des lésions que vous devrez alors vous baser
pour faire le diagnostic.

Voilà un chancre syphilitique; vous en avez reconnu
l'existence, elle est indéniable. Sera-ce un accident nocif
pour l'individu qui en est porteur? Par lui-même, absolument pas; il est fort rare que le chancre amène une perte
de substance, puisque c'est plutôt une tumeur qu'une ulcération, et il est exceptionnel qu'il détermine des accidents.
Seulement, le chancre a une valeur énorme pour le pronostic; il révèle la syphilis, et il permet d'entrevoir, au delà
d'une lésion banale, toute une suite possible de localisations, plus graves les unes que les autres, avec leurs conséquences sociales et héréditaires. Voilà la seule importance
du chancre, et vous avouerez qu'elle est considérable.
Rarement le chancre est dangereux par lui-même, et il
ne l'est guère qu'au cas de phagédénisme. J'ai vu chez un
jeune homme, il y a quelques années, un cas de ce genre;
il a fallu faire des cautérisations ignées pour venir à bout
du phagédénisme; mais c'est là chose exceptionnelle.

Telle est la période primaire de la syphilis, dont le chancre et l'adénopathie constituent tous les éléments.

La période secondaire va faire bientôt son apparition après une seconde incubation de six semaines de durée, et elle pourra soit coïncider avec l'évolution et la disparition du chancre, soit ne se révéler qu'après lui, les deux manifestations étant séparées l'une de l'autre par une période de silence complet.

Qu'est-ce que ces accidents secondaires?

Ce sont les localisations de la syphilis sur la peau, sur les muqueuses, et même aussi sur les viscères. Sur la peau et sur les muqueuses, ces accidents ont des caractères spéciaux et particuliers : ce sont des éléments éruptifs de forme ronde, groupés en anneaux, en corymbes ou en figures circinées. La syphilis aime les figures circinées dans sa deuxième et sa troisième périodes, et les déteste dans sa période primaire, où les ulcérations sont géométriquement circulaires. Les accidents secondaires ont une couleur jambonnée, cuivrée; ils sont indolores, l'indolence des lésions étant un bon caractère syphilitique.

Quels sont ces accidents secondaires dont je vous indique ainsi les traits généraux? C'est d'abord la roséole syphilitique. Quand vous voyez un individu atteint d'un chancre et quand vous hésitez sur la nature de l'ulcération, comme pour le chancre de l'amygdale, par exemple, faites déshabiller le malade et examinez-le à jour frisant; si vous apercevez sur la peau des petites taches maculeuses, d'une coloration très nettement rosée, fleur de pêcher, comme on a dit, vous pouvez affirmer la syphilis, et c'est d'une roséole syphilitique qu'il s'agit. Vous verrez, les jours suivants, ces macules devenir plus saillantes, se tranformer en partie en papules, et vous aurez, à un moment donné des macules et des papules à la fois. Si l'examen fait à jour frisant reste négatif, employez des verres bleus qui vous permettront souvent de démasquer ces papules et ces macules. La recherche des accidents secondaires est chose importante, et on la pratique chaque jour pour déceler la syphilis.

Les macules, comme les papules, se disséminent un peu partout; sur le dos, sur les lombes, sur l'abdomen, sur les membres; les syphilides papuleuses peuvent s'entourer de petites écailles desquamatives situées à la périphérie de l'élément papuleux; cette petite collerette blanche, désignée sous le nom de collerette de Biett, du nom de l'auteur qui l'a décrite le premier, a également une grande valeur diagnostique.

A côté des macules et des papules, on décrit les syphilides papulo-érosives; à un moment donné, les papules augmentent beaucoup de volume, puis elles s'exulcèrent à leur surface, surtout dans les régions où la peau, mal entretenue, est exposée à la fermentation des sécrétions sébacées, comme au pli de l'aine, sous les aisselles, au pli interfessier, parfois sous les mamelons, et on assiste à la formation de ce qu'on a appelé les plaques muqueuses cutanées; vous pouvez en rencontrer jusque dans les espaces interdigitaux; c'est là, en général, l'indice d'une syphilis grave.

On peut observer aussi des lésions du côté des poils et du côté des ongles. Du côté du système pileux, on note la chute des cheveux; les cheveux tombent, non en masse, comme à la suite de la fièvre typhoïde ou de l'érysipèle; ils tombent par places, les endroits voisins restant indemnes. Ces alopécies spéciales, dites en clairière, importent encore beaucoup pour le diagnostic de la syphilis. Du côté des ongles, vous pouvez observer l'inflammation de l'ongle et l'onyxis syphilitique.

Tels sont les accidents cutanés secondaires, mais il existe du côté des muqueuses des lésions encore plus importantes, les plaques muqueuses, qui créent pour ainsi dire le maximum de contagion. Ce sont ces plaques qu'on trouve partout, dans le nez, dans la bouche, sur la langue, sur les organes génitaux, sur les grandes lèvres, sur la muqueuse anale, dans le vagin, et ce sont elles, comme dit M. Fournier, qui forment la source où s'alimente la vérole. Ces plaques muqueuses sont de différents aspects ; elles sont, les unes érosives, maculeuses, les autres, hypertrophiques. Elles se reconnaissent, en général, facilement aux caractères suivants : elles sont blanches, opalines, elles donnent l'impression d'une muqueuse sur laquelle on a passé le crayon de nitrate d'argent.

Ces accidents ne causent aucun dommage à l'individu, la plaque muqueuse n'est pas douloureuse, elle n'est guère gênante que chez les individus qui fument avec excès. La plaque muqueuse n'est pas nocive pour l'individu, mais c'est elle qui cause le plus grand dommage à la collectivité et à la race, parce que c'est elle qui, dans la plupart des cas, crée la contagion syphilitique ; son pouvoir contagionnant est véritablement effrayant. Vous verrez plus tard des contagions inconcevables, insoupçonnées et extraordinaires dans leurs origines, dues aux plaques muqueuses.

Après cette esquisse des accidents secondaires de la syphilis, je dois vous faire la remarque suivante : alors qu'à la période du chancre, la lésion locale ne détermine pas d'altération générale, il n'en est plus de même ici ; dans beaucoup de cas, l'explosion des accidents secondaires s'accompagne de modifications de l'état général. Il existe souvent des maux de tête, surtout la nuit, — c'est la céphalée nocturne syphilitique - de l'embarras gastrique, même de la fièvre ; ces malaises et cette fièvre sont parfois si marqués que l'affection peut ressembler en tous points à la fièvre typhoïde, et on a décrit une véritable typhose syphilitique, Dans la typhose syphilitique la température monte jusqu'à 39 et 40 degrés, le malade est dans un état de prostration intense; il a des maux de tête épouvantables, sa rate est augmentée de volume; la maladie a les plus grandes analogies avec la dothiénentérie et avec la tuberculose aiguë. On est souvent obligé de faire un séro-diagnostic; comme il est négatif, pendant qu'on hésite encore sur la nature des accidents, l'apparition des plaques muqueuses et de la roséole arrive souvent à temps pour imposer le diagnostic.

J'ai vu, il y a quatre ans, un cas net de typhose syphilitique chez une malade de cinquante ans; la température montait à 40 degrés, il existait un double souffle au niveau de la région aortique, déjà nous pensions à une endocardite infectieuse, quand, en examinant le cou de la malade, je vis une éruption suspecte; je recherchai la syphilis et j'en trouvai des traces indéniables. Je fis un traitement intensif, et, en quinze jours, tout céda, la fièvre, l'aortite, l'éruption, l'état général redevint parfait. L'existence de la typhose syphilitique vous prouve l'atteinte sérieuse de l'état général dans la syphilis.

Parfois, les accidents secondaires s'accompagnent de localisations viscérales, dont voici les principales. Du côté des reins, la néphrite syphilitique précoce mérite d'être bien connue; c'est une néphrite avec gros reins, avec un œdème considérable; les malades sont bouffis par l'œdème intense; il semble qu'on les ait insuflés tellement ils sont volumineux, gonflés et déformés. A l'examen des urines, on trouve des flots d'albumine, comme on n'en rencontre dans aucune autre néphrite, et les chiffres de 40 grammes, de 50 grammes d'albumine par litre ne sont point exceptionnels; pour faire le dosage au tube d'Esbach, on est obligé souvent de dédoubler plusieurs fois l'urine avec de l'eau, la graduation de l'appareil n'étant pas suffisante pour un tel examen. Cette néphrite syphilitique précoce cède d'une façon merveilleuse au traitement spécifique.

Outre la néphrite, il existe parfois des ictères syphilitiques qui prennent le masque de l'ictère catarrhal, s'accompagnant de fièvre, de décoloration des matières fécales et de congestion du foie; les urines contiennent des pigments biliaires. Cet ictère est sous la dépendance de l'infection syphilitique. Gübler avait pensé en trouver la cause dans une roséole du canal cholédoque : l'explication est élégante, mais n'a pas été confirmée par la suite.

Dans la période secondaire, il existe encore des accidents locaux graves par eux-mêmes. Du côté des yeux, vous pouvez voir l'irido-choroïdite avec toutes ses conséquences, et la production possible du glaucome, nécessitant l'iridectomie, si le traitement spécifique n'a pas été institué à temps. Les kératites secondaires ne sont pas rares non plus; elles demandent une médication active, pour éviter des ulcérations suivies de taies cornéennes irrémédiables.

J'ai terminé, Messieurs, l'exposé rapide des accidents de la syphilis à sa période primaire et à sa période secondaire, je n'ai plus le temps de commencer l'étude de la période tertiaire; je la remets à la prochaine leçon.

SIXIÈME LEÇON

Action de la syphilis sur l'individu.
Le tertiarisme et les accidents tertiaires : la gomme, la syphilis
  tuberculeuse et tuberculo-ulcéreuse, la syphilis viscérale, la
  syphilis du nez, du poumon, du système nerveux.
Les accidents parasyphilitiques; le tabès, la paralysie générale et la
  leucoplasie buccale.
L'artérite, lésion spécifique de la syphilis.
Action de la syphilis sur la collectivité.
La syphilis dans la famille. — La syphilis des nourrices. — La
  syphilis vaccinale.

Messieurs,

Dans la dernière leçon, je vous ai exposé l'évolution
générale de la syphilis, et je vous ai montré le chancre et
les accidents de la période secondaire. Aujourd'hui, je vais
terminer l'étude de l'action nocive de la syphilis sur l'individu en vous décrivant les accidents tertiaires; j'aborderai
ensuite l'influence de la syphilis sur la collectivité.

Les accidents tertiaires, vous ai-je dit, sont simplement
facultatifs, cela, souvent en raison du traitement préventif
antérieur. On a essayé d'établir des statistiques pour
savoir, sur 100 syphilitiques, combien arrivaient au tertiarisme. Il est difficile de répondre, tout ce qu'on peut
dire, c'est qu'il y a un nombre considérable de syphilitiques qui arrivent à la période tertiaire. Il vous suffit de
rappeler vos souvenirs hospitaliers : vous avez vu dans
les hôpitaux un grand nombre d'individus atteints de ter-

tiarisme; je ne parle pas des hôpitaux spéciaux, qui en débordent, pour ainsi dire.

Le tertiarisme, qu'il soit tardif ou qu'il soit précoce, venant de suite après les accidents initiaux dans une chaîne ininterrompue de manifestations spécifiques, le tertiarisme, dis-je, a des caractères encore très particuliers; le tertiarisme inflige et implique à celui qu'il atteint une sorte de marque de fabrique syphilitique, capable de le faire reconnaître immédiatement. Cette empreinte spéciale, c'est la gomme de la peau et la syphilide tuberculo-ulcéreuse. Dès que vous les rencontrez, le diagnostic de syphilis s'impose.

Voyons d'abord la gomme de la peau.

Dans son évolution, la gomme présente quatre périodes : la période de crudité, la période de ramollissement, la période d'ulcération, et une quatrième période, celle de cicatrisation. A la période de crudité, la gomme forme une tumeur lisse, dure, arrondie, bien limitée, sans adhérence aux tissus voisins, semblant incluse dans la peau et indolore; notez encore, en passant, cette absence de douleur des accidents syphilitiques. A la seconde période, la période de ramollissement, on voit la surface de la peau rougir, on sent une vague fluctuation, puis la tumeur se perfore, et donne issue à un liquide rouge, filant, visqueux, très épais. A la troisième période, celle d'ulcération, on trouve une cavité à bord nets, taillés à pic, et dans le fond un bourbillon, le bourbillon gommeux, composé d'une masse dure, blanc jaunâtre et adhérente. Au bout d'un certain temps, cette ulcération se réparera par le processus ordinaire des bourgeons charnus, laissant à sa place une cicatrice, quatrième et dernière période de la gomme.

Ce sera une cicatrice déprimée, souvent rayonnée, blanchissant à la longue, mais restant toujours entourée d'une zone pigmentée; ici, comme dans le chancre, cette pigmentation nous permettra de faire un diagnostic rétrospectif.

La gomme est unique ou multiple, elle peut se développer sur tout le tégument et dans tous les organes, sur les muqueuses, dans le cerveau, dans les os, partout, en un mot; il n'existe pas une seule partie de l'organisme qui ne puisse être atteinte par la gomme syphilitique.

La syphilis tuberculo-ulcéreuse, qui est avec la gomme une des lésions caractéristiques du tertiarisme, se présente sous deux formes, la forme tuberculeuse simple et la forme tuberculo-ulcéreuse.

Examinons d'abord la syphilis tuberculeuse simple. Celle-ci se compose de papules pénétrant profondément dans le derme, papules dures, résistantes, de couleur sombre, rouge cuivré, brunâtre, toujours la couleur spéciale cuivrée de la lésion syphilitique. Ces papules ont un mode de développement particulier, elles se groupent par mode de progression excentrique. L'aspect des papules peut être semi-circulaire, circiné ou nettement festonné. Grâce à son expansion excentrique, la lésion guérit au centre, alors qu'à la périphérie, elle est encore en voie d'évolution.

La syphilis tuberculo-ulcéreuse présente absolument la même disposition ; seulement les tubercules, au lieu d'être durs, résistants et secs, se ramollissent et s'ulcèrent; l'ulcération est irrégulière, anfractueuse, couverte de croûtes épaisses et dures, croûtes d'un brun noirâtre et verdâtre, adhérant au fond. Lorsque vous avez enlevé les croûtes, vous voyez le fond, irrégulier, grisâtre, avec des bords taillés à pic comme dans la gomme, et lorsque l'ulcère guérit, il se recouvre d'une cicatrice blanchâtre, déprimée avec un halo pigmenté lui servant de bordure. C'est en un mot, la lésion gommeuse réduite seulement dans ses dimensions; le processus du tubercule ulcéré est identique à celui de l'ulcère gommeux ; c'est une sorte de petite gomme qui se développe avec tous les caractères de début, d'extension et de cicatrisation de la gomme.

Voilà rapidement esquissées les deux sortes de lésions qui impriment à la syphilis tertiaire sa marque de fabrique.

Mais le tertiarisme ne borne pas là son atteinte ; il peut envahir tous les viscères et il n'y a pas un organe à l'abri de ses méfaits. S'il me fallait vous décrire le tertiarisme syphilitique, je devrais passer en revue toute la pathologie, et ce n'est pas l'objet de ce cours. La syphilis tertiaire se développe sur les muscles, sur les os, sur les articulations, sur le tube digestif, sur le poumon, sur le cœur, sur les vaisssaux, sur les organes génitaux externes et internes, elle peut produire le diabète, mais elle porte surtout ses atteintes sur le système nerveux.

Avant d'esquisser les effets du tertiarisme sur le système nerveux, je veux vous montrer deux exemples de ses méfaits sur l'organisme, et ces exemples, je les prendrai l'un sur le système osseux, sur le nez, l'autre sur un viscère, sur le poumon.

Sur le nez, que peut faire le tertiarisme? Il peut perforer les os du nez, la sous-cloison, effondrer le nez, produire le nez en lorgnette, ce nez qui peut se raccourcir ou s'allonger quand on le tire, la partie inférieure rentrant dans la partie supérieure; le tertiarisme peut encore déterminer le nez en bec de perroquet, l'extrémité du nez, par suite de la disparition de la cloison, venant presque toucher la lèvre supérieure. Mais c'est sur le plancher et sur la voûte du nez que siègent les accidents les plus graves. Du côté de la voûte nasale, la syphilis naso-crânienne, comme on l'appelle, attaque l'ethmoïde, et nécrose une partie de cet os; le séquestre ainsi formé se mobilise au milieu d'une nappe purulente, et détermine, par propagation et par infection de voisinage, des phlegmasies méningées, des méningites et des abcès cérébraux. On peut trouver à la base des lésions identiques à celles de la voûte. Le tertiarisme pourra déterminer aussi des séquestres du plancher nasal, qui se mobiliseront à leur tour; d'où formation d'abcès indolores de la voûte palatine. Ces abcès, dans un effort quelconque, par exemple, lorsque le malade jouera d'un instrument à vent, ou soulèvera un pesant fardeau, s'ouvriront brusquement dans la cavité buccale. La perforation de la voûte palatine sera constituée. Subitement la voix du malade changera de caractère; il nasonnera en parlant; s'il veut boire et s'alimenter, il rejettera les liquides et les aliments par le nez; il présentera, en un mot, tous les signes de la perforation de la voûte du palais.

Après cet exemple des méfaits de la syphilis tertiaire sur le tissu osseux, examinons son action sur un viscère, sur le poumon. Je choisis le poumon parce que, dans le poumon, la syphilis prend l'aspect de toutes les pneumopathies et qu'il n'est pas de lésion pulmonaire qu'elle ne puisse déterminer.

Tout d'abord, chez le fœtus, elle produit une pneumonie particulière appelée par Virchow la pneumonie blanche. Il s'agit d'une véritable artérite diffuse pulmonaire, comblant les alvéoles par un processus hyperplasique tout à fait incompatible avec la vie. Chez l'enfant et chez l'adulte, la syphilis cause la broncho-pneumonie, les dilatations bronchiques; elle détermine des cicatrices trachéales, la congestion pulmonaire, et des gommes pulmonaires. Celles-ci, en se réunissant, en s'ulcérant, simulent absolument les cavernes de la tuberculose pulmonaire chronique; en pareil cas, la médication spécifique produit une véritable résurrection; aussi devrez-vous vous efforcer de faire le diagnostic de cette pneumopathie; les crachats ne contiendront pas de bacilles, et la présence sur la peau d'une gomme ou de ces tubercules simples ou ulcéreux, véritables stigmates de la syphilis, permettra d'affirmer que la lésion pulmonaire a toutes chances d'être syphilitique.

J'arrive maintenant à l'influence néfaste de la syphilis sur le système nerveux. La syphilis aime le système nerveux. Pourquoi? Je n'en sais rien, mais c'est un fait. Elle a une prédilection marquée pour la moelle et l'encéphale et son action s'y manifeste sous deux formes différentes, sous la forme de gommes et sous la forme d'artérites. Les gommes se répandent avec profusion, disséminées dans la moelle, dans le cerveau, dans un territoire nerveux quelconque, donnant en clinique des syndromes divers et variés suivant leurs localisations. L'artérite, c'est l'inflammation artérielle spécifique, car la syphilis affectionne avant tout les artères ; l'artérite, c'est la lésion initiale de la syphilis, et la syphilis agit presque partout par l'artérite. Si la gomme se forme, c'est grâce à l'artérite ; si le chancre prend naissance, c'est encore grâce à l'artérite. Le système vasculaire est de tous les systèmes le plus exposé au virus syphilitique. Cette artérite est la cause des lésions de la syphilis dans les organes. Elle se produit dans le système nerveux comme ailleurs ; dans le cerveau et dans la moelle, elle déterminera la thrombose et l'oblitération du tronc vasculaire. L'artérite oblitérante sera suivie de ramollissement, le territoire irrigué par l'artère étant voué à la destruction et à la nécrose. La syphilis peut atteindre l'artère d'une autre manière, en dilatant le vaisseau et en formant un anévrisme capable de se rompre à l'occasion d'un effort, ou par suite d'une cause quelconque d'élévation de la tension artérielle ; la rupture déterminera une hémorragie plus ou moins abondante, selon le volume du vaisseau rompu.

Transportez ces données dans le cerveau, et vous comprendrez le ramollissement cérébral consécutif à l'artérite oblitérante de la sylvienne et l'hémorragie consécutive à la rupture vasculaire, au niveau de la capsule interne ou de tout autre territoire cérébral.

Transportez ces données dans la moelle, et vous verrez l'artérite oblitérante provoquer le ramollissement aigu de la moelle et produire le syndrome de la myélite transverse dans ce qu'il a de plus net et de plus aigu, c'est-à-dire la paraplégie subite, les troubles fonctionnels des réservoirs, l'apparition rapide d'une eschare et la mort au bout de peu de temps.

Je ne vous parle ni des méningo-myélites, ni des hémorragies méningées, et je bornerai là l'esquisse rapide des désordres produits par la syphilis sur le système nerveux, au cours du tertiarisme. Mais ces lésions laissent des reliquats terribles, l'hémiplégie, l'aphasie, les contractures secondaires, le malheureux avarié est voué pour le reste de sa vie aux infirmités physiques et aux infirmités mentales.

Parfois la syphilis est moins nocive, mais elle tenaille le malade dans des souffrances continues, quand se développent ces névralgies syphilitiques terribles, comme la sciatique et la névralgie du trijumeau, névralgies dont la cause peut passer inaperçue lorsqu'on ne songe pas à la spécificité syphilitique.

Voilà les principaux méfaits du tertiarisme sur l'individu. J'allais en oublier un dernier, le tertiarisme phagédénique ou le phagédénisme tertiaire de M. Fournier. C'est un processus d'ulcération et de gangrène avec extension progressive et rapide aux organes suivants : à la peau, au nez, sa victime favorite, aux jambes, au tronc, aux organes génitaux, aux orteils, aux doigts, à la muqueuse de l'isthme du gosier, à la muqueuse génitale de l'homme ; ce tertiarisme phagédénique se termine souvent par la mort, due à l'épuisement général, aux complications locales, aux hémorragies, à l'érysipèle, à la pyohémie et à la scepticémie. Le phagédénisme peut encore déterminer à sa suite le rétrécissement du pharynx et du larynx avec toutes leurs conséquences.

Le tertiarisme ne clôt pas encore la liste des méfaits de la syphilis sur l'individu. Je vous ai déjà parlé des accidents parasyphilitiques et de la période quaternaire de Lesser. Ces accidents-là sont d'origine syphilitique, mais ils ne sont pas de nature syphilitique, dit M. Fournier ; ce sont des accidents insuffisamment traités, dit M. Leredde.

Quelle que soit l'opinion émise sur leur genèse, je vous dois leur description rapide. Ils sont au nombre de trois, la paralysie générale, le tabès et la leucoplasie buccale.

La paralysie générale est cette maladie effroyable des intellectuels qui réduit au gâtisme des hommes jeunes aux idées puissantes, après leur avoir enlevé la mémoire, les avoir soumis au délire des grandeurs ou de la persécution, et en avoir fait des êtres de commisération et de pitié, même pour leurs proches. La fin la plus rapide est le vœu le meilleur qu'on puisse faire pour eux.

Le tabès est cette sclérose des cordons postérieurs de la moelle peut-être un peu moins fréquente aujourd'hui qu'autrefois, et qui paraît s'atténuer un peu dans son évolution, car nous voyons moins souvent les tabès à leur dernière période. Je ne veux pas vous décrire l'ataxie locomotrice avec ses phases de douleur, d'incoordination et de cachexie. La dernière phase s'observe plus rarement, peut-être, parce que nous traitons mieux et d'une façon plus intensive les tabétiques.

La leucoplasie buccale est une lésion qu'on rattache depuis peu de temps à la syphilis. Vous savez en quoi elle consiste; ce sont des plaques blanchâtres, nacrées, siégeant sur la langue, sur la muqueuse buccale et sur les commissures des lèvres. En elle-même, cette lésion n'est rien; pendant 10 ans, 15 ans, elle peut ne déterminer qu'un peu de gêne et disparaître ensuite. Cette lésion est grave néanmoins par ses conséquences; dans beaucoup de cas, la leucoplasie est pour ainsi dire le stade préparatoire du cancer de la langue, et nous connaissons la dégénérescence épithéliomateuse de ces plaques blanchâtres; la leucoplasie se transforme en épithélioma lingual avec son pronostic désespéré. Vous ne devez donc pas ignorer les relations de cette leucoplasie avec la syphilis, car en traitant plus énergiquement cette dernière, vous pourrez en diminuer la fréquence.

Voilà, Messieurs, le tableau très rapidement esquissé des méfaits de la syphilis sur l'individu. Tous ces méfaits tiennent à un processus anatomique toujours le même et d'une extrême simplicité. La syphilis aime, vous ai-je dit, les artères et provoque de l'artérite; la lésion primitive de la syphilis, c'est donc la lésion inflammatoire du vaisseau, l'endo- et la péri-artérite. L'artérite syphilitique forme autour d'elle un tissu nouveau exubérant. Si le chancre, au lieu d'être un ulcère destructeur, donne en réalité naissance à une tumeur exulcérée, cela tient à la prolifération abondante répandue autour de l'élément artériel initial. Si les accidents secondaires prennent la forme papuleuse, cela tient encore au même processus vasculaire véritablement néoplasique. Ces néoplasies artérielles syphilitiques se résolvent à la période primaire et à la période secondaire, et il ne reste aucune trace des syphilides papuleuses et du chancre. Mais à la période tertiaire,

il n'en est plus ainsi ; les lésions néoplasiques artérielles
tendent à la sclérose, et parfois d'une façon tellement
énergique que le processus oblitère le vaisseau et amène le
ramollissement du territoire irrigué. Considérez la gomme :
dans sa période initiale, le processus péri-artériel forme
cette induration que vous sentez sur les téguments ; puis le
moment arrive où, par suite de l'oblitération de l'artère,
le tissu central s'ischémie et se ramollit à la suite d'une
véritable nécrose aseptique.

Je tenais à vous montrer en quelques mots ce déterminisme intéressant des lésions syphilitiques, toujours le
même, et qui, je vous le répète encore, se réduit en
dernière analyse à une lésion artérielle [1].

J'en ai terminé, Messieurs, avec les méfaits de la syphilis
sur l'individu et j'arrive aux méfaits de la syphilis sur la
collectivité.

Ces méfaits sont fort nombreux, il faut les examiner les
uns après les autres.

Nous passerons successivement en revue la syphilis dans
la famille, où elle produit la syphilis congénitale et la
syphilis des nourrices, puis la syphilis vaccinale, la syphilis
dans l'armée et dans la flotte, dans les colonies et dans les
pays exotiques, et, pour terminer, nous examinerons la question intéressante des contagions extra-génitales de la syphilis.

Je commence par la syphilis dans la famille, telle que
nous la connaissons d'après l'enseignement si clair et si
pratique du professeur Fournier.

1. Cette artérite, spécifique de la syphilis humaine, a été retrouvée chez
le singe. MM. Arnal et Paul Salmon, dans un article récent : « Anatomie
pathologique des lésions syphilitiques observées chez les singes anthro-
poïdes », publié dans les *Annales de l'Institut Pasteur* du 25 juillet 1904
(p. 466), ont trouvé dans le chancre du chimpanzé de la mononucléose et
des lésions artérielles caractéristiques.

La syphilis familiale présente à étudier quatre points intéressants : la contamination de la femme, la désunion et la dissolution du ménage, la ruine matérielle de la famille par l'incapacité de son chef et enfin la syphilis des nourrices.

Voyons d'abord la contamination de la femme. Elle est extrêmement fréquente, bien plus fréquente que vous ne pourriez le supposer. M. Fournier, en recherchant dans ses dossiers, a vu que, dans la clientèle de ville, sur 100 femmes syphilitiques infectées sexuellement dans les rapports vénériens, il y en a 81 qui sont des irrégulières et 19 qui sont des femmes mariées; chez ces 19 femmes, M. Fournier a pu constater la syphilis sur le mari, qui se trouvait l'auteur de la contamination; la proportion est donc énorme.

Avec la contamination de la femme, la syphilis amène la dissolution et la désunion du ménage. Il est inutile d'insister sur ce sujet pénible; vous voyez d'ici la colère de la femme, celle de sa famille, du beau-père, de la belle-mère, vous pouvez imaginer le tableau de toutes ces scènes qui se terminent par l'adultère du mari et celui de la femme. Il est des cas où la femme pardonne, pour elle, mais elle pardonnera moins pour ses enfants; M. Fournier insiste très justement sur ce sentiment; je vous prie d'écouter les quelques lignes intéressantes qu'il a écrites à ce propos :

« Une de mes clientes, qui avait déjà fait trois fausses couches, dont la raison était restée ignorée, mit au monde un enfant syphilitique, dont la maladie fut une révélation pour elle et qui ne tarda pas à mourir. Or, « jamais, me « dit-elle un jour dans son chagrin, je ne pardonnerai à « mon mari les quatre enfants que j'ai perdus par sa faute ». Et, quelque temps plus tard, alors qu'à propos d'accidents spécifiques survenus sur elle j'essayais de lui faire accepter un traitement auquel elle répugnait, en insistant sur l'utilité de ce traitement pour les enfants qu'elle pourrait encore avoir, elle me répondit avec une véritable indignation : « Quel affront vous me faites ! mon cher docteur ! « Comment pouvez-vous croire que je sois destinée à avoir « encore des enfants d'un homme qui m'en a tué quatre ! « Cet homme ne m'est et ne me sera plus de rien. Faites- « moi, de grâce, l'honneur de me considérer comme veuve. » Voilà dix ans de cela, et elle a tenu parole. »

A côté de ces effets de la syphilis sur la situation morale du ménage, il faut tenir compte de son influence sur la situation matérielle de la famille, par suite de l'incapacité ou de la mort de son chef. En effet, vous avez vu le rôle néfaste du tertiarisme qui vient dix ans, quinze ans, vingt ans après la première manifestation syphilitique, et comme le dit fort bien M. Fournier, c'est le mari qui paie la dette du garçon, dette lourde puisqu'il s'agit du tabès, de la syphilis médullaire, de la syphilis cérébrale et de la paralysie générale. Vous concevez facilement ce qu'il adviendra fatalement : une famille tombée dans la gêne, dans la misère, avec un chef incapable qui disparaîtra bientôt.

Dans le ménage, la syphilis peut amener la contamination des nourrices; c'est là une éventualité redoutable, et c'est là une grave question, je vous en parlerai plus longuement à propos de la prophylaxie spéciale de la syphilis, en vous donnant des conseils sur l'allaitement des enfants nés syphilitiques ou soupçonnés de syphilis. Laissez-moi cependant vous dire que cette syphilis des nourrices est fréquente, et cela se conçoit facilement, car l'enfant a des plaques muqueuses sur les lèvres, sur la langue, sur la bouche.

En tétant, il infecte le sein de sa nourrice, et, trois semaines après, le chancre apparaît. Alors la nourrice s'émeut de ce « bobo » du sein; ses soupçons sont déjà éveillés par les ulcères de son nourrisson, elle s'enquiert près des voisines, elle va consulter un médecin qui lui révèle la nature du mal dont elle est atteinte, et le scandale éclate. Elle ira trouver un homme de loi pour intenter aux parents un procès en dommages-intérêts, si elle ne s'est pas livrée déjà à des chantages illimités comme cela se produit si souvent. Alors, viennent les procès; votre client reçoit, chez son concierge, des sommations sur papier timbré où vous lirez des choses comme celles-ci : « Pour ces motifs, s'entendre condamner à payer 10,000 francs de dommages intérêts à la femme X..., qui se trouve atteinte d'une maladie vénérienne, dite syphilis, après avoir allaité l'enfant du sieur Y..., dont le sang était vicié par la dite maladie, ainsi qu'il en sera justifié à l'audience ..... ». M. Fournier fait justement remarquer qu'un pareil papier, arrivé dans la loge du concierge, est commenté par le cercle des gens de maison, qui racontent des choses dures et cruelles pour l'honneur de votre client. Ce n'est pas tout, cette nourrice voudra quitter l'enfant; il faudra que vous la reteniez à tout prix et je vous dirai plus tard comment vous devrez vous y prendre pour la faire rester. En abandonnant la famille, cette femme ira porter la syphilis ailleurs et infecter un autre nourrisson. Vous voyez où tout cela peut mener.

Voilà un des dangers, et un danger grave, de la syphilis familiale ; il en existe encore un autre, c'est la syphilis vaccinale.

Cela peut vous paraître un anachronisme de traiter de la syphilis vaccinale; c'est de l'histoire ancienne, me direz-vous; c'était bon à l'époque lointaine où l'on vaccinait de bras à bras; aujourd'hui, tout le monde emploie le vaccin animal et, par conséquent, il n'existe plus de syphilis vaccinale. Détrompez-vous. La syphilis vaccinale peut résulter de l'emploi d'instruments non minutieusement nettoyés ou non stérilisés; on fait encore de temps en temps des vaccinations de bras à bras; vous pourrez même vous trouver dans des conditions où, manquant de vaccin animal, vous serez forcés de recourir à cette vaccination, dans des cas exceptionnels, je vous l'accorde, mais c'est une possibilité que vous devez envisager.

La syphilis vaccinale existe donc, et elle a surtout existé autrefois, bien qu'on l'ait niée pendant longtemps. Un de nos confrères, le Dr Cory, de Londres, un des directeurs de l'Institut de vaccine animale de Londres, qui ne croyait pas à la réalité de ce mode de contagion de la syphilis, a expérimenté sur lui-même et s'est inoculé la syphilis. Agé de trente-huit ans, le Dr Cory avait été vacciné et revacciné et n'avait jamais eu la syphilis. Le 6 juillet 1883, il s'inocula le vaccin d'un enfant de trois mois, affligé d'accidents syphilitiques secondaires; deux chancres se développèrent au niveau des piqûres de vaccin, suivis d'accidents secondaires et d'adénopathies caractéristiques. C'est la démonstration la plus nette de la syphilis vaccinale; d'ailleurs, on a observé un nombre considérable d'épidémies de syphilis vaccinale.

La plus célèbre est l'épidémie de Rivalta, en 1844, dans la province d'Alexandrie. Quarante-six enfants sont vaccinés avec le vaccin d'un enfant syphilitique, et, sur ces 46 enfants, 38 prennent la syphilis vaccinale. Un de ces 38 enfants sert à en vacciner 17 autres, et 7 de ces nouveaux vaccinés prennent la syphilis. Par ricochet de contagion, ces enfants infectent leurs mères qui les allaitent; en résumé, dans un petit village où la syphilis était inconnue, 52 personnes sont atteintes de la syphilis et 7 succombent à la maladie. En 1880, en Algérie, 58 soldats du quatrième régiment de zouaves sont infectés de la syphilis par la vaccination.

Il existe des quantités d'autres épidémies de syphilis vaccinale; je voudrais seulement vous prouver que ces syphilis en font éclore beaucoup d'autres.

A Tore de Busi, en Italie, dans les environs de Bergame, au mois de mai 1862, six enfants sont inoculés avec le même vaccin; de ces 6 enfants, 5 prennent la syphilis, et déterminent les contaminations suivantes :

Le premier de ces enfants infecte sa mère, il infecte une nourrice, laquelle infecte son nourrisson et un deuxième enfant; ce même enfant infecte encore une seconde nourrice et sa sœur. Voilà pour le premier enfant.

Le second enfant infecte sa mère qui infecte son mari.

Le troisième infecte sa mère qui infecte également son mari.

Le quatrième enfant infecte sa mère qui infecte son mari. De plus, il infecte son frère qui prend un chancre de la lèvre, avec une cuillère souillée des sécrétions virulentes fraternelles.

Le cinquième enfant infecte sa nourrice, le fils de sa nourrice; il infecte sa mère qui infecte une autre fille et son mari.

Cela fait donc 18 cas de syphilis provenant, par ricochet, de cinq syphilis vaccinales initiales.

C'est là, Messieurs, un méfait social dont vous ne pouvez nier la gravité.

Comment va évoluer cette syphilis vaccinale? Deux cas peuvent se présenter. La syphilis se produit seule, la vaccine avortant, ou la syphilis et la vaccine se développent simultanément.

Examinons d'abord le premier cas, la syphilis se produit seule et la vaccine avorte. On a fait l'inoculation vaccinale et on attend l'apparition des boutons de vaccin. Le cinquième jour, le sixième jour se passent et on ne voit toujours rien ; on se dit : c'est à recommencer, et on n'y pense plus, lorsqu'au bout de trois à quatre semaines, au niveau d'une des piqûres, on aperçoit une rougeur papuleuse. La papule s'agrandit, s'excorie, se recouvre d'une croûte. Il existe là un bouton croûteux de la largeur d'une pièce de 20 ou de 50 centimes, qui est pris pour un bouton de vaccin tardif ; on se dit : c'est curieux, voilà une vaccine singulièrement en retard. Messieurs, c'est un chancre syphilitique et non pas un bouton de vaccin. En voulez-vous la preuve, enlevez les croûtes et vous aurez tous les caractères du chancre ; recherchez les adénopathies et vous trouverez les ganglions de l'aisselle correspondante tuméfiés, comme dans la syphilis. Il n'y a pas de doute possible et d'ailleurs, si vous en conservez encore un, vers la septième semaine, vous verrez l'enfant pris d'accidents secondaires qui jugeront la question.

Dans le second cas, la syphilis et la vaccine évoluent à la fois. Que va-t-il se passer?

Pour bien le comprendre, il faut vous rappeler les lois du développement de la vaccine et de la syphilis. Vous savez que le vaccin débute le quatrième jour de l'inoculation par une petite papule qui se transforme en vésicule, puis en pustule ; le huitième jour, la vaccine est en pleine évolution ; elle parcourt son cycle entier en trois semaines, à partir du jour de l'inoculation, et les dernières croûtes recouvrant les pustules tombent du vingtième au vingt-cinquième jour. Vous savez que la syphilis apparaît beaucoup plus tard, du dix-huitième au trentième jour après l'inoculation. Ceci compris, vous allez pouvoir juger de l'évolution de la vaccine et de la syphilis, au cas d'inoculation simultanée des deux infections.

Mais deux cas, ici encore, peuvent se présenter. Dans le premier cas, l'évolution de la vaccine est un peu tardive et celle de la syphilis un peu hâtive. Il y aura quelques jours d'intervalle entre la fin de l'évolution de la vaccine et l'apparition du premier accident syphilitique. Si la vaccine finit le vingt-deuxième jour, et si la syphilis commence le vingt-huitième jour, vous aurez un intervalle de six jours, sans aucune manifestation, puis vous verrez le chancre apparaître avec tous ses caractères. Dans le second cas, si l'évolution de la vaccine est un peu retardée et celle de la syphilis au contraire un peu en avance, les deux maladies coexisteront. Si, par exemple, la vaccine dure vingt-cinq jours et si la syphilis commence dix-huit jours après l'inoculation, vous aurez sept jours où les deux affections suivront leur marche parallèle : les croûtes vaccinales ne tomberont pas ; elles s'enflammeront, se soulèveront, s'épaissiront ; puis, si vous détachez ces croûtes exubérantes, vous verrez à leur place une surface excoriée, ulcéreuse, infiltrée, dure, résistante ; ce sera un chancre en voie de développement. La première impression est celle d'une vaccine longue, qui n'en finit pas, alors qu'il s'agit d'un chancre syphilitique dissimulé par le dernier stade de la dessiccation vaccinale.

Telle est, Messieurs, l'évolution de la syphilis vaccinale ; c'est là un méfait social sérieux, puisqu'il met souvent la vie en danger. On compte 7 morts dans l'épidémie de Rivalta, 10 dans celle de Crémone, 18 dans celle rapportée par Cerioli. C'est une syphilis grave, parce qu'elle touche des sujets jeunes, parce qu'elle est souvent méconnue, et parce qu'elle est généralement très mal soignée. Pour en faire le diagnostic, il suffira d'être prévenu de son existence, et de bien se souvenir des caractères et du processus évolutif de la syphilis et de la vaccine.

Comment et pourquoi prend-on la syphilis vaccinale?
On la prend parce que le sang est virulent à la période
secondaire de la syphilis, et que, par la vaccination de
bras à bras, on inocule à la fois la vaccine et le sang
virulent syphilitique. On peut la prendre aussi avec le
vaccin animal, si on ne stérilise pas son instrument à
chaque nouvelle vaccination ; après avoir vacciné un malade
atteint de syphilis secondaire, la lancette, encore chargée
de sang virulent, peut fort bien inoculer la syphilis en
même temps que le vaccin animal; aussi faut-il faire la
plus minutieuse attention aux instruments que vous uti-
lisez, et je pense que l'un des moyens préventifs les meilleurs est l'emploi des vaccinostyles individuels, des plumes
vaccinales que l'on fait bouillir dans une marmite et qui
ne servent qu'une fois pour un seul individu. Avec ces précautions et avec la pratique de la vaccination animale,
vous n'aurez plus à redouter de pareils accidents.

Messieurs, j'en ai fini avec la syphilis vaccinale; je
continuerai l'influence du péril vénérien sur la collectivité,
dans la prochaine leçon.

SEPTIÈME LEÇON

Messieurs,

Dans la dernière leçon, j'ai terminé l'histoire de la
syphilis de l'individu, en vous montrant les lésions tertiaires et la parasyphilis. Puis, j'ai commencé l'étude des
méfaits de la syphilis sur la collectivité, en vous exposant
la syphilis familiale, la syphilis des nourrices et la syphilis
vaccinale.

Aujourd'hui, j'espère terminer cette partie de mon sujet
en vous parlant de la syphilis dans l'armée de terre, dans
la marine et dans les colonies, et en traitant des contaminations extra-génitales de la syphilis, contagions des plus
étranges, des plus curieuses, et des plus néfastes.

Messieurs, pour étudier la syphilis dans l'armée, dans la
flotte, dans les colonies, je me suis adressé aux rapports
extrêmement intéressants que mes collègues de la *Société*

de Prophylaxie sanitaire et morale ont publié sur ces différents sujets dans les bulletins de la Société.

Pour étudier la syphilis dans l'armée, j'ai utilisé le rapport de M. Burlureaux, publié dans le Bulletin du 10 octobre 1901. Eh bien! Messieurs, du rapport de M. Burlureaux, il résulte qu'en 1895 il y avait 8 cas de syphilis pour 1000 hommes dans l'armée de terre, et que sur un effectif de 489 785 hommes, on a trouvé 4 355 soldats syphilitiques. En cette année 1895, la syphilis dans l'armée de terre a fait périr deux sous-officiers, huit soldats, elle a occasionné 16 réformes, de sorte que, en 1895, la syphilis dans l'armée française a atteint presque autant d'hommes que la fièvre typhoïde dont le coefficient était de 8,25 p. 1000 hommes. La mortalité syphilitique varie suivant les résidences, et n'est pas uniforme dans toutes les garnisons. C'est ainsi que la syphilis n'a fait aucune victime à Tulle, à Montluçon, à Montbrison, à Brives, à Ancenis, à Pontivy, à Morlaix. Puis, on constate une immunité relative du XIe corps d'armée qui siège à Nantes, car ce corps d'armée, Messieurs, donne seulement 3,7 de morbidité pour 1000 soldats. En Algérie, en revanche, la syphilis provoque des ravages inouïs, qui, dans la province de Constantine, se chiffrent par 21,6 pour 1000. Les soldats sont en général plus exposés pendant leur première année de service; les réservistes et les territoriaux sont aussi très atteints, pendant leurs périodes d'instruction; malheureusement, il n'existe pas de statistique les concernant.

En l'année 1897, les choses sont en meilleur état et la morbidité a diminué. C'est ainsi que, au lieu d'être de 8 p. 1000, elle n'est plus que de 6,5 seulement.

Messieurs, la syphilis n'est pas l'apanage de l'armée française, elle existe aussi dans les autres armées européennes. Si l'armée allemande et si l'armée belge sont moins contaminées que la nôtre, d'autres armées, par contre, le sont davantage. Je dois aussi vous signaler à côté de la syphilis la présence fréquente du chancre mou et de la blennorragie. Malgré cela, on note certainement dans l'armée une décroissance ininterrompue de l'ensemble des maladies vénériennes, et, ceci depuis dix-huit ans, décroissance due aux efforts incessants de nos confrères, les médecins militaires, car la morbidité générale pour les maladies vénériennes dans l'armée française, qui était de 66 p. 1000 en 1880, tombe en 1898 à 32,5 p. 1000, par conséquent la moitié moins; cette baisse de moitié a porté surtout sur la blennorragie, mais presque pas sur la syphilis qui reste à peu près stationnaire.

Vous concevez que dans l'armée, le péril vénérien soit un péril sérieux; sérieux pour les hommes qui en sont atteints, et sérieux aussi pour le commandement et pour le budget : pour le commandement, car il rend les hommes indisponibles, et pour le budget, puisque les maladies vénériennes occasionnent environ 100 000 francs de frais par an dans l'armée.

Tel est, Messieurs, le péril vénérien dans l'armée de terre. Examinons-le maintenant, dans la flotte, dans la marine.

C'est encore sur un rapport intéressant, sur le rapport lu par M. Paul Petit à la *Société française de Prophylaxie* le 10 février 1902, que je vais me baser pour vous exposer ce péril. M. Paul Petit montre la morbidité vénérienne dans la flotte française pendant les années 1899 et 1900. Il nous présente d'abord une statistique générale de cette morbidité. Messieurs, en l'année 1899, où il y avait 40 237 hommes d'effectif, la morbidité par maladies véné-

riennes a été de 76,30 p. 1000, bien plus élevée que dans
l'armée de terre, comme vous le voyez. En l'année 1900,
où l'effectif de la flotte était de 42 945 hommes, cette même
morbidité n'a été que de 73,21 p. 1000.

Si maintenant nous recherchons le pourcentage des différentes maladies vénériennes, nous arrivons aux chiffres
suivants :

La syphilis, en 1899, atteint 13,42 p. 1000 de l'effectif;
en 1900, elle atteint 12,78 p. 1000 de cet effectif.

Le chancre simple et ses complications, en 1899, atteignent 23,66 p. 1000 de l'effectif, et en 1900 ils en atteignent
22,91 p. 1000.

Passons à la blennorragie et à ses complications; nous
remarquons qu'en 1899, la blennorragie atteint 39,83
p. 1000 de l'effectif, et en 1900, 37,51 p. 1000.

Donc, Messieurs, vous voyez que le nombre des maladies
vénériennes est très élevé dans la flotte et qu'il l'est beaucoup plus que dans l'armée de terre.

Maintenant, si nous cherchons quelle est cette morbidité vénérienne sur les marins à terre et sur les marins
embarqués, nous verrons que ce sont les marins à terre
les plus atteints; la chose, d'ailleurs, se comprend facilement. Ainsi, en France, en 1899, les navires isolés n'ont
eu que 41,92 p. 1000 de leurs effectifs atteints; les escadres
en ont eu 53,75 p. 1000, et les dépôts 141 p. 1000 : un chiffre
presque de deux fois supérieur au chiffre des navires isolés
et au chiffre des escadres. Les marins hors de France sont
très fréquemment contaminés à bord des navires station-
naires, surtout en Cochinchine, où, en 1899, on compte
87,56 p. 1000 de l'effectif atteint, et, en 1900, 82 p. 1000
de cet effectif. Dans les ports, la morbidité vénérienne est
très considérable, et c'est le port de Toulon qui tient le
record des maladies vénériennes; il est le premier en tête

parce que, sans doute, les mesures d'hygiène y sont moins grandes que dans les autres ports et que la prostitution clandestine y est plus développée. Quoi qu'il en soit, le port de Toulon a fourni, en 1899, la morbidité vénérienne suivante : 155,06 p. 1000 de l'effectif, ce qui est considérable. Chez les ouvriers des arsenaux, la morbidité par maladies vénériennes est extrêmement grande aussi : elle est la même que celle des soldats et des marins réunis à terre, et ici encore, c'est le port de Toulon qui tient la tête.

Le péril est le même dans la marine marchande que dans l'armée de mer, et cela se conçoit facilement, si l'on pense au mal que peuvent faire tous les cabarets interlopes des ports, fréquentés par des matelots qui s'y rendent après de longues périodes de continence. L'alcoolisme et les maladies vénériennes y règnent de pair.

Messieurs, je veux vous dire quelques mots du péril vénérien dans les colonies, et d'abord dans les troupes coloniales où il est très grand. Dans les troupes coloniales, en 1899, il y a eu 199,70 p. 1000 de l'effectif atteint, ce qui est énorme. Les indigènes sont atteints de syphilis, plus ou moins suivant les pays, et suivant les races d'un même pays. La syphilis est très répandue chez les indigènes en Algérie, à Madagascar, à la Réunion, en Éthiopie ; elle l'est beaucoup moins en Indo-Chine, à Tahiti, en Calédonie, à la Guyane, et aux Antilles : elle est presque inconnue sur la côte occidentale d'Afrique.

Cette syphilis des indigènes est ce que l'on a appelé la syphilis exotique. C'est une syphilis très intéressante à étudier, une syphilis généralement grave, qui évolue rapidement et qui a une tendance marquée au phagédénisme. Il n'y a pas d'intervalle entre l'apparition des accidents secondaires et celle des accidents tertiaires : toute l'évolution est ininterrompue. Mon collègue, M. Janselme, qui a étudié d'une façon toute particulière cette syphilis exotique, surtout dans l'Indo-Chine, nous apprend que c'est une syphilis mutilante; elle détruit des parties considérables du système locomoteur et du revêtement cutané, mais elle détermine rarement la mort, et elle doit, nous dit M. Janselme, cette bénignité relative à l'intégrité quasi constante des muqueuses et des viscères. C'est un fait extrêmement curieux de voir, dans les nations civilisées, en Europe, en Amérique, la syphilis cérébrale se généraliser de plus en plus et englober à elle seule presque la moitié de toutes les syphilis. Dans la syphilis exotique, au contraire, il y a une sorte d'immunité pour les centres nerveux; c'est une syphilis qui mutile les extrémités, qui mutile le nez, la face, c'est une syphilis qui fait des ulcérations considérables sur les téguments, mais c'est une syphilis qui ne donne presque jamais lieu à l'artérite syphilitique, à la gomme cérébrale, au tabès et à la paralysie générale.

Il semble, Messieurs, que le poison syphilitique ait plus d'affinité pour le cerveau qui travaille, et, à ce point de vue, une remarque très curieuse s'impose : autrefois, les médecins japonais avaient noté la rareté de la syphilis cérébrale au Japon. Or, depuis que le Japon a fait dans la voie de la civilisation les progrès énormes et rapides que vous connaissez, la syphilis des centres nerveux, le tabès et la paralysie générale y sont devenus de plus en plus fréquents. Il y a là, au point de vue de la pathologie générale, des considérations intéressantes à signaler.

Vous concevez combien cette syphilis est néfaste à la colonisation, à tous les égards et surtout en raison du grand nombre d'incapables qu'elle produit.

J'en ai fini avec la syphilis dans l'armée et dans la marine, avec la syphilis coloniale, et je vais maintenant vous montrer d'autres dangers de la maladie pour la collectivité, en vous parlant des contaminations extra-génitales qui sont loin d'être des raretés. Dans les développements qui vont suivre, je vais largement mettre à profit les documents si intéressants que M. Fournier a publiés sur cette question de la syphilis extra-génitale.

La syphilis n'est pas une maladie exclusivement génitale, car, sur 100 chancres, il y en a 6 ou 7 qui ont une localisation extra-génitale. Ce sont parfois des chancres d'origine vénérienne, mais extra-génitale. Les chancres extra-génitaux peuvent siéger partout, mais ils sont beaucoup plus fréquents à la tête. C'est ainsi que sur 642 chancres de syphilis extra-génitale M. Fournier compte 484 cas de chancres céphaliques, et sur ces 484 chancres, on en trouve 435 sur la bouche, 47 sur la face, 2 sur le cuir chevelu. Nous allons voir ces différentes localisations chancreuses et nous commencerons d'abord par les chancres buccaux.

Messieurs, il y a trois modes principaux de circulation du contage syphilitique capables d'expliquer les chancres buccaux.

Il y a d'abord la contagion génito-buccale sur laquelle je n'insiste pas ; c'est une contamination vénérienne, mais ne l'acceptez pas sans enquête, les chancres buccaux sont tellement fréquents qu'ils peuvent fort bien n'être pas d'origine vénérienne. Ces chancres peuvent se contracter par une contagion bucco-buccale, par le baiser, puisque la bouche, comme on l'a dit, est un foyer de vérole, un laboratoire de vérole, un véritable nid de germes contagieux ; et je vous ai déjà fait pressentir l'importance de la salive comme agent de transmission du germe syphilitique, la salive qui passe sur les plaques muqueuses de la gorge, des amygdales, de la langue, de la bouche ou des lèvres, et qui forme un milieu contaminé et contaminant au premier chef. Messieurs, tous les baisers et tous les contacts labiaux peuvent donner naissance au chancre syphilitique bucco-buccal, que ce soit le baiser passionné, le baiser de l'amitié, le baiser de l'affection, le baiser familial, le baiser respectueux, le baiser indifférent comme celui qu'on donne à l'enfant inconnu qu'on embrasse et qui vous rend en échange la syphilis.

Il peut y avoir des contaminations, des contagions médiates, mais, ici encore, ne les acceptez, ces contagions médiates, que la preuve en main, puisque tout objet chargé de virus syphilitique est capable de contaminer la bouche. On a vu la syphilis buccale succéder ainsi à l'emploi de tous les ustensiles d'alimentation venant de servir à des individus atteints de plaques muqueuses buccales; telle est la contagion par les cuillères, par les verres à boire, par les tasses, par les bouteilles, par les fourchettes, par les couteaux, par les biberons, par les gobelets des fontaines Wallace, par les quarts dans l'armée, et dans la marine, par le siphon, ce récipient commun auquel les hommes viennent se désaltérer. L'usage du siphon est maintenant complètement interdit sur les bateaux de guerre; il n'existe plus que sur certains navires où la place est très mesurée, mais on le verra bientôt disparaître définitivement.

Tout l'arsenal du fumeur peut contaminer la bouche, et le fait est loin d'être exceptionnel. On a noté la transmission des chancres buccaux par des pipes, des cigares, des cigarettes, des porte-cigares, des porte-cigarettes, les petites guillotines qui servent dans les bureaux de tabac à couper le bout des cigares; ce dernier mode de contamination se comprend très bien, les consommateurs de cigares ayant l'habitude de mettre dans leur bouche le cigare

avant de le couper. Messieurs, laissez-moi vous citer un
cas de contagion par l'arsenal du fumeur, un cas entre
mille, relaté par M. Fournier :

Un homme du monde fut contaminé par sa pipe. Or, il
apprit que son valet de chambre se servait de cette pipe et
que ce domestique, atteint de syphilis secondaire, présentait des plaques muqueuses très nombreuses sur la langue,
sur les lèvres et sur les amygdales. Mais il est des contagions bien plus étranges encore qui peuvent être dues à
l'arsenal du fumeur. Certains cigares, et, chose curieuse,
ce sont les cigares les meilleurs et les plus chers, peuvent
transmettre la syphilis, soit par l'opération du roulement, soit par le façonnement du bout du cigare; l'opération du roulement des feuilles de cigare, à la Havane, est
souvent exécutée sur la cuisse de l'indigène qui confec-
tionne le cigare, et vous comprenez que si cet individu
porte sur la cuisse une lésion syphilitique il puisse fort
bien contaminer le cigare. Ce dernier peut encore être
infecté par le façonnement du bout, dans certains cigares
de luxe; il faut humecter les feuilles de tabac, et souvent
on les humecte avec la salive. Or, dans une observation
américaine, on a vu un ouvrier cigarier renoncer à son
travail, ne pouvant plus, tant il avait la bouche criblée de
plaques muqueuses, supporter l'application irritante des
feuilles de tabac sur ses lèvres et sur sa langue. Je vous
laisse à deviner, dit M. Fournier, quel genre de cigares
cet homme devait livrer à la consommation.

Il peut y avoir des contaminations buccales par des
objets d'usage courant, par des plumes, des porte-plumes,
des crayons, des porte-crayons, des pinceaux, des tire-
lignes, tous instruments que certaines personnes ont l'habitude mauvaise de porter à leur bouche.

Quelquefois, on peut voir des contaminations par les

tubes acoustiques. Il n'est pas impossible d'en observer par les appareils téléphoniques, surtout les appareils à longue distance, munis d'une sorte d'entonnoir sur lequel la bouche peut venir s'appuyer, au cours des longues attentes si communes dans notre service téléphonique français.

Il existe aussi des contaminations par les pipettes, les chalumeaux, les abaisse-langues, les laryngoscopes, les instruments multiples, l'attirail du dentiste, par les jouets, les sifflets, les trompettes. Tel le cas de contamination par une trompette, rapporté autrefois par M. Hanot. Un enfant reçoit une trompette le jour de l'an comme étrennes, et sa mère et un jeune oncle lui en enseignent le maniement. Or, le jeune oncle avait des plaques muqueuses dans la bouche, si bien que la mère et l'enfant furent infectés. Trois semaines après, la mère et l'enfant eurent un chancre de la lèvre, et tous les deux succombèrent à une syphilis maligne précoce. Cet exemple n'est-il pas suffisamment probant?

Il peut exister des contaminations professionnelles, et celles-là sont nombreuses, comme vous allez le voir.

Je vous parlerai d'abord de la contagion des verriers. Il fut un temps où la syphilis des verriers exerçait de grands ravages pendant l'opération du soufflage du verre. La canne à l'extrémité de laquelle se trouve le morceau de verre en fusion passe, au cours du travail de façonnement, dans plusieurs bouches; cette canne passe de la bouche du gamin à celle du grand garçon, de la bouche du grand garçon à celle de l'ouvrier — ce sont les noms donnés aux artisans verriers — pour revenir de la bouche de l'ouvrier à celle du grand garçon et à celle du gamin. Eh bien! Messieurs, on a calculé que dans ces différents transports buccaux, la canne du verrier changeait de bouche 255 fois par heure! Vous concevez que si un de ces sujets est syphilitique, les autres peuvent rarement échapper; d'ailleurs M. Gailleton a rapporté encore l'année dernière des cas de ce genre; il a observé 4 ouvriers verriers, de 22 à 28 ans, atteints de chancre de la lèvre au cours de leur travail [1]. Comme mesures prophylactiques, on a proposé l'emploi d'embouts individuels pour mettre sur les cannes, et surtout la visite sanitaire des ouvriers pour s'assurer qu'ils ne sont point atteints d'accidents buccaux syphilitiques contagieux. Le directeur des Verreries et Cristalleries de Saint-Denis, M. Legras, m'a assuré qu'il n'avait jamais observé de contagion dans son usine, une des plus importantes de France, et cela, parce que chaque ouvrier a sa canne particulière : ceci complique un peu le travail, mais met le personnel complètement à l'abri du danger de contamination.

Les musiciens peuvent aussi être atteints de syphilis professionnelle lorsqu'ils échangent leurs instruments à vent ou leurs embouchures; si l'un d'eux est syphilitique, les autres peuvent le devenir.

Les tapissiers et les emballeurs offrent aussi des exemples de contamination professionnelle. Vous savez que les tapissiers et les emballeurs mettent souvent les clous dans leur bouche ou entre leurs dents en travaillant; si l'ouvrier a des plaques muqueuses linguales, buccales ou amygdaliennes, il peut contaminer ses camarades, car il lui arrive souvent de rejeter les clous dans une boîte commune où d'autres viendront les reprendre.

Les ouvriers électriciens sont victimes aussi de la syphilis professionnelle, et voici comment : il leur arrive sou-

1. Gailleton, La syphilis des verriers au point de vue de la prophylaxie et de la responsabilité légale, *Annales d'hygiène publique et de médecine légale*, janvier 1903, p. 49.

vent d'apprécier le passage d'un courant en appliquant la langue sur une tige métallique. Si cette tige est souillée par des sécrétions syphilitiques, rien n'empêche la contamination.

La contagion par la succion des plaies, méthode tombée dans le plus complet discrédit, par l'insufflation de bouche à bouche, lors de l'asphyxie ou de la mort apparente du nouveau-né, s'est observée quelquefois.

Voilà, Messieurs, les contaminations extra-génitales effectuées sur la bouche; voyons celles qui se produisent sur les narines.

Il peut exister des chancres du nez et de la pituitaire; ceux-ci se prennent soit par contagion directe par les doigts chargés de contage spécifique, soit par contagion médiate par des mouchoirs, des linges sales, des serviettes, des éponges, des canules servant au lavage du nez ou par des instruments chirurgicaux. Tels les chancres succédant au cathétérisme de la trompe d'Eustache, à l'exploration du canal lacrymal, à l'examen du nez avec le spéculum nasal.

Messieurs, il peut y avoir contamination de l'œil, et les chancres de l'œil ne sont pas exceptionnels. On les observe à tous les âges, dans l'enfance comme dans l'âge adulte; ils sont plus communs chez l'homme que chez la femme et ils sont relativement fréquents chez les médecins. Cela se comprend puisqu'en examinant le fond de la gorge recouvert de plaques muqueuses, nous sommes exposés à recevoir des parcelles de salive virulente sur le globe de l'œil, ou sur la conjonctive. Le chancre de l'œil se prend encore par le baiser.

Messieurs, examinons maintenant les chancres de la joue. Le chancre de la joue peut se prendre par le baiser, et

dans une de ses *Lettres sur la syphilis*, Ricord raconte
l'histoire d'un de nos confrères qui contracta un chancre
de la joue pour avoir été embrassé par une de ses clientes
syphilitique et reconnaissante, reconnaissance dont il se
serait fort bien passé. Dans ses *Leçons sur la syphilis
extra-génitale*, M. Fournier cite le fait extrèmement
curieux d'une jeune mariée, qui, quatre semaines après
ses noces, présenta un chancre syphilitique de la joue.
Or, cette jeune mariée avait été embrassée, après sa
messe de mariage, à la sacristie, par plus de cent personnes
connues ou inconnues d'elle, et vraisemblablement l'une
d'elles l'a contaminée, en lui exprimant ses affectueuses
félicitations et ses vœux les meilleurs. — Vous voyez s'ils
furent exaucés. — On peut prendre la syphilis du visage
par contact avec une série d'objets imprégnés de syphilis,
on peut la prendre par le rasoir, et des individus ont été
contaminés de cette façon. Quand j'étais interne de M. Vidal
à l'hôpital Saint-Louis, en 1890, j'ai observé deux chancres
de la joue pris chez le même coiffeur et dus, d'une façon
indéniable, au rasoir de ce coiffeur.

Il peut exister, Messieurs, des chancres sur le cuir chevelu; ils sont relativement rares, je ne fais que vous les
signaler.

On a décrit des chancres de l'oreille, et ceux-là sont
encore assez fréquents. M. Le Ray a signalé, à la séance de
la *Société de Prophylaxie* du 11 mars 1904, un chancre de
l'oreille d'origine fort curieuse, chancre consécutif au
percement du lobule de l'oreille d'une jeune fille désireuse
de mettre des boucles d'oreille. On fit une enquête, et
l'on s'aperçut que l'horloger du village, l'opérateur habituel du percement auriculaire, était cause de la contagion.
Il tenait avec ses lèvres, dans sa bouche, le poinçon avec
lequel il opérait sur le lobule. Or, Messieurs, cet homme

avait des plaques muqueuses des lèvres et de la langue,
et, trois semaines après l'opération, la jeune fille présenta
un chancre syphilitique du lobule de l'oreille, au niveau
de la partie percée par le poinçon.

La syphilis extra-génitale peut se développer sur le
tronc, sur les membres, de différentes façons, soit par
des rapports érotiques, soit par des morsures, soit par
succion. Il peut y avoir contamination par la salive, et
M. Fournier en cite un cas très curieux. Un bébé de 4 ans
jouait aux Tuileries avec sa bonne. Tout à coup, il tomba
en courant et se fit une légère égratignure au genou. Une
dame inconnue, très empressée près de l'enfant, tira de sa
poche du taffetas d'Angleterre, le mit dans sa bouche et le
colla sur le genou du petit blessé. Quatre semaines plus
tard l'enfant avait un chancre syphilitique à ce niveau. Il
est certain que la dame si compatissante avait des syphilides muqueuses ou un chancre dans la bouche et que la
salive imprégnant le taffetas avait contaminé l'enfant.

Il peut y avoir des chancres du tronc et des membres
consécutifs au tatouage. L'infection se fait par la salive qui
sert, chez les soldats tatoueurs, surtout dans les colonies,
soit à laver la peau, soit à délayer l'encre de Chine
avec laquelle ils opèrent. Dans le neuvième régiment de
chasseurs, un de nos confrères, le Dr Robert, sur
huit tatoués, a vu trois cas de syphilis consécutive au
tatouage, et, notamment, il a constaté sur le bras d'un
soldat huit chancres disséminés sur le trajet d'un dessin
représentant un chasseur à cheval.

On peut prendre la syphilis sur les membres et sur le
tronc par la greffe, la greffe thérapeutique. On peut
prendre le chancre par contact avec le linge de corps
emprunté à une personne syphilitique et souillé par ses

sécrétions virulentes; on a signalé des cas de chancre dus
à l'usage de chemises, de caleçons, de pantalons et de cor-
sages de femme imprégnés de virus syphilitique. La contagion peut s'exercer aussi à la suite du port de vêtements
d'occasion, de vêtements d'emprunt. On peut se contaminer
encore par les objets de literie, par les draps, les oreillers,
les couvertures imprégnés de sécrétions spécifiques. On a
cité des cas de contagion par le linge de bain, par les pei-
gnoirs, les gants de crin qui servent à frotter tous les
baigneurs. Notez encore la contamination consécutive au
triage, au raccommodage, au blanchissage du linge des
syphilitiques.

On a cité des cas de syphilis transmise par les latrines.
Messieurs, cela a été nié. et pourtant il existe des cas tout
à fait indéniables de syphilis consécutifs à la contagion par
des latrines. Cela est parfaitement vrai; sans doute, les
malades ont parfois intérêt à soutenir cette contamination
alors qu'elle est de tout autre nature, mais la contagion
existe réellement, et M. Fournier l'explique de la manière
suivante : On prescrit à beaucoup de syphilitiques des pansements, plusieurs pansements par jour, pansements souvent difficiles, compliqués, que beaucoup de ces malades,
employés dans les magasins ou les bureaux, ne peuvent
faire à l'endroit où ils se trouvent; alors, ils vont faire
leurs pansements, soit dans les water-closet des maisons,
soit dans les latrines publiques; ils y déposent leurs linges
de pansement, d'où contamination possible pour les personnes suivantes par contact avec les sécrétions syphilitiques issues de ces pansements. Tous les syphiligraphes
ont observé des cas de ce genre.

Il peut exister des contaminations médicales, elles ne
sont pas rares, par le bistouri, la lancette, la saignée, les
ventouses scarifiées. C'est ainsi que M. Bulkley a décrit

de véritables épidémies de syphilis dues à l'application de ventouses scarifiées sur le thorax. Il y a eu 90 cas dans une épidémie, 180 dans une autre, et 200 dans une troisième. C'est réellement effrayant. Il peut y avoir des contaminations par l'emploi du crayon de nitrate d'argent, s'il a servi antérieurement à cautériser des plaques muqueuses syphilitiques. J'en ai terminé avec les chancres extra-génitaux de l'abdomen et des membres.

Il peut y avoir contamination du sein, et les chancres du sein sont bien connus; je ne vous répéterai pas ici ce que je vous ai dit dans la dernière leçon, à propos de la contagion des nourrices par l'allaitement des enfants syphilitiques.

Il peut y avoir des chancres de la main, et ils ne sont pas rares. Ils intéressent particulièrement le médecin, parce que celui-ci y est singulièrement prédisposé. En effet, M. Fournier a observé 49 chancres de la main ou des doigts. Eh bien, sur ces 49 chancres, il y en a 30 qui se sont développés chez des médecins ou chez des gens exerçant la médecine. Ce nombre de 30 se répartit ainsi : 20 médecins ou chirurgiens, 4 accoucheurs, 2 étudiants en médecine stagiaires dans des hôpitaux vénériens, un étudiant stagiaire dans un service de médecine générale, et 9 sages-femmes. M. Fournier cite quelques exemples qui vous paraîtront suffisamment démonstratifs.

Un médecin réduit un paraphimosis compliquant un chancre induré, et quatre semaines plus tard, il est contaminé à l'annulaire et présente à ce niveau un chancre syphilitique. Un chirurgien fait une opération sur un sujet atteint de syphilis secondaire; pendant l'intervention, il se blesse à un doigt, et quatre semaines après, il a un chancre du doigt, ayant été contaminé par le sang virulent de son client. Un accoucheur pratique une version sur une femme syphilitique; quatre semaines après, il présente un chancre de la tabatière anatomique. Un dentiste, ayant une écorchure du médius, fait une opération dentaire sur la bouche d'un malade atteint de plaques muqueuses labiales et linguales; trois semaines après, il est atteint d'un chancre du médius. Voyez, Messieurs, quel tribut considérable nous payons à la syphilis digitale! Ceci vous prouve qu'il faut faire très grande attention à tout contact médical avec un sujet dont on n'est pas absolument sûr.

La syphilis digitale peut enfin se développer par l'attouchement érotique vénérien : c'est un des cas où le médius est le plus exposé, inutile de vous dire pourquoi.

Il peut y avoir contamination par des morsures au cours des querelles et des batailles d'individus : l'adversaire qui a le dessous mord les doigts de celui qui le met par terre pour lui faire lâcher prise. Ce mode de transmission n'est pas exceptionnel.

Il peut y avoir contage au niveau du doigt à la suite du contact d'objets syphilitiques. Le nombre de ces contaminations peut varier à l'infini, mais en voici deux exemples, l'un dû à M. Polaillon, l'autre à M. Fournier. Une surveillante d'hôpital prend un chancre des doigts en manipulant le linge sale de ses malades syphilitiques. Un chiffonnier se contamine de la même façon en maniant de vieux chiffons manifestement imprégnés de virus syphilitique.

Il me reste à vous parler du chancre de l'anus, du périnée et du rectum : ces chancres ont une genèse des plus variables. Il peut y avoir contamination directe par la verge et par la bouche. Je n'insisterai pas sur ces causes assez fréquentes en raison des rapports sodomiques; on les observe surtout chez les jeunes gens et chez les adolescents, et même parfois chez l'adulte.

M. Fournier en cite un curieux exemple. Un jeune peintre qui voyageait en Algérie, voulut, un soir, à Biskra, jouir « des splendeurs d'une nuit d'été dans le désert ». Il tomba dans les mains d'une bande d'Arabes qui le dévalisa, le roua de coups et lui laissa comme souvenir un chancre de l'anus, compliqué d'une violente inflammation rectale.

Il peut y avoir des contaminations indirectes au niveau de l'anus et du périnée par les doigts, quand des malades atteints de prurit ou d'eczéma prurigineux dans la région anale, y portent les doigts chargés de sécrétions virulentes : ils s'infectent eux-mêmes de cette façon. En voici deux exemples : M. Feulard raconte qu'une petite fille de 21 mois fut contagionnée sur la marge de l'anus par une éponge; or, cette petite fille avait une tante qui se servait en cachette de cette éponge, et qui avait des plaques muqueuses vulvaires et anales. Une vieille dame, dit M. Fournier, fut atteinte d'un chancre de l'anus par une canule d'irrigateur dont sa femme de chambre, infectée de syphilides vulvaires, se servait à son insu.

Je borne là, Messieurs, ce que j'avais à vous dire des contaminations extra-génitales de la syphilis. Sans doute, certaines de ces contagions sont d'origine vénérienne, mais la plupart vous l'avez vu, ne reconnaissent pas cette cause. Ce sont des syphilis dites « imméritées »; ce sont les plus pénibles et les plus néfastes parmi les syphilis sociales.

J'en ai terminé avec l'action nocive de la syphilis sur la collectivité. C'est, vous le voyez, un véritable péril social. Vous serez encore plus convaincus de ce danger quand je vous aurai montré l'influence de la syphilis sur la race, ce qui fera l'objet des prochaines leçons.

HUITIÈME LEÇON

Influence de la syphilis sur la race.

L'hérédité syphilitique. — Transmission placentaire après la conception : transmission au moment de la conception. — Hérédité paternelle, maternelle; hérédité mixte; indices de nocivité et de morbidité de ces divers modes héréditaires.

La syphilis conceptionnelle, syphilis sans accidents primaires : contamination de la femme par le fœtus syphilitique. — Loi de Colles Baumès : son importance pour l'allaitement des enfants syphilitiques.

Méfaits de l'hérédité syphilitique.

La syphilis du placenta et du fœtus. — La syphilis héréditaire précoce : ses diverses manifestations sur la peau, les muqueuses, les os et les viscères.

Messieurs,

Dans la dernière leçon, j'ai terminé l'étude des méfaits de la syphilis sur la collectivité. Aujourd'hui, je vais traiter de l'influence de la syphilis sur la race, question encore bien discutée, mais question de la plus haute importance, en raison des effets néfastes de l'hérédo-syphilis.

Voyons d'abord comment se produit l'hérédité syphilitique, puis, quand nous connaîtrons sa genèse, nous verrons ses modalités et les lésions qu'elle détermine.

Étudions d'abord la pathogénie de l'hérédité syphilitique. La syphilis peut se transmettre de deux façons différentes, au point de vue héréditaire. Elle peut se transmettre après la conception ou au moment de la conception.

Après la conception, l'influence de la syphilis est absolument connue, absolument classique, et ne diffère en rien de ce qui se passe dans les autres maladies. Une femme est enceinte; elle prend la syphilis et elle infecte son fœtus par la voie placentaire absolument de la même façon qu'une femme enceinte, en prenant la variole ou la scarlatine, transmet ces fièvres éruptives *in utero* à son enfant. La transmission placentaire de toutes les maladies infectieuses est un fait hors de conteste; au point de vue expérimental, la question est jugée depuis les travaux déjà anciens de MM. Strauss et Chamberland. J'ai pu constater cette transmission avec différents microbes et même avec des champignons; au cours de mes études sur l'aspergillose, j'ai vu les spores de l'aspergillus fumigatus infecter le fœtus par la voie placentaire et provoquer des tubercules aspergillaires du foie.

Mais lorsque la contamination se fait lors de la conception, il s'agit de toute autre chose, non pas d'une simple transmission, mais réellement d'une hérédité; c'est là, l'hérédité vraie, l'hérédité normale, l'hérédité de ressemblance avec les géniteurs, l'hérédité physique, l'hérédité de caractère et l'hérédité morbide.

Eh bien, cette hérédité qui se prend ainsi au moment de la conception, cette hérédité existe pour la syphilis, et, sous le nom d'hérédo-syphilis, d'hérédité syphilitique, je comprendrai uniquement les faits de transmission syphilitique, au moment de la conception. Je vais vous exposer cette question d'après les données françaises et la doctrine de M. Fournier.

D'où vient l'hérédité syphilitique? Elle peut venir du père et de la mère, des deux à la fois.

Voyons d'abord l'hérédité consécutive à la syphilis des

deux géniteurs, du père et de la mère, c'est ce qu'on appelle l'hérédité mixte, acceptée par tout le monde et sur laquelle l'accord est fait. C'est l'influence du couple syphilitique, comme dit M. Fournier. En voici des exemples d'une netteté absolue. Un jeune homme prend la syphilis, il se traite mal et se marie; il contagionne sa femme qui présente des accidents syphilitiques; le ménage a sept enfants en six ans, ou, plutôt, il y a sept grossesses en six ans; les six premières se terminent par des avortements et la septième donne naissance à un enfant vivant, mais criblé d'accidents syphilitiques et qui succombe au bout de trois mois et demi. Voulez-vous un second exemple : un homme, exempt de syphilis, épouse une jeune fille; de son mariage, il a deux enfants vivants et sains. Il prend alors la syphilis et contamine sa femme qui présente des accidents syphilitiques; à la suite de cette contamination, surviennent trois grossesses; les deux premières se terminent par avortement et la troisième donne naissance à un enfant présentant des accidents syphilitiques.

C'est là un exemple tout à fait probant de l'influence de la syphilis des deux géniteurs sur l'hérédité, puisque, avant la syphilis du mari et celle de la femme, il y avait eu deux grossesses à terme avec deux enfants sains, tandis qu'une fois la syphilis installée dans le ménage, on compte des avortements et une syphilis infantile; on ne peut donc nier l'action de l'hérédité mixte sur la syphilis.

Passons maintenant à l'influence maternelle, à l'influence de la mère. C'est une hérédité que l'on peut prouver d'une façon certaine, mais beaucoup moins facilement que vous ne pourriez le croire. Il faut, en effet, trouver un couple où le mari soit sain et la femme syphilique, ce qui n'est pas très facile dans le monde régulier, dans le monde correct où il faut opérer pour avoir la preuve, car sans cela, l'enquête serait entachée d'un vice tout à fait rédhibitoire. Il faut encore une autre condition, il faut que cette femme n'ait pas été préalablement infectée par un homme syphilitique, et ceci en raison de l'imprégnation.

Vous savez ce qu'est l'imprégnation. C'est ce fait par lequel une première fécondation retentit sur les produits d'une fécondation ultérieure dérivant d'autres géniteurs. Par exemple, une jument est fécondée par un zèbre, cette union donne naissance à un poulain zébroïde, c'est-à-dire présentant des bandes noires sur les épaules et sur les jambes.

Vous faites féconder dans la suite cette jument par un cheval; il peut arriver que le nouveau poulain puisse présenter des attributs zébroïdes, c'est-à-dire des bandes noires disséminées sur certaines parties du corps. Ce qui existe pour l'espèce animale, existe aussi, dit-on, pour l'espèce humaine. Une femme blanche, fécondée par un premier mari nègre, se remarie avec un blanc et donne naissance, dans cette seconde union avec ce blanc, à un enfant qui présente sur certaines parties du corps des taches pigmentées et des plaques noires. On a cité des faits identiques pour la syphilis, ils ne sont peut-être pas tous exempts de reproches, mais ils sont assez nets pour faire exiger des preuves à l'abri de toute critique dans la démonstration de l'hérédité maternelle syphilitique.

Il faut donc avoir affaire à une femme syphilitique, à une femme régulière, et en même temps à une femme qui n'ait pas été fécondée par un homme syphilitique. Ces conditions, quoique rares, se rencontrent, et M. Fournier a pu trouver 13 observations irréfutables et concluantes. Je vais vous en citer quelques exemples pris au hasard.

Une jeune femme reçoit la syphilis de son mari; elle devient veuve, et se remarie avec un homme sain. Enceinte pour la première fois, elle donne naissance à un enfant criblé de syphilides et qui succombe.

Une jeune femme s'est mariée à un homme sain et elle est accouchée récemment d'un enfant sain; elle est alors infectée d'un chancre syphilitique mammaire par une nourrice qui lui avait dégorgé les seins distendus par un excès de lait. Cette femme devient enceinte à nouveau quatre fois, et quatre fois elle avorte du quatrième au septième mois.

Une nourrice, mère d'un enfant sain et robuste, est infectée par un nourrisson syphilitique; son mari reste indemne. Elle devient enceinte six fois; trois fois, son fœtus avorte, et trois fois, elle donne naissance à des enfants qui succombent, de douze jours à deux mois, à des accidents syphilitiques. Des trois faits que je viens de vous citer, les deux derniers sont irréfutables; ils vous prouvent que l'hérédité maternelle existe bien, et qu'une mère syphilitique conçue par un homme sain, peut donner naissance à des enfants syphilitiques.

Voyons maintenant l'hérédité du père, l'hérédité paternelle. Celle-là est encore très controversée à l'heure actuelle, et elle vient d'être récemment mise en doute par M. Mafzenauer, de Vienne.

Messieurs, je crois que cette hérédité paternelle existe; et c'est encore d'après l'enseignement de M. Fournier que je vais vous parler de cette question capitale.

Sans doute, le sperme d'un homme syphilitique n'est pas contagieux au sens propre du mot; il ne peut pas, quand il est inoculé, transmettre la syphilis; toutes les tentatives d'inoculation de la syphilis avec le sperme d'un individu syphilitique ont échoué. Cependant, il existe toute une série de faits qui démontrent les dangers de l'imprégnation de l'ovule par le sperme d'un homme syphilitique. Le fœtus devient syphilitique comme en témoignent les deux propositions suivantes, rigoureusement exactes : *l'avortement est le danger le plus usuel et le plus commun de la syphilis du mari ; celle-ci donne lieu à des fausses-couches continues.*

Sur 103 grossesses survenues avec la seule syphilis du mari, M. Fournier a vu 41 grossesses terminées par des avortements, par des accouchements prématurés, et par la naissance d'enfants morts ou moribonds ; donc, dans 39 cas sur 100, le fœtus était réellement syphilitique.

D'ailleurs, il existe des cas intéressants où l'on a pu comparer les résultats des premières grossesses, les unes antérieures les autres postérieures à la syphilis du mari. Un exemple : un homme se marie sain avec une femme saine, et il en a quatre enfants superbes. Il contracte la syphilis et il se garde de contagionner sa femme qui reste indemne pendant toute la période des accidents contagieux ; il reprend ensuite la vie conjugale. Surviennent quatre nouvelles grossesses qui se terminent par trois fausses couches et par la naissance d'un enfant chétif, syphilitique, qui ne tarde pas à succomber. Ce cas ne saurait prêter à discussion.

Mais, outre l'influence néfaste de la syphilis du père sur les produits de la conception, il existe des faits extrêmement curieux dans lesquels l'hérédité paternelle crée la syphilis par conception ; je vous parlerai longuement tout à l'heure de ce mode étrange et surprenant de contamination.

Il y a donc, Messieurs, trois hérédités syphilitiques : l'hérédité syphilitique paternelle, l'hérédité syphilitique maternelle, et l'hérédité syphilitique mixte. Ont-elles toutes les trois la même gravité ?

Non, il y a une différence sensible dans la gravité de ces

diverses hérédités, et M. Fournier, sur un total de plus de 500 cas, a pu établir ce qu'il appelle un indice de nocivité et un indice de mortalité pour chacune d'entre elles.

L'hérédité paternelle exclusive aurait un indice de nocivité de 37 p. 100 et un indice de mortalité de 28 p. 100.

L'hérédité maternelle exclusive aurait un indice de nocivité de 84 p. 100 et un indice de mortalité de 60 p. 100.

Quant à l'hérédité mixte, elle aurait un indice de nocivité de 92 p. 100 et un indice de mortalité de 68,5 p. 100.

Vous voyez que c'est l'hérédité mixte qui est la plus chargée tant au point de vue de la nocivité qu'au point de vue de la mortalité.

Tout à l'heure, je vous ai prononcé le mot de syphilis par conception; je vais maintenant vous dire ce qu'est ce mode de contagion très curieux et très intéressant, et je vous demande toute votre attention pour son étude. La syphilis conceptionnelle est le résultat direct de l'hérédité paternelle. « Elle est, dit M. Fournier, fille de l'hérédité paternelle. » Qu'est-ce que c'est que cette syphilis par conception? Je vais vous en donner un exemple des plus nets.

Voilà un homme syphilitique, mais ne présentant pas d'accidents contagieux, qui se marie. Sa femme devient enceinte, elle présente des troubles bizarres. Vous êtes mandé près d'elle, vous examinez cette jeune femme et vous trouvez des accidents secondaires syphilitiques indéniables, des syphilides cutanées, des plaques muqueuses dans la bouche; vous constatez des maux de tête, de l'alopécie en clairière. Rien n'y manque, cette femme est absolument atteinte de syphilis secondaire. Alors, vous vous dites : mais, où est le chancre? Où le chancre a-t-il été? A-t-il laissé un reliquat, ce chancre? Et vous cherchez le chancre ou la cicatrice du chancre. Vous cherchez et vous ne trouvez rien. Vous regardez au niveau des parties génitales, au niveau des amygdales, et vous ne trouvez rien. Vous vous dites : le chancre a dû être très petit, il s'est agi d'une simple érosion chancriforme, elle a passé inaperçue, mais je vais bien trouver les ganglions, l'adénopathie syphilitique révélatrice; faisons donc la chasse aux ganglions.

Vous explorez les ganglions de l'aine, de l'aisselle, de la région cervicale, de la région cubitale, et vous ne trouvez pas trace d'adénopathie. Votre surprise augmente en présence de cette syphilis secondaire, sans accident primaire, sans ganglions.

Vous prenez alors la résolution de confesser le mari, d'essayer de savoir quelque chose de lui. Vous lui parlez, et vous avez ses confidences. Il avoue de suite sa syphilis, mais jure ses grands dieux qu'il n'avait aucun accident contagieux quand il s'est marié, et même il proteste énergiquement; il vous assure que pour rien au monde, connaissant les accidents syphilitiques transmissibles à la femme, il n'aurait voulu contaminer la sienne, et par conséquent, n'aurait voulu se marier en état de syphilis contagionnante. Il est de bonne foi. Mais vous vous dites : il me trompe, il me cache quelque chose. Vous le faites déshabiller, vous l'examinez partout, afin de voir si vous apercevrez une plaque muqueuse quelconque, un reliquat d'éruption sur la peau, et vous ne trouvez absolument rien, cet homme ne présente pas trace d'accidents syphilitiques transmissibles, il vous a dit exactement la vérité.

Vous êtes de plus en plus embarrassé : voici une jeune femme syphilitique, atteinte d'accidents secondaires; son mari est syphilitique, mais n'a rien pour contagionner sa femme. Et vous pensez : je me suis certainement fourvoyé;

il doit y avoir un tiers dans le ménage; vous essayez habilement, dans cette enquête des plus délicates, de savoir si une personne autre que le mari n'a pas pu contagionner cette jeune femme. Mais non, vous êtes en face d'une épouse des plus honnêtes, qui n'a pas d'amant, et qui, cependant, présente des accidents de syphilis secondaire.

Alors une idée vous vient : cette femme syphilitique est enceinte de deux mois ou de trois mois, ne serait-ce pas sa grossesse qui rendrait compte de sa contagion? Eh bien, Messieurs, c'est la vérité, c'est la grossesse de votre malade qui est cause de sa contamination.

En effet, cette grossesse se terminera par un avortement ou par la naissance d'un enfant syphilitique. — Vous observerez soit l'avortement normal, soit l'expulsion d'un fœtus macéré, ou d'un enfant syphilitique; mais, de toutes façons, le produit de la conception sera syphilisé. Si cette femme était enceinte d'un enfant non syphilitique, elle n'aurait pas eu la syphilis; elle doit donc la syphilis à son enfant. Voilà ce qu'on appelle la syphilis par conception, la syphilis conceptionnelle, décrite par Diday, de Lyon.

C'est une syphilis étrange, particulière, une syphilis décapitée, comme dit M. Fournier, c'est-à-dire une syphilis sans chancre, sans accidents primaires. L'accident initial serait la syphilis de l'enfant et c'est le fœtus tout entier qui, pour sa mère, représenterait le chancre syphilitique. N'est-ce pas étrange et déconcertant?

Aussi cette syphilis par conception, cette contamination de la femme par son mari, grâce à l'intermédiaire du fœtus (car, je le répète, sans grossesse, cette femme ne serait jamais devenue syphilitique), cette syphilis conceptionnelle n'a pas été acceptée par tout le monde, elle a été fort combattue, et elle l'est encore à l'heure actuelle.

Cependant, j'ai la conviction pleine et entière qu'elle

existe et répond à la réalité des faits, je puis vous en citer
des exemples inattaquables.

En voici un dû à M. Gailleton, de Lyon :

Une jeune fille de seize ans eut un seul coït avec un
jeune homme affecté de syphilis depuis six mois, mais
traité régulièrement, et indemne de tout accident syphilitique depuis un mois. Le lendemain même de son coït avec
cette jeune fille, le jeune homme fut examiné par M. Gailleton qui ne découvrit aucune lésion ni sur le corps, ni sur
les organes génitaux, par conséquent rien qui pût transmettre directement la syphilis. Or, écoutez ce qui suit. Ce
coït unique avait rendu la jeune fille enceinte, et au bout de
deux mois et demi, la jeune fille présenta des syphilides
génitales avec des plaques muqueuses vulvaires, mais sans
aucune adénopathie inguinale. M. Gailleton ne put trouver
la moindre trace ni d'un chancre, ni de l'augmentation de
volume des ganglions. La jeune fille accoucha neuf mois
plus tard d'une petite fille qui, quinze jours après sa naissance, présenta des accidents nets de syphilis héréditaire,
du coryza, et des syphilides papuleuses disséminées sur
tout le corps.

Quel exemple, Messieurs, d'une netteté mathématique
pour ainsi dire! Voilà une jeune fille qui a un seul rapport
avec un homme syphilitique, reconnu le lendemain
exempt de toute lésion contagionnante suspecte; cette jeune
fille devient enceinte; deux mois et demi après le rapport
infectant, elle présente sur le corps les accidents secondaires d'une syphilis sans chancre, et elle met au monde
un enfant syphilitique.

Ce fait nous prouve la réalité absolue de la syphilis par
conception. Au point de vue médico-social, cette syphilis
conceptionnelle mérite d'être bien connue, puisque le mari
syphilitique peut être dangereux pour sa femme, non

pas en tant que mari, mais en tant que père, c'est-à-dire
par l'enfant qu'il est capable d'engendrer.

Dans la question déjà si intéressante de l'hérédo-syphilis,
vous verrez quelque chose de plus curieux encore, c'est
la loi de Colles-Baumès. Expliquons-la immédiatement.

Cette loi porte le nom de loi de Colles, du nom d'un
médecin anglais, mais M. Fournier fait remarquer avec
raison qu'elle devrait s'appeler loi de Baumès, du nom de
Baumès, médecin de l'école lyonnaise qui, le premier, a
découvert les faits curieux qu'elle concerne.

Voici l'énoncé de la loi de Colles-Baumès : *Une mère ne
reçoit jamais la syphilis de son enfant, même affecté de
lésions contagieuses, alors que cet enfant tient héréditairement
la syphilis de son père,* ou, d'une façon plus simple, *un
enfant procréé syphilitique par un père syphilitique ne contagionne jamais sa mère.*

Une jeune femme est nourrice de son enfant, et vous le
montre. Vous reconnaissez qu'il est syphilitique; il présente des accidents sur les fesses, sur les cuisses, des plaques muqueuses et des papules sur le menton. Le père a
eu la syphilis, avant son mariage, mais il s'est mal soigné.

Vous allez encore vous dire : voilà un enfant syphilitique, par conséquent, je vais trouver la mère syphilitique;
puisqu'elle allaite son enfant, je trouverai un ou plusieurs
chancres du sein; c'est forcé, c'est obligatoire, c'est fatal.

Vous examinez la mère, et, contrairement à votre
attente, vous ne trouvez pas trace de syphilis sur elle;
elle n'a pas de chancre du sein, elle n'a aucun stigmate de
syphilis nulle part. Tel est l'effet de la loi de Colles-Baumès.

Pourquoi la mère est-elle indemne? Pourquoi ne prend-
elle pas la syphilis de son enfant, cet enfant qui tient la
syphilis de son père? Pourquoi?

C'est bien simple, c'est parce que cette mère est elle-même syphilitique. Elle présente une sorte de syphilis atténuée, je le veux bien, mais elle est syphilitique, et ce qui le prouve, c'est que si on la soumet à l'inoculation de la syphilis, elle résiste et ne la prend pas. Ces inoculations de la syphilis à l'homme sont une chose déplorable, mais, puisqu'elles furent faites, faut-il au moins qu'elles nous servent d'enseignement. Vous allez voir deux cas intéressants qui vous prouveront que, dans la loi de Colles-Baumès, si la femme ne prend pas la syphilis, c'est qu'elle est déjà syphilitique, atteinte d'une syphilis atténuée, sans manifestations perceptibles.

Dans le premier cas, M. Caspary a inoculé la syphilis à une femme qui, mariée à un homme syphilitique, avait eu sa grossesse terminée par un avortement, sans avoir elle-même présenté d'accidents syphilitiques; l'inoculation resta négative.

Le second cas est dû à M. Neumann. Une jeune femme saine accouche d'un enfant syphilitique affecté de plaques muqueuses des lèvres; cette femme, d'apparence saine, allaite son enfant, et ne prend pas la syphilis, bien que son sein fut en contact constant avec les lèvres syphilitiques de son enfant. Or, cet enfant était contagieux, puisqu'il infecta sa grand'mère maternelle qui l'embrassait, et cette grand'mère eut un chancre de la lèvre; les lèvres de l'enfant étaient donc contagionnantes au premier chef, et néanmoins, pendant l'allaitement, elles ne contagion-nèrent pas le sein de la mère. Alors M. Neumann inocula seize fois en un mois la syphilis à la mère de l'enfant, avec la sérosité de chancres et de plaques muqueuses de sujets différents, et les seize fois, l'inoculation resta stérile, preuve indiscutable de l'existence de la syphilis chez cette femme. Cette syphilis était selon toute vraisemblance atténuée, et suffisait, grâce à la loi de Colles, à protéger la mère contre la syphilis de son enfant. .

Je devais vous signaler ces modalités curieuses du mécanisme de l'hérédité syphilitique; elles sont importantes au point de vue social, puisqu'elles permettent d'affirmer que la femme peut allaiter son enfant syphilitique.

Après cette étude pathogénique de l'hérédo-syphilis, nous allons examiner ses manifestations cliniques sur l'enfant.

Les effets de l'hérédo-syphilis sont désastreux aussi bien physiquement que moralement.

On attend dans un jeune ménage la naissance d'un enfant; on s'en réjouit à l'avance; on fait des projets sur cet enfant, et, au lieu d'avoir un bébé rose, gentil, agréable à regarder et à caresser, la femme fait une fausse couche, ou si la grossesse arrive à terme, elle se termine par la naissance d'un enfant ridé, d'aspect vieillot, souvent hideux et recouvert des lésions que je vais vous décrire dans un instant.

Messieurs, quelles déceptions et quels regrets!

Les effets héréditaires de la syphilis portent sur le fœtus, sur le nouveau-né, sur le nourrisson, sur l'enfant de la seconde enfance et sur l'adolescent, c'est-à-dire que la syphilis héréditaire est une syphilis fœtale, une syphilis héréditaire précoce et une syphilis héréditaire tardive.

Voyons d'abord les effets de la syphilis fœtale. Le fœtus reste arrêté dans son développement et ne vient pas à terme dans la plupart des cas. Pourquoi cela? Parce que la syphilis atteint à la fois le placenta et le fœtus.

La syphilis du placenta est caractérisée, au point de vue histologique, par des artérites que MM. Bar et Tissier ont fort bien décrites; c'est toujours le processus artériel, que

l'on retrouve ici comme ailleurs ; l'artérite peut être ectasiante, donnant naissance à de petits anévrismes dont la
rupture provoque des hémorragies du placenta ; l'artérite
peut être oblitérante, et produire la thrombose et le ramollissement du placenta ; dans un cas comme dans l'autre, les
lésions placentaires sont incompatibles avec la vie du fœtus.

La syphilis fœtale accompagne la syphilis placentaire.
Il y a des lésions des annexes et des membranes qui donnent lieu à une production plus abondante de liquide ; il y
a presque toujours hydramnios. Puis, ce fœtus, mal nourri,
inclus dans des membranes adultérées, subit des altérations
du fait de la syphilis de l'œuf, et aussi du fait de son imprégnation syphilitique propre. Beaucoup d'enfants naissent
d'une façon prématurée, déjà atteints de lésions syphilitiques de leurs parenchymes, de gommes du foie, de pneumonie blanche de Virchow, d'altérations syphilitiques
quelconques. Ces enfants succombent souvent ; avant d'être
expulsés, ils restent dans l'utérus pendant quelques jours,
baignés dans un liquide amniotique stérile, et ils se macèrent sans se putréfier ; lorsque l'utérus se contracte, la
femme donne naissance à un fœtus mort et macéré avec
son aspect caractéristique : masse gélatineuse, difforme,
tremblottante, à l'épiderme effiloché. Le fœtus, au lieu de
mourir, peut rester en vie et être mis au monde d'une
façon prématurée. Alors, on assiste à la naissance d'un
enfant chétif, minuscule, d'apparence vieillotte, qui succombe dès sa naissance, ou ne survit que peu de jours.
Parfois, bien que syphilitiques, les enfants arrivent à terme
et la mère accouche dans les délais réglementaires ; mais
ces enfants ne sont pas normaux, ils sont cachectiques,
avec une peau terreuse, ridée ; leur poids est infime, et ils
succombent très rapidement à des lésions viscérales syphilitiques ou à la broncho-pneumonie.

Je limite là, Messieurs, l'exposé de la syphilis placentaire et fœtale, et je vais maintenant commencer l'étude de la syphilis héréditaire précoce.

Elle se développe chez des enfants nés à terme, souvent plus petits et moins pesants que les autres, et, sans incident antérieur, se manifeste au bout de la troisième semaine. Mais cette période de latence n'existe pas toujours, et les enfants peuvent présenter dès leur naissance soit du pemphigus, soit du dépérissement et de la cachexie syphilitiques.

Le pemphigus syphilitique est précoce; il apparaît dans la première semaine ou dès la naissance, jamais plus tard; il se caractérise par des bulles développées sur les régions palmaires ou plantaires; ces bulles sont grosses comme un pois, comme une petite noisette; elles sont pleines d'un liquide louche qui devient purulent rapidement. Les bulles se rompent et laissent à leur place l'épiderme plissé : celui-ci se dessèche et se recouvre d'une croûte verdâtre ou rougeâtre.

La période de latence peut être interrompue par la cachexie syphilitique.

Sans raison aucune, l'enfant maigrit, sa peau prend une couleur jaune; il a beaucoup de peine à se nourrir et succombe très vite.

La période de latence dure trois semaines, et lorsqu'elle a terminé son évolution, des signes nouveaux et importants vont se manifester, caractéristiques de la syphilis héréditaire précoce.

Ce sont des plaques sur la peau, sur les muqueuses, et des lésions de l'appareil locomoteur et des organes des sens.

Sur la peau, vous voyez des macules, des papules, disséminées au niveau des membres inférieurs, du tronc et de la face. Ces macules ressemblent absolument à celles que je vous ai décrites à propos des accidents secondaires de la syphilis, je n'y reviens pas. Dans des cas beaucoup plus rares, on observe de petites gommes sous-cutanées.

Puis, le nouveau-né est atteint de coryza, un des signes cardinaux de la syphilis héréditaire précoce; il s'agit d'un écoulement séro-purulent, fétide, parfois strié de sang, avec formation de croûtes verdâtres à l'orifice des narines.

En même temps, aux commissures buccales, et sur les lèvres inférieures et supérieures, on voit se développer des plaques muqueuses ainsi que des petites fissures formées souvent de petites plaques muqueuses accolées l'une à l'autre. Ces plaques ne manquent jamais dans la syphilis héréditaire précoce.

A côté du coryza, à côté des plaques muqueuses et des fissures, il existe des lésions osseuses; ce sont des périostites, des exostoses et des gommes accompagnées de nécrose de l'os. On observe la dactylite, inflammation du squelette des doigts, l'épiphysite des os longs, donnant lieu à la pseudo-paralysie syphilitique de Parrot; c'est, du côté du crâne, un aspect spécial, qu'on appelle l'aspect natiforme (de *nates*, fesses), avec deux exostoses au niveau des bosses pariétales; c'est le nez en lorgnette, et le nez en bec de perroquet. Telles sont les principales lésions osseuses de la syphilis héréditaire précoce.

Les organes des sens sont atteints aussi. Du côté des yeux, vous pouvez constater de l'iritis, de la choroïdite, de la rétinite, de la kératite, et cette kératite interstitielle est une manifestation des plus fréquentes de la syphilis héréditaire précoce: elle est presque toujours double, et elle provoque une opacité plus ou moins grande de la cornée.

Du côté des oreilles, vous remarquerez de l'otite moyenne avec suppuration de la caisse du tympan, avec de la surdité et, parfois même, de la surdi-mutité.

La syphilis héréditaire précoce atteint les viscères. Elle peut provoquer la syphilose du cœur avec l'artérite et les gommes du myocarde. Elle cause la pneumonie blanche, ce processus d'artérite intense qui comble les alvéoles pulmonaires. Du côté du foie, elle produit l'hépatite circonscrite ou gommeuse, avec tous ses petits grains blanc-jaunâtres disséminés comme des grains de semoule sur tout le parenchyme, surtout près du bord tranchant; ce foie est gros, très volumineux; tandis que chez les nouveaux-nés sains, le foie représente la vingt-cinquième partie du corps, chez les nouveaux-nés syphilitiques il en représente la quinzième partie, la treizième partie et même parfois la douzième partie; c'est donc un très gros foie.

On constate même des lésions du côté du thymus, de la rate, des capsules surrénales, du pancréas, des reins, et des testicules.

Vous m'excuserez, Messieurs, d'aller si vite dans cette description; mais, je vous l'ai déjà dit, ce cours n'est pas un cours de pathologie interne, et je ne puis que vous esquisser toutes ces manifestations individuelles de l'hérédo-syphilis.

Dans la prochaine leçon je vous ébaucherai l'histoire de la syphilis héréditaire tardive.

NEUVIÈME LEÇON

Influence de la syphilis sur la race.
La syphilis héréditaire tardive : ses stigmates, la triade d'Hutchinson,
les lésions tertiaires. — La dystrophie hérédo-syphilitique : son
action sur la race.
La défense sociale contre la syphilis.
L'éradication de la syphilis.
Influence du traitement spécifique sur l'individu. — Les préparations mercurielles et leur absorption par ingestion, frictions et
injections : sels solubles et insolubles. — L'iodure de potassium.
Stérilisation de la syphilis par le traitement. — Le dispensaire
vénéréologique.

Messieurs,

Dans la dernière leçon, j'ai commencé l'étude des méfaits
de la syphilis sur la race. Je vais la terminer aujourd'hui,
en vous exposant les manifestations de la syphilis héréditaire tardive; puis j'aborderai la défense sociale contre le
péril vénérien, en vous montrant l'importance du traitement spécifique de l'individu et la stérilisation de la
syphilis par le traitement.

La syphilis héréditaire tardive peut se développer, au
cours de la seconde enfance, de l'adolescence et même de
l'âge adulte, chez des malades ayant eu antérieurement la
syphilis héréditaire précoce. Ces sujets sont atteints de nouvelles lésions syphilitiques, et, en fait, cette forme de
syphilis héréditaire tardive n'est qu'une reprise d'accidents
syphilitiques antérieurs. D'autrefois la première enfance se

passe sans aucune manifestation syphilitique, l'enfant échappe à la syphilis héréditaire précoce, puis, à un âge variable, de trois ans jusqu'à vingt huit ans, il est atteint d'accidents syphilitiques, ayant leur maximum de fréquence vers la douzième année. D'ailleurs, ces accidents sont identiques dans les deux cas, qu'il y ait reprise, ou simplement manifestation primitive et tardive de syphilis héréditaire; dans les deux cas, ces accidents comprennent d'une part les stigmates de l'hérédo-syphilis et, d'autre part, des accidents nettement tertiaires; il semble que ces derniers se développent sur un fond syphilitique caractérisé par les stigmates de l'hérédo-syphilis. Eh bien, il est très important de connaître ces stigmates, car ce sont eux qui imposent le diagnostic, quand une manifestation quelconque autorise à soupçonner la syphilis héréditaire chez un enfant, alors qu'on ne trouve sur lui aucune trace de syphilis acquise.

Quels sont ces stigmates de l'hérédo-syphilis?

Ils sont nombreux. Il y a des troubles de la taille; les enfants sont, les uns, infantiles, mal développés et de petite taille, les autres, au contraire, des géants, extrêmement développés, bien plus grands que pour leur âge; mais, ce sont des géants particuliers, des géants infantiles, pour ainsi dire, si ces deux mots ne juraient pas trop accolés l'un à l'autre; ce sont des géants qui ont peu de muscles, qui ont des testicules rudimentaires et un système pileux à peine ébauché; ce sont des géants incomplets, si vous le voulez.

Après les troubles de la taille, viennent les troubles céphaliques. Le front de ces enfants est parfois un front olympien, majestueux et puissant; on pourrait croire que ces enfants logent dans ce front puissant un cerveau très développé; il n'en est rien, au contraire, et c'est uniquement l'hypertrophie du tissu osseux qui explique cette

apparence frontale. On observe aussi le crâne natiforme,
avec ses bosses pariétales recouvertes d'exostoses qui lui
donnent vaguement l'aspect des fesses, du mot latin *nates*.

Du côté du nez, on peut noter l'effondrement du squelette
nasal avec le nez en lorgnette et le nez en bec de perroquet.

Du côté de la peau, il existe une teinte terreuse, grisâtre
des téguments, sur lesquels se détachent des cicatrices;
les unes étendues, avec des contours polycycliques, siégent
sur les fesses, sur la face postérieure des cuisses ou sur la
région lombo-sacrée; les autres, linéaires, rayonnées,
développées au pourtour des lèvres, sont le reliquat de la
cicatrisation des plaques muqueuses fissuraires du début de
l'hérédo-syphilis.

Un des stigmates les plus importants est ce que l'on a
appelé la triade d'Hutchinson, du nom de l'auteur qui, le
premier, l'a bien décrite; cette triade porte sur les yeux,
sur les oreilles et sur les dents. Sur les yeux, il existe des
leucomes et des néphélions résultant des kératites intersti-
tielles. Sur les oreilles, on constate souvent de la surdité,
parfois même un écoulement tenant à une otite purulente
ancienne ou en voie d'évolution; le tympan est encore
perforé ou présente des cicatrices. Les altérations des dents
sont très importantes à connaître. On a donné à l'aspect
spécial des incisives médianes supérieures de la seconde
dentition le nom de dents d'Hutchinson. Qu'est-ce au juste
que cette altération dentaire? Les dents d'Hutchinson con-
sistent en une échancrure semi-lunaire du bord libre des
incisives médianes supérieures. Il y a là une échancrure
tout à fait particulière, caractéristique de l'hérédo-syphilis.
Puis, du côté des autres dents, il y a ce que l'on a appelé
l'atrophie cuspidienne, du latin *cuspis*, pointe, ce qui veut
dire que ces dents sont atrophiées en forme de pointe,
forme essentiellement anormale. Il y a canination des

incisives ; les incisives prennent l'aspect des canines. Il y a
de l'amorphisme dentaire et les dents diffèrent complètement de leur forme normale. Il y a du microdontisme,
ce qui veut dire que les dents sont petites, et qu'elles ont
les dimensions de celles d'un homme de petite taille ou
d'un nain. Il y a enfin une vulnérabilité tout à fait spéciale
du système dentaire, de sorte qu'au moindre choc, avec
des matières un peu dures, ces dents peuvent se casser,
étant prédisposées d'une façon tout à fait particulière à la
carie. Telle est la triade d'Hutchinson, avec ses diverses
altérations.

Il existe encore d'autres stigmates. Souvent les os longs
se déforment et le tibia prend l'aspect classique de la lame
de sabre. Il existe de l'atrophie testiculaire avec ou sans
induration, avec ou sans la présence de cette sorte de
plaque calcaire ou métallique si perceptible à la palpation.
Il y a enfin des troubles de l'intelligence, l'aspect superbe
de la tête ne correspondant pas du tout aux facultés intel-
lectuelles amoindries et minuscules.

Voilà le fond pathologique, voilà les stigmates sur
lesquels vont se développer les accidents alors réels,
typiques, de la syphilis héréditaire tardive.

Ce sont des accidents tertiaires, vous disais-je, et en effet,
vous pouvez observer tous les accidents tertiaires que nous
avons vus chez l'adulte, c'est-à-dire que vous pouvez avoir
des gommes et des syphilides tuberculeuses ou tuberculo-
ulcéreuses de la peau, des ostéo-périostites des os longs,
des gommes avec toutes leurs conséquences ; vous pouvez
avoir des arthrites, des arthralgies, des hydarthroses chroniques, de la syphilis rhino-pharyngienne avec l'ozène et
la destruction du nez.

Vous pouvez constater enfin, comme chez l'adulte,
l'adultération du système nerveux, le tabès, la paralysie

générale infantile ou juvénile, les accidents de sclérose
cérébrale infantile, l'hémiplégie spasmodique, l'épilepsie
essentielle, en un mot, tous les symptômes tertiaires que
vous observez chez l'adulte.

Donc, la syphilis héréditaire tardive donne lieu à des
accidents tertiaires développés sur un fond d'hérédo-syphilis,
sur un fond de dystrophie hérédo-syphilitique, comme l'appelle M. Edmond Fournier, dystrophie hérédo-syphilitique
partielle, générale ou monstreuse. Cette dystrophie est
partielle, si l'enfant est dystrophié localement. Elle est
générale, si l'enfant n'est plus qu'un être peu fait pour
l'existence, à la vie fragile, infantile dans toute l'acception
du mot. Cette dystrophie est de plus monstrueuse, car la
syphilis héréditaire peut parfaitement bien déterminer des
monstruosités. En effet, vous avez vu la syphilis fœtale
provoquer l'hydramnios; tous les accoucheurs vous diront
que quand il existe des monstruosités, — et j'en ai vu
plusieurs cas, lorsque j'étais l'interne de M. Bar, — elles
s'accompagnent d'hydramnios, avec une abondance notable
du liquide amniotique. Je vous signale la présence du même
symptôme dans les deux cas, et on peut logiquement
penser qu'à côté de l'hydramnios purement syphilitique, il
existe des monstres d'origine syphilitique.

La syphilis héréditaire présente encore un autre sujet
d'études. Il s'agit de savoir ce que peuvent devenir les
enfants d'individus atteints de dystrophie héréditaire syphilitique. D'abord, il est des cas où la naissance est impossible, en raison de la stérilité déterminée par les lésions
spécifiques de l'ovaire et des testicules. Quand la descendance est possible, on a pu suivre la race des familles
hérédo-syphilitiques, et on a vu que ces familles donnent
naissance à des rachitiques, à des idiots, à des individus
atteints de monstruosités multiples, à des enfants arriérés,

ces enfants qui, âgés de dix ou quinze ans, sont encore
assez peu conscients pour tremper leurs doigts dans leurs
matières fécales et vouloir souvent les avaler.

Telle est la descendance des hérédo-syphilitiques, vous
voyez qu'elle n'est guère brillante.

J'en ai fini, Messieurs, avec cette question de l'influence
de la syphilis sur la race; j'ai dû écourter les manifestations individuelles de l'hérédo-syphilis parce que je n'ai
pas le temps de tout vous dire et que je m'efforce de traiter
surtout l'influence sociale générale de la maladie.

J'arrive maintenant au traitement de la syphilis de
l'individu.

Vous savez qu'à l'heure actuelle, on traite la syphilis
par deux spécifiques : le mercure et l'iodure de potassium.
Je ne puis vous indiquer ici toutes les variétés du traitement de la syphilis, je ne ferai que vous signaler les
parties les plus essentielles de ce traitement. Eh bien!
maintenant qu'on se rend compte que la syphilis n'est pas
toujours suffisamment traitée, il semble que l'on veuille
donner la préférence au mercure sur l'iodure dans le
traitement; on ne conserve guère l'iodure de potassium,
si ce n'est cependant pour traiter certaines syphilis tertiaires, les gommes par exemple, où il a une très heureuse
action.

Peut-on faire avorter la syphilis?

C'est là une question passionnante, une question qui a
fait couler des flots d'encre et qui paraît aujourd'hui
résolue par la négative.

Corbis, maître de Jean-Louis Petit, essaya, le premier,
d'exciser le chancre au moment de son apparition, pensant
ainsi mettre son malade à l'abri des accidents syphilitiques
ultérieurs; il semble avoir obtenu un résultat. M. Jullien

est partisan de cette méthode, la méthode d'éradication de la syphilis, comme la nommait M. Diday qui s'en était fort occupé; M. Jullien, dans son *Traité pratique des maladies vénériennes*, dit qu'il existe 24 cas, où l'excision précoce du chancre syphilitique a empêché la généralisation des accidents. Si c'était une chose vraie, évidente, nous aurions là un moyen puissant de faire avorter la syphilis, dès la confirmation ou même dès la suspicion du chancre; on enlèverait l'accident initial et le malade serait soustrait à l'évolution ultérieure syphilitique. Je dois dire qu'à l'heure présente la religion de tous les syphiligraphes paraît éclairée sur la question, l'éradication du chancre ne donnant malheureusement pas les résultats qu'on en avait espérés. Je sais bien qu'on a cité des cas où il semble qu'il y ait eu atténuation de la syphilis par cette méthode; dans un cas, notamment, un malade porteur d'un chancre ayant tous les caractères d'un chancre syphilitique, fit exciser son chancre, et, chose intéressante, 13 mois après cette excision il prit un autre chancre et eut une syphilis de gravité moyenne. Cette réinfection prouve que l'immunité syphilitique n'aurait duré que 13 mois chez ce malade, et que l'éradication de la syphilis aurait donné un résultat satisfaisant.

Mais, je le répète, tous les syphiligraphes ont pour la plupart renoncé à cette médication; presque tous, après avoir enlevé le chancre, ont vu les accidents continuer comme si l'on n'avait rien fait; ils ont vu apparaître les accidents secondaires, les accidents tertiaires et la syphilis évoluer avec son cortège ordinaire de symptômes.

Aussi en restons-nous encore, pour le traitement de la syphilis, au mercure et à l'iodure de potassium.

Comment peut-on prendre le mercure dans le traitement de la syphilis?

Il y a trois manières de l'administrer : l'ingestion, les frictions et les injections.

On a donné d'abord le mercure par la bouche, et on s'est servi du sublimé, de la liqueur de Van Swieten dont on prescrivait une cuillerée à dessert dans du lait; on a donné aussi le sublimé en pilules, et les pilules de Dupuytren contiennent chacune un centigramme de sublimé; on les enrobe aujourd'hui de kératine pour assurer leur dissolution seulement dans l'intestin et ménager la muqueuse stomacale.

Après le sublimé, on a employé le protoiodure de mercure; vous connaissez tous la formule classique des pilules :

<pre>
Protoiodure d'hydrargyre...... 5 centigrammes.
Extrait thébaïque........ 2   —
          pour une pilule.
</pre>

On fait prendre deux de ces pilules par jour, une le matin, l'autre le soir.

Le fameux sirop de Gibert renferme, comme base fondamentale, du biiodure d'hydrargyre. On donne ce sirop par cuillerées à soupe, et chaque cuillerée à soupe contient un centigramme de biiodure d'hydrargyre et 50 centigrammes d'iodure de potassium.

Voilà les principales préparations employées en ingestion.

On s'est servi du mercure en frictions, et les frictions se font à l'aide de l'onguent mercuriel double.

On prend 4 grammes de cet onguent et on frictionne sous l'aisselle, sur la région inguinale, sur la face interne des jambes; on alterne tous les jours les endroits des frictions.

A l'heure actuelle, le traitement de la syphilis par les injections mercurielles est à l'ordre du jour, et c'est

presque le seul employé. On peut faire des injections
de sels solubles et de sels insolubles [1]. Je ne vous ferai pas
le parallèle des unes et des autres. Chacune d'elles a des
partisans convaincus, souvent irréductibles. Cependant, je
dois vous dire que, si les injections de sels insolubles ont
une efficacité très grande et si elles sont commodes dans
la pratique, elles peuvent néanmoins exposer à des accidents, alors même qu'on les a cessées depuis longtemps.
Il y a peu de temps, M. Chauffard a rapporté un cas de
mort, par intoxication mercurielle, chez un malade traité,
quatre mois auparavant, par des injections de calomel.

Dans quelles régions peut-on faire les injections de sels
solubles et de sels insolubles?

On peut faire les injections de sels solubles sous la peau,
dans les veines, sous la conjonctive ; les oculistes les
pratiquent volontiers dans le cul-de-sac sous-conjonctival,
où elles sont bien supportées et très efficaces, comme j'ai pu
le voir récemment chez une malade traitée de cette façon.
On peut faire des injections intra-rachidiennes de sels
solubles ; on peut faire des injections intra-trachéales, selon
la méthode de M. Carnot. On peut faire enfin des injections
intra-musculaires : c'est aujourd'hui la méthode la plus
employée, qu'il s'agisse de sels solubles ou de sels insolubles ; d'ailleurs, pour les sels insolubles, les injections ne
peuvent être qu'intra-musculaires. On a décrit plusieurs
point d'élections pour la piqûre. Le point de M. Barthélemy
est un des meilleurs ; ce point est « situé au milieu d'une
ligne qui joint le sommet du pli inter-fessier à l'épine iliaque
antérieure et supérieure et qui correspond à peu près exactement au bord externe du muscle grand fessier ». Il faut

---

1. On trouvera dans l'excellente thèse de M. Lévy-Bing (*Les injections
mercurielles intra-musculaires dans la syphilis*, Paris, 1902) tous les renseignements concernant ces injections.

donc faire les piqûres assez haut; plus bas, on est exposé à léser les nerfs et à provoquer même de la nécrose, comme M. Brocq en a observé un cas, il y a peu d'années.

Quels sels employer pour les injections insolubles? Il y en a beaucoup, et je ne puis vous les indiquer tous. Je veux seulement vous citer les principaux, et tout d'abord, le benzoate de mercure.

Le benzoate de mercure s'emploie d'après la formule suivante, due à M. Gaucher :

Benzoate de mercure........	1 gramme.
Chlorure de sodium pur.....	75 centigrammes.
Eau stérilisée..............	100 grammes.

Un centimètre cube de cette solution représente un centigramme de benzoate de mercure. Injectez un, deux ou trois centimètres cubes par jour de ce liquide. Ces injections sont assez douloureuses.

Je vous signalerai les injections de sublimé, préconisées par M. de Lapersonne; je dois vous dire qu'elles sont très bien supportées, très peu douloureuses et très efficaces; M. de Lapersonne utilise la formule suivante :

Sublimé...................	1 gramme.
Huile de vaseline,..........	100 —

. Un centimètre cube de cette solution représente un centigramme de sublimé, on peut faire une vingtaine d'injections d'un centimètre cube, une chaque jour.

J'ai vu récemment avec M. de Lapersonne une malade à laquelle nous avons fait 25 injections de sublimé, qui furent très actives et très bien tolérées.

On peut employer l'hermophényl de Lumière d'après la formule suivante :

Hermophényl...............	20 centigrammes.
Eau distillée................	10 grammes.

Un centimètre cube de cette solution représente deux centigrammes d'hermophényl.

Les injections d'hermophényl sont bien tolérées et peu douloureuses; elles contiennent malheureusement assez peu de mercure.

Le biiodure de mercure a été un des premiers sels utilisés d'une façon courante en injections, depuis la publication par M. Panas d'une formule de solution huileuse de biiodure de mercure, dont un centimètre cube représentait 4 milligrammes de biiodure. Cette solution de biiodure paraît avoir fait son temps, car elle n'est pas suffisamment active. On lui a substitué une solution huileuse plus concentrée, une solution d'huile biiodurée centésimale, préparée par M. Lafay; un centimètre cube représente un centigramme.

Aujourd'hui, on emploie des solutions aqueuses isotoniques de biiodure. Ces solutions ont le grand avantage de permettre l'absorption du biiodure, même par les vaisseaux, sans craindre les accidents d'embolie graisseuse. La formule suivante est la plus usitée :

Biiodure de mercure.........	20 centigrammes.
Iodure de sodium pur........	20 —
Eau distillée...............	10 cent. cubes.

Un centimètre cube de cette solution représente deux centigrammes de biiodure, et l'on peut injecter jusqu'à 4 et 5 centigrammes par jour.

On peut encore employer une solution aqueuse de biiodure d'hydrargyre centésimale, souvent mieux tolérée que la précédente.

On utilisera aussi le cacodylate iodo-hydrargyrique préconisé par MM. Brocq et Fraisse.

C'est une préparation qui, dans certains cas, peut

donner de bons résultats chez les malades affaiblis, et j'ai vu ces injections amener presque une résurrection dans un cas de cachexie syphilitique des plus marqués.

Il est possible qu'on obtienne des résultats intéressants avec l'énésol ou salicylarsinate de mercure, en voie d'expérimentation.

Telles sont les principales préparations de sels solubles. Je vais examiner maintenant les sels insolubles, qui comprennent le calomel et l'huile grise.

L'huile grise, c'est le mercure métallique divisé dans un corps gras liquide. On emploiera la formule de M. Vigier qui renferme 40 p. 100 de mercure ou celle de M. Lafay, qui est la suivante :

Mercure purifié......................	40 grammes.
Lanoline anhydre stérilisée..........	12 —
Vaseline blanche stérilisée..........	13 —
Huile de vaseline médicinale stérilisée.	35 grammes.

Ce mélange est conservé dans de petits flacons d'environ deux centimètres cubes ; on chauffe légèrement le flacon et on l'agite pour que le mélange soit homogène avant de s'en servir.

Quelles quantités d'huile grise doit-on injecter? Des quantités très minimes. On se sert d'une seringue en verre, modèle Lüer, que M. Barthélemy a fait construire et qui est divisée en 15 divisions, chaque division représentant un centigramme de mercure, si l'huile grise est à 40 p. 100, comme dans la formule de M. Vigier et dans celle de M. Lafay. On injecte de 5 à 12 centigrammes de mercure, en injectant de 5 à 12 divisions de la seringue.

On fait ces injections par séries de quatre à six, une tous les huit jours, puis on laisse un intervalle de repos de deux mois avant de recommencer. L'injection d'huile

grise est certainement la mieux tolérée des préparations
insolubles ; elle ne produit ni douleur vive, ni induration
persistante, ni stomatite, ni diarrhée.

On peut employer aussi le calomel en injections insolubles intra-musculaires. Le calomel a une action plus
puissante et plus rapide que celle de l'huile grise. On
l'emploie d'après la formule suivante :

> Calomel à la vapeur.............. 1 gramme.
> Huile de vaseline................ 10   —

Un centimètre cube de cette préparation représente
10 centigrammes de calomel. On injecte de 5 à 10 centigrammes, ce qui fait un demi ou un centimètre cube tous
les huit jours, et cela pendant cinq ou six semaines. Je dois
dire que le calomel est beaucoup plus douloureux que l'huile
grise.

Voilà, Messieurs, les préparations mercurielles utilisées
dans le traitement de la syphilis. Mais il faut ajouter à leur
emploi quelques précautions indispensables avec tout traitement mercuriel : il faut que le malade nettoie bien ses
gencives, qu'il prenne un soin assidu de sa bouche, de ses
dents, qu'il se gargarise souvent avec une solution de chlo-
rate de potasse ; il pourra éviter ainsi la stomatite mercurielle, si ennuyeuse parce qu'elle interrompt le traitement, et l'hydrargyrisme, avec ses troubles intestinaux, sa
diarrhée, et ses éruptions cutanées scarlatiniformes.

Je vous ai dit que, dans le traitement de la syphilis, en
plus du mercure, on emploie l'iodure. On utilise généralement l'iodure de sodium, ou mieux, l'iodure de potassium, à la dose de 2, 3, 4, 5, 6, 10 grammes par jour et
même davantage ; en associant à l'iodure le benzoate de
soude on évitera souvent les accidents d'iodisme caractérisés par du larmoiement, du picotement des yeux, du

coryza, de la toux et des éruptions acnéiques. On peut faire usage d'autres préparations iodurées, l'iodimine à la dose de 40 à 80 centigrammes, la benzoiodhydrine qui donne également des résultats satisfaisants ; dans certains cas, on a employé des préparations iodurées, huileuses, injectables, telles que l'iodipine.

Voilà ce que je voulais vous dire du traitement de la syphilis de l'individu. Ce traitement donne parfois des résultats merveilleux, il peut produire de véritables résurrections, et il a été souvent la cause de réputations médicales extraordinaires pour ceux de nos confrères qui ont su dépister à temps la syphilis, alors que d'autres médecins moins instruits étaient passés à côté sans la découvrir.

Le traitement spécifique donne de bons résultats au point de vue curatif. En donne-t-il d'aussi bons au point de vue préventif? On peut se le demander, soit que les malades soignés d'une façon préventive demeurent à l'abri des accidents syphilitiques ultérieurs, — question intéressante, résolue bien plus par l'affirmative que par la négative, — soit que, en traitant les malades, on arrive à stériliser sur place la syphilis, par l'extinction du foyer syphilitique. Cette stérilisation de la syphilis par le traitement est capable de jouer un rôle dans la défense sociale contre le péril vénérien.

La défense sociale contre le péril vénérien peut se faire par trois moyens différents : par des moyens d'ordre moral et religieux, par des moyens médicaux et par des moyens sociaux, ceux-ci comprenant la répression de la prostitution, l'éducation du danger vénérien et la responsabilité dans la propagation de ce péril.

Les moyens d'ordre moral et religieux sont des moyens puissants, mais c'est l'œuvre de l'éducation de l'enfant et

de son instruction confessionnelle, nous ne nous y arrête-
rons pas ici.

Les moyens sociaux, nous les envisagerons longuement
à propos de la prophylaxie générale dans les leçons suivantes.

Restent les moyens médicaux. Ils peuvent avoir un rôle
très important, d'après ce que vous savez du traitement
de la syphilis, et M. Fournier les a fort bien exposés; on
peut en effet comprendre la prophylaxie de la syphilis et
de la blennorragie par le traitement. Si vous traitez d'une
façon intensive les individus atteints de blennorragie, en
faisant disparaître leur blennorrée, et il est possible d'y
arriver avec un traitement soutenu et répété, vous allez
immédiatement faire disparaître toute une série de contaminations, notamment celles de la femme dans le mariage.
Si donc on peut faire une prophylaxie de la blennorragie
par le traitement, à plus forte raison peut-on en faire une
pour la syphilis. Il est certain que les syphilis, bien
soignées, bien traitées, deviennent infécondes; elles meurent alors sur place, comme dit M. Fournier. Or, il faut
bien savoir que beaucoup de syphilitiques ne se soignent
pas ou se soignent mal. C'est un traitement en général très
long que celui de la syphilis; beaucoup d'individus, soignés
pendant un temps fort court deviennent par leur incurie un
danger pour leurs semblables; si on traite ces malades, on
arrive à diminuer les risques de contamination.

C'est très facile pour les malades de la ville; on a beaucoup de prise sur eux, on les éduque, on leur montre les
risques de la contagion pour les autres, on pèse sur leur
intérêt personnel, et la plupart veulent bien consentir à un
traitement prolongé.

Il n'en est plus de même pour les malades du peuple. Je
sais bien qu'on traite les syphilitiques dans les hôpitaux,

mais, M. Fournier dit très justement : ce n'est pas avec les hôpitaux qu'on peut traiter et guérir la syphilis, du moins avec les hôpitaux actuels, et, il en est, à cet égard, de la syphilis, absolument comme de la tuberculose. En effet, si l'hôpital arrête pour un temps la circulation des individus atteints de syphilis contagieuse, il y a beaucoup de malades qui le quittent très rapidement et n'y restent qu'un temps insuffisant. Puis à l'hôpital, on n'admet et on ne garde que des syphilis généralement graves, tandis que les syphilis bénignes, celles qui sont souvent les plus contagieuses, restent dans la circulation avec tout leur pouvoir contaminant. Ces malades, dit-on, peuvent recourir aux consulations gratuites, mot contre lequel s'élève justement M. Fournier; elles ne sont nullement gratuites ces consultations, le malade perd une matinée entière pour avoir un avis de trois minutes, et quand il est venu une fois ou deux dans une salle comme celle de la consultation de l'hôpital Saint-Louis, où il y a 250 malades, il n'y revient plus, et cela se comprend fort bien. Puis, ces consultations se font d'une façon réellement inconvenante : le malade est entouré de tous ses voisins, il faut qu'il fasse la confession publique de sa syphilis, aveu toujours très pénible et très humiliant.

Dans notre cabinet de consultation de la ville, nos malades sont en tête à tête avec nous. La même chose devrait exister pour tous les malades, pour les indigents comme pour les autres, et c'est une des raisons pour lesquelles les consultations d'hôpital ne rendent pas tous les services qu'on attend d'elles.

Aussi, M. Fournier a-t-il insisté pour la création de ce qu'il appelle le « dispensaire vénéréologique ».

Vous savez que pour le traitement et surtout pour la prophylaxie de la tuberculose, le dispensaire est de mode à l'heure actuelle. Pourquoi n'en serait-il pas de même pour la syphilis? Pourquoi ne ferait-on pas des dispensaires multiples, avec des salles de consultation où le malade causerait seul à seul avec le médecin, avec des salles de déshabillage et de rhabillage spéciales, avec un petit laboratoire pour pratiquer les examens dont on aurait besoin? Pourquoi ne mettrait-on pas ces consultations à des heures commodes pour la classe ouvrière, le dimanche matin à huit heures, ou le soir de sept heures à neuf heures? Puis, ne pourrait-on, dans ces dispensaires, faire l'éducation des médecins, dont beaucoup ne connaissent pas suffisamment la syphilis, et celle des sages-femmes qui ont besoin d'étudier la syphilis héréditaire précoce pour préserver les nourrices et se préserver elles-mêmes du danger syphilitique?

On remettrait ensuite à chacun des malades, au verso de son ordonnance, une petite note que M. Fournier conçoit en ces termes :

I. — La syphilis est une maladie qui *guérit*, mais qui ne guérit qu'au prix d'un *long traitement*, lequel doit être continué plusieurs années, alors même que la maladie ne se traduit plus par aucun signe extérieur.

II. — Elle est extrêmement *contagieuse*, notamment par les érosions ou plaies, si minimes soient-elles, qui se produisent soit sur les organes génitaux, soit à la bouche.

Le malade syphilitique a donc le devoir rigoureux de *s'abstenir de tout rapprochement sexuel* alors qu'il porte la moindre lésion aux organes génitaux.

Il a de même le devoir, alors qu'il présente quelque érosion aux lèvres, à la langue ou à la gorge, de s'abstenir d'*embrasser* qui que ce soit, tout baiser, même sur la peau saine, pouvant être contagieux.

La contagion peut même se transmettre par l'intermédiaire de tout *objet* ayant été en contact avec les sécrétions morbides du malade (verre, cuiller, fourchette, pipe, cigare, cigarette, linges, draps, vêtements, etc.).

III. — La syphilis se transmet héréditairement aux enfants (qui, le plus souvent, en meurent) alors qu'elle n'a pas été suffisamment traitée. Un sujet syphilitique ne peut donc *se marier*, au plus tôt, qu'après trois à quatre ans consacrés à un traitement méthodique, et que sur autorisation d'un médecin.

IV. — Un enfant né d'un père ou d'une mère syphilitique ne doit jamais être confié à une *nourrice*, parce qu'il pourrait transmettre la syphilis à cette nourrice.

V. — Alors qu'un sujet syphilitique vient à être affecté d'une *maladie quelconque*, il doit toujours déclarer son état de syphilis à son médecin, cette déclaration pouvant être d'utilité majeure pour la direction du traitement et la guérison de la maladie.

Le dispensaire vénéréologique est tout à fait à l'ordre du jour, et dans les dernières séances de la *Société de Prophylaxie sanitaire et morale*, on s'en est beaucoup occupé.

J'en ai terminé, Messieurs, avec le traitement de la syphilis de l'individu. Dans la prochaine leçon, j'aborderai l'étude de la défense contre le péril vénérien, au point de vue plus général de la collectivité.

DIXIÈME LEÇON

La défense sociale contre le péril vénérien.
Prophylaxie de la syphilis dans la famille avant le mariage, au
  cours de la grossesse, après l'accouchement.
*La syphilis des nourrices et la prophylaxie des contaminations dérivant
  de l'allaitement.*
Devoir du médecin pour protéger la nourrice contre l'enfant de la
  famille, contre l'enfant de l'Assistance publique, et pour protéger
  l'enfant contre la nourrice syphilitique ou en incubation de
  syphilis : protection sans délation. — La protection devrait être
  égale pour la nourrice et pour l'enfant.

Messieurs,

Dans la dernière leçon, j'ai terminé l'histoire de l'hérédo-
syphilis, et j'ai commencé l'étude de la défense sociale
contre le péril vénérien, en vous montrant la stérilisation
de la syphilis par le traitement et les avantages du dispensaire vénéréologique. Aujourd'hui, je vais vous exposer
la prophylaxie familiale de la syphilis et l'intéressante
question de la protection des nourrices.

La protection familiale doit s'étendre à la mère, à l'enfant
et à la nourrice. Examinons ce qu'il faut faire avant et
après le mariage, au cours de la grossesse et après l'accouchement.

Messieurs, tous les développements qui vont suivre sont
rigoureusement conformes à la doctrine du Professeur

Fournier, dont l'enseignement si documenté, si clair et si précis fait autorité en la matière [1].

Avant le mariage, vous devez traiter le futur mari, le bien traiter, le traiter pendant longtemps. Il est aussi de votre devoir de lui faire son éducation, au point de vue des dangers héréditaires de la syphilis, et sans l'effrayer trop, lui montrer ce que peut produire la maladie insuffisamment soignée.

Un devoir plus impérieux encore pour vous, c'est d'interdire le mariage à un syphilitique jusqu'à ce qu'il ne soit plus nocif ni comme époux, ni comme père; sinon, vous courez, Messieurs, au devant des pires catastrophes; je vous le répète, il faut que le mari soit aussi inoffensif comme père que comme époux, puisque vous avez vu des enfants procréés par des pères syphilitiques, être capables d'infecter secondairement leurs mères et de leur donner la syphilis par conception.

Eh bien, Messieurs, c'est là un devoir impérieux pour vous, sinon, je vous le dis encore, vous assisterez à des drames véritablement effroyables.

Quand peut-on autoriser le mariage d'un syphilitique? Voilà une question que l'on vous posera constamment et à laquelle il vous faudra répondre. Les auteurs ne sont pas

1. Dès que, dans ces Leçons, il a été question de la syphilis, j'ai constamment prononcé le nom de M. Fournier. C'est que notre grand syphiligraphe français a tout étudié dans la syphilis. Dans les Leçons consacrées à l'étude de la défense sociale contre le Péril vénérien, c'est l'œuvre tout entière de M. Fournier que j'expose, œuvre considérable que M. Fournier a réunie en un volume paru en 1903 sous le titre de *Prophylaxie de la syphilis*, où se trouvent assemblées toutes les Communications et Leçons antérieures sur : la Prophylaxie publique de la syphilis, les Nourrices et Nourrissons syphilitiques, la Syphilis vaccinale, la Syphilis par contaminations extragénitales, les Contagions médicales de la syphilis, l'Hérédité syphilitique, le Danger social de la syphilis, l'Abolitionnisme, etc. M. Fournier a bien voulu me donner tous ces documents si précieux pour mon travail, je lui en exprime mes plus vifs remerciements.

d'accord sur ce point. Certains vous diront : n'autorisez jamais le mariage d'un syphilitique. Je crois qu'il ne faut pas être aussi intransigeant, j'ai la ferme conviction que l'on peut en toute conscience conseiller le mariage aux syphilitiques, mais avec des conditions et des réserves.

Quelles sont ces conditions? Quelles sont ces réserves? J'estime qu'il faut qu'il y ait au moins quatre ans écoulés après le dernier accident observé; j'estime que votre malade doit être indemne de tout accident depuis quatre ans, et que pendant ces quatre années il doit s'être régulièrement traité. Voilà, Messieurs, la condition à laquelle on peut avoir, je ne dirai pas l'audace, mais bien l'humanité de conseiller le mariage aux syphilitiques, sans qu'il en résulte pour eux et pour les autres le moindre inconvénient. J'ai vu des syphilitiques se marier quatre années après la disparition de tout accident contagieux, après s'être bien traités, et procréer des enfants parfaitement sains, sans infecter leurs femmes.

Messieurs, vous avez donné ce conseil à votre malade, mais il s'est marié malgré vous, n'ayant pas attendu ces quatre années que je juge indipensables. Il vient vous consulter après le mariage. Qu'allez-vous lui dire? Eh bien! vous allez l'éduquer à nouveau, vous allez le traiter intensivement en lui faisant des injections solubles ou insolubles; vous allez lui interdire, d'une façon absolue, la paternité; il le faut, vous devez le lui dire, et même peut-être, serez-vous obligés, si l'attitude de votre malade rend la chose nécessaire, comme disait M. Diday, « de vous faire professeur jusqu'au bout, professeur toujours décent mais suffisamment clair ».

Votre client n'a pas compris, parfois n'a pas voulu comprendre; voilà sa femme enceinte. Votre rôle intervient au cours de la grossesse. Ah! votre malade n'est plus fier, le péril dont vous l'avez menacé lui revient à la mémoire, il vous confie son aventure, et vous demande conseil ; c'est alors pour vous que les difficultés commenceront. Car, si le père était syphilitique au moment de la procréation, il y a les plus grands risques pour que l'hérédité paternelle se manifeste. Vous devrez protéger l'enfant qui va naître, et comment allez-vous le faire? Vous ne le pouvez que d'une seule façon : en traitant la mère. Il faut traiter la mère, soit, mais pour traiter cette femme, il faut que vous demandiez à l'examiner, il faut que vous voyiez si oui ou non, elle est syphilitique. Alors, de deux choses, l'une : ou elle sera indemne et elle ne présentera aucune espèce d'accident, ou bien elle sera infectée, soit directement par son mari, soit indirectement par son enfant, par la syphilis conceptionnelle.

Tout d'abord, supposons la mère infectée : il vous faudra traiter la mère, cela va de soi, cela est indispensable pour éviter un avortement probable sinon certain, et essayer de faire naître l'enfant vivant. Vous examinerez attentivement le fœtus dans l'utérus, vous palperez le ventre de sa mère très régulièrement, vous verrez s'il n'y a pas d'hydramnios, si la tête fœtale a bien la dimension qu'elle doit avoir, vous ausculterez le cœur de cet enfant, vous chercherez à percevoir si les battements sont bien réguliers, s'il n'y a pas de défaillances dans ces battements, s'il n'y a pas diminution d'intensité des bruits du cœur, ce qui vous prouverait que le fœtus souffre et que peut-être il est prêt à mourir.

Messieurs, c'est une chose très intéressante que cette surveillance d'un enfant syphilitique près de succomber, vous allez en comprendre tout de suite l'importance. Vous traitez la mère d'une façon énergique, et, sous l'influence du traitement, vous voyez que l'enfant est plus vivace, qu'il remue davantage, que les bruits du cœur sont mieux

frappés; vous faites gagner du temps à cet enfant jusqu'à
ce que vous puissiez espérer arriver à la fin du septième
mois, peut-être au commencement ou au milieu du huitième, voire même, si vous le pouvez, à la fin du huitième
mois, pour mettre, avant qu'il ne succombe, cet enfant au
monde, en faisant accoucher prématurément sa mère. Vous
aurez alors un enfant vivant dans des conditions où sa vie
sera possible et où son traitement antisyphilitique sera bien
plus efficace que par l'intermédiaire de sa mère. C'est de
la puériculture captivante au premier chef, cette lutte contre
la syphilis *in utero*, capable de sauver un enfant qui, sans
elle, aurait irrémédiablement succombé.

J'ai vu, il y a une douzaine d'années, étant interne de
M. Bar, à l'hôpital Saint-Louis, une femme dont nous
avons fait vivre le fœtus au moins six semaines de plus
qu'il ne l'aurait dû, par le traitement intensif de la mère et
par la surveillance incessante de l'enfant. Au moment où
la vigueur de ce fœtus déclinait trop, et où nous craignions
pour sa vie, nous sommes intervenus, et nous l'avons mis
au monde, pour pouvoir le mieux soigner. Bien des enfants
ont été sauvés de la sorte, mais au prix de quelle patience
et de quelle ténacité!

Voilà la conduite à tenir si la mère est contaminée; vous
devez vous efforcer d'avoir un enfant vivant. Mais si la
mère n'est pas infectée, quel sera votre rôle? Vous serez
très embarrassés. Faut-il traiter ou faut-il ne pas traiter
cette mère qui n'a rien, mais dont le fœtus est probablement syphilitique? Il est préférable de la traiter; c'est là
une chose délicate, assez difficile à obtenir, surtout pour
une première grossesse, quand des avortements antérieurs
ne l'ont pas déjà mise sur la voie de la vérité. Mais il faut
dire à la mère qu'on la traite et pourquoi on la traite, car,
j'estime que votre dignité de médecin doit absolument vous

interdire des compromissions incompatibles avec votre caractère. Vous donneriez à cette femme des pilules que vous appelleriez « grains de santé, grains de vie », vous lui feriez des injections mercurielles que vous baptiseriez du nom de « sérum, de cacodylate »! La vérité éclaterait infailliblement un jour ou l'autre, et voyez dans quelle situation vous vous seriez mis!

Non, le traitement de la mère ne doit être institué qu'en disant la vérité, pénible pour elle et pour son mari, j'en conviens; mais c'est toujours la meilleure façon d'agir, ici, comme pour les nourrices dont nous parlerons tout à l'heure.

Ainsi, vous avez traité la mère, et l'enfant continue à vivre jusqu'au terme de la grossesse. Une nouvelle question va se poser, celle de l'allaitement de l'enfant; il faut la résoudre avant l'accouchement. Doit-on faire allaiter l'enfant par sa mère ou par une nourrice?

Messieurs, il faut que ce soit la mère qui allaite son enfant; il est indispensable qu'il ait le lait de la mère ou du lait stérilisé; mais il ne faut de nourrice à aucun prix. Obtenez cela du mari, impérieusement même, si vous y êtes obligés.

Telle doit être votre conduite pendant la grossesse.

Après l'accouchement, qu'allez-vous faire pour cet enfant né sain ou syphilitique?

S'il est né sain, vous n'aurez qu'à le surveiller pour voir s'il ne surviendra pas chez lui des signes de syphilis héréditaire précoce, coryza, plaques muqueuses, etc., ou ultérieurement, des signes de syphilis héréditaire tardive.

Mais, si l'enfant est syphilitique, que devrez-vous faire? Trois choses, Messieurs :

La première, c'est de traiter l'enfant.

La seconde, c'est de traiter de nouveau le père ou les

parents de l'enfant, car l'état syphilitique de l'enfant est une preuve de la non guérison de ses parents.

La troisième, c'est d'interdire une grossesse nouvelle jusqu'à ce qu'un nouveau traitement ait eu une action suffisante.

Voilà, Messieurs, quel sera votre rôle pour conseiller une sage, une saine prophylaxie dans la famille, capable d'éviter les inconvénients et les dangers de la syphilis héréditaire précoce.

Je vous ai dit tout à l'heure que je réservais la question de la nourrice; c'est là un sujet capital, nous allons maintenant l'aborder.

Il s'agit de faire la prophylaxie de la contamination dérivant de l'allaitement. Cette prophylaxie comprend trois ordres de questions. D'abord la contamination de la nourrice par l'enfant, et le rôle du médecin de la famille placé entre un nourrisson syphilitique et une nourrice que l'enfant a infectée ou non de syphilis. Une seconde question se pose : celle de la contamination de la nourrice par un enfant de l'Assistance publique, dans une maternité ou à la campagne. La troisième question est l'inverse des deux autres; c'est celle de la contamination de l'enfant par une nourrice syphilitique ou une nourrice en incubation de syphilis.

C'est un sujet extrêmement important que celui de la protection de la nourrice par le médecin; c'est un sujet très difficile et vraiment digne de toute votre attention, car voyez ce qui se passe dans le monde. On fait tout ce qu'on peut pour se prémunir contre la nourrice, on ne fait rien pour prémunir la nourrice contre l'infection possible des nourrissons syphilitiques. La nourrice, en effet, est désarmée, et désarmée complètement; elle est pauvre, sans appui, sans conseils, cette femme qui donne son lait, souvent pour le simple caprice d'une autre femme qui ne veut pas nourrir son enfant dans la crainte d'interrompre ses relations mondaines ou d'altérér sa beauté; cette nourrice, Messieurs, a droit à toute votre sollicitude.

Commençons par le premier ordre de questions, et voyons ce que doit faire le médecin placé dans la famille entre un nourrisson syphilitique et une nourrice saine.

Vous êtes mandé pour un enfant âgé de quelques jours, de quelques semaines ou de quelques mois. Cet enfant est malade; vous l'examinez et vous le trouvez atteint de syphilis héréditaire; vous demandez immédiatement : qui nourrit l'enfant? Est-ce la mère ou est-ce une nourrice? C'est une nourrice, vous dit-on, et on vous la présente. Alors, vous examinez la nourrice : vous trouvez la nourrice saine ou d'apparence saine, ou bien vous trouvez la nourrice contaminée avec un chancre du sein. Quelle sera votre conduite? Il faut d'abord traiter l'enfant pour lequel vous avez été mandé; il vous faut ensuite sauvegarder la nourrice si cela est possible encore, et sauvegarder la société menacée par la nourrice.

Eh bien, supposons que vous soyez appelés près d'un enfant syphilitique, la nourrice étant encore saine : votre devoir serait tout à fait différent si la nourrice était déjà contaminée.

Si la nourrice est encore saine, — c'est le cas le plus simple, — vous n'avez, Messieurs, qu'une chose à faire, mais une chose indispensable, c'est de faire suspendre, séance tenante, l'allaitement du nourrisson par la nourrice. Il le faut. Évidemment, on vous objectera : « Vous n'y pensez pas, voilà un enfant malade qui dépérit, qui est couvert d'ulcères et vous allez lui enlever sa nourrice? Mais il va succomber! » Vous n'avez pas à entrer dans ces considérations; vous devez faire interrompre immédiatement l'allaitement. On vous dira encore : « Cela ne fait rien,... la nourrice ne demandera pas mieux, nous lui donnerons une indemnité,... vous la ferez accepter. » Jamais, Messieurs, jamais, vous ne devez jouer un tel rôle. Même si la nourrice acceptait, vous devez, vous, vous opposer formellement à l'allaitement de l'enfant par cette nourrice; c'est une condition *sine qua non* qui ne souffre pas de discussion; vous allez en comprendre les raisons. Forcément la nourrice sera contaminée; elle pourra contagionner les siens, son mari, ses enfants; vous ne pouvez pas laisser faire, Messieurs : c'est pour vous une question de conscience, mais vous allez voir combien difficile est votre rôle. Comment allez-vous nourrir l'enfant? Si vous lui enlevez sa nourrice, ce n'est pas pour lui en donner une autre. Il faut le nourrir au lait stérilisé ou au lait de chèvre; mais ce qui serait le traitement de choix, ce serait une nourrice syphilitique. Une nourrice syphilitique! ce serait l'oiseau rare, pensez donc, plus rien à craindre pour elle, ce serait parfait. On peut en rencontrer, et j'en ai trouvé une, il y a quelques années, qui m'a rendu un signalé service dans un cas bien embarrassant.

C'était en 1895, au mois de janvier. On sonne un jour chez moi à 6 heures et demie du matin, et on vient me dire : « Il y a un monsieur qui désire vous parler de suite à tout prix ». Je me lève, et je me trouve en face d'un de mes anciens compagnons de volontariat, marié, à la tête d'une grosse situation en province. « Mon ami, me dit-il, il m'arrive une chose épouvantable. — Laquelle? — Voici : je me suis marié étant syphilitique, oh! non pas contagieux, mais je n'ai pas écouté les conseils d'un de tes collègues, médecin dans la ville où je demeure; il m'a fait des objections dont je n'ai pas tenu compte.

Or ma femme vient d'accoucher d'un enfant qui a des papules sur la main, et ton collègue m'a dit hier matin : « Comme ces papules peuvent être d'origine syphilitique, « il faut absolument que votre femme nourrisse. » Or, mon ami, c'est impossible, mes beaux-parents ne veulent pas s'y résoudre : « Si vous faites nourrir notre fille, vous « allez la tuer, elle est très délicate ; il faut absolument une « nourrice à son enfant. » Le médecin me dit : « Pas de « nourrice, ou alors une nourrice syphilitique ». J'ai pris le train hier soir, j'arrive de la gare et je viens te demander une nourrice syphilitique. » Je lui répondis : « Je te remercie d'avoir pensé à moi dans ton embarras, c'est si facile à trouver ! mais, tu tombes bien, pour une fois, tu as de la chance. » En effet, j'avais connu une nourrice qui avait contracté la syphilis en allaitant un enfant de l'Assistance publique, et à laquelle le tribunal venait d'accorder 10 000 francs de dommages et intérêts. Cette femme, en attendant le paiement de l'indemnité qui lui avait été allouée, restait dans une maternité hospitalière où elle nourrissait des enfants atteints de syphilis. Ce fut chose facile de la retrouver, moins facile de la décider : on y parvint à prix d'or, et cela mit fin à l'incident ; j'ai su depuis que l'enfant était bien syphilitique.

Vous voyez combien votre rôle peut être difficile et combien vous pouvez en pareil cas rendre de services.

Mais, Messieurs, si vous n'avez pas eu la chance d'avoir sous la main une nourrice syphilitique et si vous avez réglé le sort du nourrisson en lui donnant du lait stérilisé, il va falloir vous occuper de la nourrice. Sans doute, vous pourriez n'en pas avoir cure. On vous a demandé pour l'enfant, mais pas pour la nourrice. Messieurs, vous n'avez pas le droit de vous désintéresser de cette nourrice à laquelle vous avez fait suspendre l'allaitement. Sinon, qu'arriverat-il? Un jour, vous recevrez une assignation à comparaître devant un tribunal, en vertu du texte de l'article 1382 du code civil ainsi conçu :

Tout fait quelconque de l'homme qui cause à autrui un dommage, oblige celui par la faute duquel il est arrivé à le réparer.

Que se sera-t-il donc passé? Vous aurez négligé la nourrice; celle-ci s'en ira et portera la syphilis à son mari qui voudra tirer profit de la situation. Il s'enquerra, et vous fera poursuivre pour n'avoir pas prévenu la nourrice qu'elle allaitait un nourrisson syphilitique, rejetant sur vous la faute de la contamination de sa femme : vous avez causé un dommage, il vous faudra le réparer. Les choses se sont passées et se passeront ainsi que je vous les raconte.

Mais, comme médecin, vous n'avez pas le droit de prévenir la nourrice, puisque, si vous l'avertissez, vous violez un autre texte de loi, celui qui a trait au secret médical.

En effet, l'article 378 du Code pénal dit textuellement :

Les médecins, chirurgiens et autres officiers de santé, ainsi que les pharmaciens, les sages-femmes et toutes autres personnes dépositaires par état ou par profession des secrets qu'on leur confie, qui, hors le cas où la loi les oblige à se porter dénonciateurs, auront révélé ces secrets, seront punis d'un emprisonnement de un à six mois et d'une amende de 100 à 500 francs.

Eh bien, si vous prévenez la nourrice, que va-t-il se passer? La nourrice évidemment attaquera les parents de l'enfant en dommages et intérêts; alors, le père de l'enfant viendra vous trouver à son tour et vous dira : « Comment! Vous êtes mon médecin; c'est en qualité de médecin que vous avez su que mon enfant avait la syphilis et vous allez le raconter à la nourrice? Vous lui avez dit que son nourrisson était syphilitique; mais, vous n'en avez pas le droit, vous êtes tenu par le secret médical, vous avez violé le secret professionnel à mon détriment, je vous poursuis. » Messieurs, vous êtes dans une impasse et même tout à fait au fond de cette impasse. Comment allez-vous en sortir?

Je sais bien, dit M. Fournier, que dans l'application de la loi, on peut tenir compte d'un arrêt fameux de la cour de Dijon, en date du 14 mai 1868, qui tendrait à nous départir, nous médecins, du secret médical et à nous faire avertir quand même la nourrice. Cet arrêt, Messieurs, a été très controversé, il a fait verser des flots d'encre, et je le comprends, parce que, enfin, si nous en tenons compte, nous allons jouer un rôle de dénonciateurs; nous allons dénoncer à la nourrice le mal de son nourrisson. Puis, quand on commence à violer le secret médical, il n'y a pas de raison pour s'arrêter; et je suis tout à fait de l'avis de M. Fournier disant que, si on acceptait l'arrêt de la cour de Dijon, ce serait pour nous le naufrage du secret médical. Il faut reconnaître que le secret médical, qui figurait autrefois dans le serment d'Hippocrate, est une garantie considérable aussi bien pour les malades que pour les médecins. Le secret médical permet au malade de confier au médecin des choses que jamais, sans cela, il n'oserait lui dire, et grâce à ces confidences le médecin peut donner des soins rationnels.

Pour ma part, tant qu'on n'aura pas revisé la loi — peut-être pourrait-on la reviser à propos des mariages, — j'estime que nous n'avons pas le droit de nous en départir; nous devons respecter de la façon la plus absolue le secret médical, cela, au nom de notre dignité.

Alors, qu'allons-nous faire? M. Fournier a trouvé une

formule qui paraît résoudre le problème; cette formule, la voici :

« Protection sans délation. »

Cette formule peut s'appliquer de la manière suivante : Vous causez, Messieurs, en tête-à-tête avec le père de l'enfant, vous lui dites la vérité : son enfant a la syphilis, il la tient de son père et il va la communiquer à la nourrice; vous proposez un traitement; vous annoncez qu'il est impossible de continuer l'allaitement, vous en expliquez les raisons, vous grossissez un peu les choses de façon à faire entrevoir les scandales, les procès, les chantages et toutes leurs conséquences. Vous verrez alors ce que le père vous répondra.

Si vous avez affaire à un homme de cœur, à un homme d'honneur, tout ira le plus simplement du monde; il vous laissera libre d'agir à votre guise. Vous direz à la nourrice sans aucun commentaire : « Nourrice, il faut que l'enfant soit sevré, vous ne devez plus lui donner le sein. » Si elle vous demande pourquoi, vous répondrez : « Il faut qu'on sèvre l'enfant, c'est une chose indispensable. » En disant ces paroles avec autorité, elle ne vous questionnera plus, et la chose sera faite. Puis, vous conseillerez au père de l'enfant de donner à cette nourrice, renvoyée si brutalement, une indemnité pour la place qu'elle perd. Dans ce cas, la nourrice s'en ira avec une compensation, elle ne sera pas contaminée, ce sera parfait.

Mais, si, au lieu d'avoir affaire à un homme de cœur, à un homme d'honneur, vous avez devant vous un « marquis de Priola », et la chose peut arriver, je plains votre situation, car voici la réponse qui vous sera faite : « C'est très bien, Docteur, mais, mon enfant avant tout. Il contaminera sa nourrice, la belle affaire! J'indemniserai la nourrice, avec de l'argent, tout sera dit. »

Messieurs, en face d'un pareil langage, votre conduite doit être strictement la suivante : vous devez essayer par tous les moyens possibles de faire revenir cet homme sur sa détermination, en faisant appel aux sentiments d'honneur encore cachés qu'il peut avoir, pour lui montrer son indélicatesse et, si, malgré tout, vous échouez, s'il ne veut rien dire à la nourrice, s'il veut la garder, vous n'avez qu'une chose à faire : vous prenez une plume, vous rédigez votre ordonnance, car vous êtes venu pour soigner l'enfant — ne l'oubliez pas, — puis, au-dessous de vos prescriptions, avant de dater et de signer, pour qu'on ne puisse pas l'enlever, vous écrivez nettement ceci : *impossibilité absolue de continuer l'allaitement par la nourrice.* Vous datez alors et vous signez.

Quoi qu'il arrive par la suite, vous ne serez plus responsable. Si, par exemple, on veut vous attaquer devant les tribunaux, vous direz : « Permettez, j'ai défendu l'allaitement de l'enfant par la nourrice, la preuve est sur mon ordonnance, qu'on veuille bien s'y rapporter. » On ne pourra pas faire disparaître cette phrase capitale, puisqu'elle sera au-dessus de la date et de votre signature.

Ceci fait, vous direz au père : « Monsieur, nos rapports sont finis, je ne peux plus continuer à soigner votre famille, nous ne parlons pas le même langage : je m'en vais. » Il faut vous retirer, c'est indispensable.

En partant, vous ferez remarquer à votre client que la nourrice a le droit de venir dans votre cabinet de consultation, et de vous demander ce qu'a l'enfant; puis, vous lui direz : « Soyez tranquille, Monsieur, je suis tenu par le secret médical, je ne puis absolument pas révéler la maladie de votre enfant; je dirai que la nourrice ne peut pas continuer à le nourrir; cela, c'est mon devoir absolu, je l'ai écrit sur cette ordonnance, je n'en dirai pas davantage. » Vous prendrez congé de votre client, et ce sera fini.

Ce n'est pas une situation agréable, j'en conviens, mais il faut prendre les choses comme elles sont, et, tout en faisant pleinement son devoir, essayer d'avoir le moins d'ennuis et d'encourir le moins de responsabilités.

Voilà donc un premier cas envisagé : celui dans lequel l'enfant est syphilitique quand la nourrice est encore saine.

Voyons le second cas : l'enfant syphilitique a une nourrice contaminée. Qu'allez-vous faire? — Vous devez soigner l'enfant, conserver la nourrice et la traiter. Soigner l'enfant, cela va de soi et cela est très facile; conserver et traiter la nourrice, cela va devenir beaucoup plus difficile. Voici comment les choses se passent généralement dans la pratique. Vous avez examiné l'enfant et la nourrice; la nourrice présente un ou plusieurs chancres mammaires et l'enfant est recouvert de syphilides. Vous expliquez le tout au père de l'enfant. Alors, il est absolument désespéré, navré et il vous dira : « C'est une situation effroyable... Comment sortir de là? » Messieurs, vous devez ici encore être très formels et donner au père les deux conseils suivants que j'estime indispensables : avouer et payer. Il faut qu'il avoue et il faut qu'il paye; sinon, il se lancera dans les pires aventures.

En effet, si on n'avoue pas à la nourrice qu'elle est syphilitique et qu'elle est contaminée par l'enfant, on devra la traiter sans lui dire la vérité; on lui donnera « des grains de santé, des pilules rafraîchissantes, des pilules pour le lait, du sirop antiglaireux, du sirop de croissance, etc. »; ce sont les expressions généralement employées. Un jour ou l'autre, la nourrice saura ce qui s'est passé et voyez dans quelle situation vous vous serez mis!... Vous ne pouvez pas dissimuler, vous perdriez toute votre dignité. Obligez votre client à avouer, et, après avoir avoué, à payer. S'il ne veut pas avouer, s'il veut vous faire partager une semblable compromission, retirez-vous; vous ne pouvez absolument pas être de connivence avec lui et participer à une besogne aussi répugnante que celle-là. Le paiement sera le corollaire de l'aveu; vous conseillerez de payer de suite, et de ne pas dire : « Nous verrons… plus tard… nous nous arrangerons. » Non, il faut payer de suite, si vous voulez éviter à votre client les chantages, les procès et tout ce qui peut s'ensuivre. Seulement, je vous recommande vivement de ne pas intervenir dans le règlement de l'indemnité. On aura tendance à recourir à votre arbitrage, on vous dira : « Ce sont des choses que vous devez connaître,.. arrangez cela…. » Ceci ne vous regarde en aucune espèce de façon, et vous n'en retireriez que des ennuis. Les parents seront vite furieux d'avoir payé; il pourrait arriver — cela s'est vu — que l'on vous accuse d'avoir été de connivence avec la nourrice, et d'avoir dichotomisé avec elle; par conséquent, n'intervenez pas dans cette question d'argent.

Je vous ai dit qu'il faut ensuite conserver la nourrice. C'est, en effet, ce qu'il y a de plus utile pour l'enfant : une nourrice syphilitique. Malheureusement, il faut que la nourrice y consente, il faut qu'elle le veuille. Or, elle ne sera pas contente, malgré l'indemnité qu'elle recevra, d'apprendre qu'elle a été infectée; puis, cela n'est guère agréable, de donner le sein à un enfant couvert d'ulcères. Il peut se faire que la nourrice veuille quitter la famille. Messieurs, il faut absolument vous interposer pour la faire rester; c'est pour vous un devoir impérieux. Vous lui ferez bien comprendre les dangers qu'elle courrait en partant, car elle pourrait disséminer chez elle la maladie, la donner à son mari, à ses enfants. Là, votre rôle est très

net, vous devez peser sur la décision de la nourrice pour
la faire rester.

Telle doit être la conduite du médecin pour la protection
de la nourrice dans la famille.

J'arrive à la contamination de la nourrice par l'enfant
syphilitique de l'Assistance publique, dans les maternités ou
à la campagne. Les nourrices sont souvent contaminées ; on
leur donne alors une indemnité dont le chiffre varie de
6 000 à 10 000 francs en général. Mais comment éviter les
contaminations ? Il faut examiner sérieusement les enfants
avant de les donner à la nourrice, il faut faire un examen
fréquent des enfants assistés à la campagne, or vous savez
que parfois cette surveillance n'existe pas. Une enquête
faite, il y a quelques années, par des membres du Conseil
général de la Seine, a mis en lumière des faits désolants, et
prouvé même que certaines complaisances politiques avaient
couvert des médecins n'ayant pas fait leur devoir. On doit,
Messieurs, réprouver énergiquement de pareils actes.

Comme mesures prophylactiques, on a proposé l'obligation, pour les enfants, de présenter des certificats de santé
aux nourrices sur lieu ou aux nourrices dans les bureaux de
placement. Cela paraît en pratique bien difficile, mais ce
serait d'une justice élémentaire.

Quand, dans une famille, on désire une nourrice, on
vous charge, vous, le médecin, d'examiner la nourrice,
pour voir si elle ne peut pas contaminer l'enfant ; vous
voyez la nourrice des pieds à la tête, vous l'auscultez,
vous la regardez de tous côtés, vous vous livrez même sur
elle à des inquisitions intimes pour rechercher si elle n'a
pas la syphilis. La nourrice consent à l'examen ; mais, il
devrait y avoir une loi, un règlement qui donne le droit à
la nourrice de faire examiner par un médecin de son choix

l'enfant qu'on va lui donner, et les frais de cet examen devraient incomber aux personnes qui demandent des nourrices, et liquidés au moment du règlement dans les bureaux de placement. Ce serait un acte de justice sociale. Du moment que l'on exige l'examen de la nourrice, elle doit pouvoir, exiger l'examen de l'enfant; il doit y avoir bilatéralité dans le contrat [1].

J'arrive à la troisième proposition : à la contamination de l'enfant par une nourrice syphilitique ou par une nourrice en incubation de syphilis.

Vous examinez, Messieurs, une nourrice complètement, elle vous paraît saine; mais elle est en incubation de

---

1. Cette leçon avait été faite, quand M. Gailleton tenta de solutionner à nouveau le problème de la prophylaxie antisyphilitique des nourrices devant la Société de médecine de Lyon.

Il me paraît utile d'exposer ici le résumé de la communication de M. Gailleton, tel que l'a publié le *Bulletin médical* (1er juin 1904, p. 511).

M. Gailleton distingue trois groupes de nouveaux-nés : les porteurs de lésions spécifiques, les suspects, les bien portants en apparence, et il propose de prendre vis-à-vis de chacun de ces groupes les mesures suivantes :

a) *Tout enfant porteur de lésions spécifiques* doit être allaité par la mère. En cas d'impossibilité absolue, il sera élevé au biberon; il ne sera jamais donné à une nourrice.

La même règle de conduite sera adoptée à l'égard *d'enfants nés de parents syphilitiques*, que la maladie des parents soit récente ou ancienne, qu'elle ait frappé les deux géniteurs ou l'un d'eux seulement, et quel que soit le bon état de santé apparente du nouveau-né.

b) Seront considérés comme *suspects* et ne seront confiés à une nourrice qu'après une période d'épreuve de quatre à six semaines pendant laquelle ils seront nourris par la mère ou artificiellement :

L'enfant né de parents inconnus (enfants exposés).

L'enfant né de parents sur lesquels les renseignements fournis par l'examen direct et par l'interrogatoire sont incomplets (père absent ou inconnu).

L'enfant présentant les petits signes de la syphilis héréditaire, et, en première ligne, la *lourdeur du placenta*, la *déviation de la courbe d'accroissement*, *l'aspect vieillot, cachectique*, etc.

c) Les nouveaux-nés envoyés en nourrice soit par les familles, soit par syphilis, et, dans dix, quinze ou vingt jours, elle sera contagieuse. Que devez-vous faire? Ceci dépendra absolument de la question suivante : savoir si l'enfant est infecté ou s'il ne l'est pas. Si l'enfant est infecté et si la nourrice est infectée, vous vous trouvez en présence de deux malades : la nourrice avec un chancre du sein, et l'enfant avec un chancre plus ou moins récent de la bouche, de la langue ou du visage. Il faut, Messieurs, traiter les deux malades, il faut continuer l'allaitement, et il faut conserver la nourrice malgré les parents; il est indispensable pour cet enfant syphilitique de garder sa nourrice syphilitique.

Supposez que la nourrice soit infectée et que l'enfant ne le soit pas encore. Qu'allez-vous faire? Suspendre ou con-

les administrations hospitalières, sont expédiés à la campagne dans les deux ou trois premiers jours qui suivent l'accouchement. Ce *modus agendi* enlève toute garantie au point de vue de la prophylaxie des nourrices, puisque les symptômes spécifiques font souvent défaut chez le nouveau-né dans les premiers jours de la naissance. Il est donc de toute nécessité de reculer le moment où l'enfant doit être envoyé en nourrice. Il faudrait le garder de quatre à six semaines pendant lesquelles la mère le nourrirait. Pratiquement, la chose serait difficile à réaliser pour le moment et M. Gailleton s'arrête provisoirement aux mesures suivantes :

« Dans les Maternités, les accouchées seront gardées pendant quinze jours. Les femmes mariées et filles-mères qui veulent nourrir leur enfant et qui, pour des motifs particuliers, seraient obligées de partir plus tôt, seront invitées à venir à la consultation de nourrissons annexée à chaque Maternité. Des primes spéciales et suffisantes seront affectées à encourager cet allaitement maternel.

« Les filles-mères qui ne veulent pas garder leur enfant seront hospitalisées pendant une période supplémentaire, de deux à quatre semaines, et pendant ce temps donneront le sein à leur enfant.

« En cas de refus absolu par l'accouchée de prolonger son séjour pendant cette période, le nouveau-né sera nourri artificiellement.

« Il sera créé une annexe, nourricerie et pouponnière, dans laquelle seront transférés les mères et les nouveaux-nés pendant la période d'observation qui suivra leur sortie de l'hôpital.

« Comme mesures transitoires et applicables immédiatement : fixer à quinze jours la durée d'hospitalisation des accouchées; faire visiter le nourrisson tous les dix jours pendant le premier mois de son arrivée chez la nourrice. »

tinuer l'allaitement? Les deux opinions sont plausibles et sont défendables, en raison des grandes chances de contagion de l'enfant. Si on suspend l'allaitement, et si l'enfant est nourri au lait stérilisé, il pourra être infecté ou ne pas l'être, c'est une question qu'on ne peut pas résoudre; on ne peut savoir s'il est ou non en incubation de syphilis. Il est important de déterminer quand on pourra donner une autre nourrice à cet enfant. Ce ne sera pas avant six ou sept semaines, pour que l'invasion de la syphilis ait eu le temps de se manifester.

Comment pourrait-t-on faire pour éviter la contagion d'une nourrice en incubation de syphilis? Ce serait d'exiger de toute nourrice ayant allaité un enfant, un certificat constatant que l'enfant allaité n'était infecté d'aucune maladie contagieuse, et de n'admettre dans les bureaux de placement que les nourrices présentant ce certificat. Cette solution désirable exposerait peut-être à des altérations, à des fraudes, et elle ne saurait encore être acceptée. Mais j'estime que cette question devrait être étudiée au double titre de la protection de l'enfant contre la nourrice et de la nourrice contre l'enfant; c'est là un point sur lequel j'insiste encore parce qu'il n'est pas admissible que la nourrice soit désarmée et que l'enfant seulement soit protégé.

Voilà ce que je voulais dire de cette question délicate et difficile de la prophylaxie de la syphilis dans la famille et de la défense de la nourrice par le médecin. Tout cela, je me plais encore à vous le répéter, je vous l'ai enseigné d'après la doctrine même de M. Fournier; dans sa clarté, elle ne prête à aucune équivoque.

Dans la séance prochaine, je vous parlerai de la défense de la collectivité contre le péril vénérien par les moyens répressifs, en traitant de la réglementation de la prostitution et de la police des mœurs.

ONZIÈME LEÇON

Messieurs,

Dans la dernière leçon, j'ai traité de la défense sociale
contre le péril vénérien par la prophylaxie dans la famille
et par la protection des nourrices. Aujourd'hui, je vais continuer cette étude en abordant la prophylaxie par la répression
de la prostitution, et le fonctionnement de la police des
mœurs à Paris.

C'est là un sujet délicat, et un sujet difficile que j'exposerai, je l'espère, sans heurter vos convictions.

On a pensé de tout temps que soigner la syphilis était
insuffisant et qu'il fallait réprimer la prostitution pour
venir à bout des maladies vénériennes. C'est là une question facile peut-être à poser, mais difficile à résoudre, et
je dois d'abord vous dire l'esprit dans lequel je veux la
comprendre. Vous n'aurez pour cela qu'à vous souvenir
de la belle devise qui couronne le front du grand amphi-

théâtre, devise certainement gravée dans votre mémoire :

Ad cædes hominum prisca amphitheatra patebant,
Ut longum discant vivere nostra patent

. . . .

Ut longum discant vivere : Pour qu'ils apprennent à vivre longtemps. C'est là le but suprême de la médecine : faire vivre les hommes aussi longtemps que possible; or, le péril vénérien les empêchant d'une façon majeure de vivre longuement, essayons de le combattre en médecins, c'est-à-dire en éleveurs de la race humaine, en hommes qui veulent faire de la zootechnie humaine, selon la belle expression de M. Cazalis, en hommes qui ne s'embarrassent ni des questions confessionnelles, ni des questions politiques qui ont obscurci toute cette question. Essayons de combattre le péril vénérien en gens de bon sens, empreints de l'esprit de justice, d'équité, d'humanité, lié indissolublement à notre caractère de médecins.

Médecins, nous disons : la syphilis est une maladie comme une autre, le syphilitique est un malade comme les autres. Or que faisons-nous contre les maladies? Nous essayons de les combattre par des mesures thérapeutiques, et nous essayons de les prévenir par des mesures prophylactiques; pourquoi ne ferions-nous pas de même contre les maladies vénériennes?

Pourquoi ne pas prendre des mesures identiques à celles que nous prenons contre la rougeole, la variole, la fièvre typhoïde? Pourquoi ne pas prendre des mesures semblables à celles qui règlent l'exercice de certaines industries, dites « classées », de certaines industries insalubres, de certains commerces dangereux? Eh bien! Messieurs, si, déjà, vous voulez bien admettre ces propositions, vous allez voir combien tout le reste va se sim-

. plifier, et certainement vous approuverez, comme moi, les paroles d'un homme qui vient de succomber, du regretté Duclaux, paroles empreintes des idées de justice nette et intégrale, que ne connaît guère la société présente :

Rendez donc au droit commun toutes ces malheureuses qui exploitent une denrée qui a cours et qui rencontre ou même sollicite des acheteurs [1]. Je conviens que ce commerce ne comporte pas beaucoup de grandeur morale, bien qu'il ne ravale pas au dernier degré toutes les femmes qui s'y livrent. Je ne parle que de la marchande parce qu'il est convenu, n'est-ce pas, qu'il ne ravale pas du tout l'acheteur et ne lui enlève rien de ce qu'il mérite dans l'estime publique. Dites donc encore que ces femmes lorsqu'elles s'adressent au public sont libres de leurs actes, à trois conditions : 1° que le marché soit ce que les Anglais appellent un *fair play*, se fasse franc jeu, c'est-à-dire soit conclu entre gens compétents, ce qui en exclut les mineurs et les mineures; 2° que l'exécution du marché soit tenue secrète, afin de ne pas provoquer des compétences prématurées ou blesser le sentiment général; 3° qu'il n'y ait aucun vice rédhibitoire caché, amenant des surprises coûteuses, ce qui revient à dire que les contractants soient sains l'un et l'autre. L'État intervient bien entre un maquignon trop habile et un acheteur trop confiant, et cela sous prétexte de dol. Il n'y a pas moins dol quand le marché de tout à l'heure tourne à mal pour un de ceux qui l'ont conclu, et si la loi permettait au trompé de se retourner contre le trompeur, non seulement elle ferait que tout le monde se surveillerait davantage, mais encore elle ne ferait que donner une existence légale à la pratique des courtisanes de Venise, déposant de l'argent chez leur banquier, en garantie pour ceux qui auraient emporté de chez elles quelque chose de plus que ce qu'ils y étaient venus chercher.

Voilà l'esprit dans lequel j'examinerai cette question délicate, je l'examinerai en médecin qui s'occupe des

1. Duclaux, *Hygiène sociale*, Paris, 1902, p. 248.

choses du corps et non de l'esprit, et j'y entre de plain-pied en regardant ce qu'est la prostitution, et en voyant s'il est possible d'y porter remède au point de vue de l'extension des maladies vénériennes.

Qu'est-ce que la prostitution, et comment peut-on définir une prostituée?

Un de nos maîtres a dit: « Une prostituée, c'est toute femme qui, en dehors du mariage, se livre à l'homme qu'elle désire, qui lui plaît et auquel elle veut plaire. »

C'est là une boutade, penserez-vous comme moi, et vous aurez raison.

Avec MM. Richard et Le Pileur, j'adopte la définition du Digeste : La prostituée, c'est celle qui se donne *palam, sine delectu, pecuniâ acceptâ*, c'est-à-dire : *palam*, publiquement; *sine delectu*, sans choix; *pecuniâ acceptâ*, pour de l'argent.

La prostitution comprend toutes les classes de prostituées; c'est évidemment une maladie morale, et ce n'est pas à moi d'en rechercher les causes; je laisse ce soin aux moralistes et aux sociologues. La prostitution a existé de tout temps, je crains bien qu'elle n'existe encore longtemps, pour ne pas dire toujours.

Quelles sont les modalités de la prostitution à Paris, et d'abord quel est le nombre des prostituées parisiennes?

Ici, les passions vont entrer en jeu et, selon les idées favorables ou défavorables des uns ou des autres, nous verrons les chiffres des prostituées à Paris osciller entre 20 000 et 80 000 : si nous prenons la moitié de ce dernier chiffre, nous voyons qu'il y a de 40 000 à 50 000 prostituées parisiennes, et je crois bien encore être au-dessous de la vérité.

Comment classe-t-on les prostituées?

On les classe en deux catégories, les insoumises et les

soumises, les insoumises faisant partie de la prostitution clandestine, la plus nombreuse de toutes. On ne peut reconnaître et atteindre cette dernière classe que par l'action de la police des mœurs.

Les soumises, infiniment moins nombreuses, comprennent les femmes séjournant dans les maisons de tolérance, dans les maisons de rendez-vous, et celles qui sont inscrites sur les registres de la préfecture de police, les filles en carte.

Examinons ces trois classes de prostituées soumises, et, d'abord, parlons des prostituées recluses dans les maisons de tolérance. Tout ce que je vais vous dire des maisons de tolérance et des maisons de rendez-vous est extrait du rapport si documenté de M. Adrien Mithouard, conseiller municipal de Paris [1].

Le nombre des maisons de tolérance diminue progressivement; en quinze ans, leur nombre est tombé, de l'année 1888 à l'année 1903, de 69 à 47; à l'heure présente, il n'y a plus que 47 maisons de tolérance à Paris, et le nombre des filles qui y sont enfermées est tombé de 772 en 1888, à 379, actuellement; les 47 maisons existantes comprennent 26 maisons avec estaminet, 18 maisons sans estaminet et 3 maisons en banlieue avec estaminet.

Pourquoi cette diminution des maisons de tolérance à Paris, depuis 15 ans?

---

1. Le Conseil municipal de Paris, en 1903, a chargé sa Deuxième commission d'étudier la Prostitution et la Police des mœurs. Cette étude est exposée dans trois rapports remarquables parus au début de l'année 1904, et que j'ai largement mis à contribution :

I. — Rapport général, par M. Henri Turot;

II. — Rapport sur les maisons de tolérance et de rendez-vous, par M. Adrien Mithouard;

III. — Rapport sur la réglementation au point de vue juridique et la réglementation imposée aux hôteliers et débitants, par M. Maurice Quentin.

Il y a des raisons multiples à cette diminution. D'abord, beaucoup ont été démolies par le passage de voies nouvelles et n'ont pu se réinstaller dans ces rues nouvelles, en raison de la disposition préfectorale exigeant que la maison soit occupée tout entière par le tenancier. Ensuite, elles ont diminué parce que, pour beaucoup d'entre elles, le commerce n'est plus rémunérateur; la prostitution clandestine leur a fait une concurrence considérable dans les concerts, les cafés, et, surtout par les maisons de rendez-vous qui les ont supplantées progressivement. Enfin, ces maisons ont encore diminué pour des raisons d'ordre intime psychique, parce que certains clients, animés de sentiments idéalistes, ne pouvaient y trouver ce qu'ils y cherchaient, et ceci, au grand bénéfice de la prostitution clandestine.

Dans les maisons de tolérance, les filles sont visitées d'une façon régulière par un médecin du Dispensaire de salubrité de la préfecture de police, et il est intéressant pour nous de savoir si la visite médicale de ces maisons offre une sécurité quelconque. J'ai vu jadis beaucoup de chancres et de blennorragies prises dans ces maisons. Néanmoins, la sécurité est bien plus grande qu'on ne peut le supposer, surtout depuis quelques années, depuis 1901.

En 1901, dit M. Mithouard, les femmes des maisons de tolérance ont subi 24 431 visites, et, sur ce nombre de visites, on a reconnu 8 femmes syphilitiques et 9 femmes atteintes d'affections vénériennes non syphilitiques.

En 1902, les femmes ont subi 25 927 visites, on a constaté un seul cas de syphilis, et 4 cas d'affections vénériennes non syphilitiques.

En 1903, les femmes ont subi 24 719 visites, on n'a constaté aucun cas de syphilis et seulement 8 cas de maladies vénériennes non syphilitiques.

Par conséquent, vous voyez qu'au point de vue de la sécurité médicale, les maisons de tolérance offrent certainement une valeur réelle. Je vous disais que depuis 1901 ces visites étaient réellement efficaces, pourquoi? Parce que, depuis 1901, il est interdit d'amener des mineures dans les maisons de tolérance et que, pour la prostitution des filles soumises, comme celle des insoumises, ce sont les mineures qui contagionnent et contaminent le plus. Le régime imposé aux maisons de tolérance est donc efficace, mais il y a dans leur existence trois choses révoltantes, dit M. Mithouard, et je partage complètement son avis. La première, c'est la présence du patron, présence d'ailleurs interdite, qui fait de lui un vrai souteneur légal. La seconde, c'est l'habitation des filles en commun. Dans les maisons des quartiers populeux, la chambre de passe sert aux filles pour y dormir; mais il n'en est pas de même dans les quartiers riches où la chambre de passe ne sert qu'aux clients; pour dormir, toutes les filles se trouvent réunies dans une sorte de dortoir, qu'elles appellent le « bahut », mot qui exprime assez le dédain avec lequel elles le considèrent. Le bahut est en général relégué sous les combles, dans un espace où l'air manque, local où sont serrés les uns contre les autres des lits en nombre insuffisant, obligeant les femmes à coucher à deux dans le même lit, ce qui est absolument immonde et répugnant. Puis, il y a une troisième chose qu'on ne peut pas accepter, c'est la présence de l'estaminet dans les maisons de tolérance. Cet estaminet existe surtout dans les maisons d'ordre inférieur où l'on fait boire le client le plus possible, car c'est ce qui rapporte le plus. Les filles sont forcées de boire avec le client, et alors ces malheureuses deviennent tuberculeuses par le bahut, alcooliques par l'estaminet, souvent syphilitiques par le client; Messieurs, c'est complet.

Voilà ce que j'avais à vous dire du régime actuel des maisons de tolérance et de leur fonctionnement.

J'arrive maintenant aux maisons de rendez-vous.

Les maisons de rendez-vous restaient ignorées de la police jusqu'en 1900; mais en 1900, la police a cru devoir s'occuper de ces maisons, en raison de leur nombre sans cesse croissant et aussi des dangers qu'elles pouvaient faire courir; depuis 1900, les maisons de rendez-vous sont dans une situation officieuse vis-à-vis du préfet de police, ceci a permis de les classer et de savoir exactement ce qui s'y passait.

Chose surprenante, le contrôle n'est pas le même dans toutes ces maisons, et cette différence tient uniquement au tarif des passes. Lorsque ce tarif est au-dessus de 40 francs, c'est presque la liberté absolue pour la maison, et on n'exige d'elle que d'être à peu près renseigné sur l'état social des femmes qui y viennent, et l'assurance de n'y pas recevoir des mineures.

Au contraire, lorsque le tarif des passes est au-dessous de 40 francs, il existe des règles spéciales, un peu plus strictes, mais beaucoup moins complètes que pour les maisons de tolérance. La préfecture impose aux femmes des visites faites par des médecins agréés par elles, et ces médecins ont constaté les faits suivants qui nous intéressent.

En 1900, il existait 64 maisons de rendez-vous contenant 235 pensionnaires; on a trouvé 6 femmes atteintes de maladies vénériennes.

En 1901, il existait 60 maisons avec 246 pensionnaires, et les visites médicales ont décelé 3 femmes atteintes de maladies vénériennes.

En 1902, il existait 60 maisons contenant 236 pensionnaires, et les visites médicales n'ont permis de rencontrer qu'une seule femme atteinte de maladie vénérienne.

En 1903, dans 76 maisons de rendez-vous contenant 313 femmes, il y a eu 6 femmes atteintes de maladies vénériennes.

Somme toute, vous voyez que le nombre des malades trouvées dans les maisons de rendez-vous est presque insignifiant; elles offrent une sécurité presque aussi grande que celle des maisons de tolérance. Mais, certaines mesures prises dans les maisons au-dessous de 40 francs ont soulevé des protestations et ont été très combattues. On exige de la tenancière de ces maisons qu'elle note sur un registre le nom, l'âge, la profession et le domicile de la femme qui vient y faire un séjour plus ou moins long, car les femmes n'y sont pas recluses comme dans les maisons de tolérance; on exige l'adjonction à ce registre d'une photographie de la femme. Lorsque le registre est complet, on l'envoie à la Préfecture de police, au second bureau, où l'on peut retrouver plus tard toutes ces photographies. Comme un certain nombre de femmes mariées se rendent, dit-on, dans les maisons de rendez-vous, la présence de ces photographies peut avoir assez d'inconvénients et, sous la pression de plus en plus grande de l'opinion, on a dû renoncer à la photographie, et se borner à demander seulement le nom, l'âge et la condition de la femme.

Voilà ce que j'avais à vous dire du fonctionnement des maisons de rendez-vous; j'arrive maintenant à la situation des prostituées soumises, des filles en carte.

Le nombre des filles soumises isolées a été en augmentant depuis 1872, contrairement au nombre des filles recluses dans les maisons. En 1872, il y avait 3 166 filles isolées inscrites à la Préfecture; en 1903, il y a 6 031 filles isolées qui y sont inscrites. La police des mœurs surveille les filles soumises isolées et surveille aussi les insoumises;

celles-là, leur nombre est très variable, de 40 à 50 000, vous ai-je dit, et je vous le répète, je crains que ce chiffre ne soit au-dessous de la vérité.

Dans chaque arrondissement, la police des mœurs, qui a la surveillance des filles soumises et des filles insoumises, comprend 5 gardiens de la paix ne portant pas l'uniforme (tous ces renseignements sont tirés du rapport de M. Henri Turot, conseiller municipal de Paris). La police des mœurs comprend donc dans chaque arrondissement, 5 gardiens de la paix, sans uniforme, puis, en plus, une brigade mobile de 100 hommes, dont 75 sont affectés à la recherche des malfaiteurs et dont 25 surveillent les filles insoumises.

La police des mœurs relève directement du second bureau de la préfecture de police, placé sous la direction d'un chef de division, M. Honnorat, homme d'une humanité parfaite, qui accomplit ses fonctions délicates avec un grand tact dans l'esprit le plus libéral où puisse le laisser l'exécution des règlements. On a souvent et énergiquement protesté contre le fonctionnement de ce second bureau, parce que c'est là que, sans aucune garantie, livrées complètement à l'arbitraire d'un fonctionnaire, les filles sont interrogées et mises en carte. Quand le bureau est, comme à l'heure actuelle, sous la direction d'un homme comprenant ses devoirs dans le sens le plus libéral et le plus large, on n'a ni scandale, ni procédé arbitraire à redouter; mais la situation peut être tout autre, si le fonctionnaire préposé à cet emploi est animé de sentiments différents; c'est là le plus grave des reproches qu'on ait pu adresser à ce second bureau.

Encore que cela ne soit pas d'ordre tout à fait médical, je dois vous indiquer les opérations de la police des mœurs en 1903. Comme vous allez le voir, elle n'a pas perdu son temps. Elle a surveillé 6 418 soumises dont 387 dans les maisons de tolérance et 6 031 isolées. Le service de la police des mœurs a arrêté 55 000 soumises, par conséquent près de dix fois la même femme, et il a arrêté seulement 2 826 insoumises dont 1 720 mineures. Il a inscrit 781 insoumises, dont 478 majeures, et, retenez bien ce chiffre, 303 mineures. Il a rayé de l'inscription 1 299 filles : 31 par décès, 41 par suite de mariage, 44 par décision spéciale, et 1 183 par disparition.

Les filles soumises punies pour infractions aux obligations portées sur leur carte, sont envoyées à Saint-Lazare, dans une section spéciale, je le veux bien, mais somme toute dans une maison d'arrêt, avec une entrée unique où pénètrent des condamnées de droit commun.

Vous avez vu que la police des mœurs a inscrit en 1903 303 mineures ; c'est là quelque chose d'effroyable, et cependant elle n'a pas pu faire autrement, dans l'intérêt de la santé publique, car il n'existe pas de loi permettant aujourd'hui de pouvoir traiter les mineures comme des vagabondes et d'assurer leur transport dans des maisons spéciales ; on ne peut les empêcher de descendre à nouveau sur la voie publique, où leur relèvement devient de plus en plus incertain, pour ne pas dire impossible. Messieurs, quelle situation morale, et combien il importe d'y porter remède ! Savez-vous pourquoi les mineures sont si vite atteintes du mal vénérien ? M. Turot nous le raconte dans son rapport, où nous apprenons que des fillettes de 13 ans sont arrêtées dans la rue par la police des mœurs. « Une des causes, dit M. Lépine, qui fait que les cas de syphilis sont fort fréquents chez les mineures, c'est le préjugé qui subsiste encore et qui fait croire à certains hommes qu'on se débarrasse de l'affreuse maladie en la communiquant à une vierge [1]. » Qui nierait, après de tels faits, la nécessité absolue d'éduquer le peuple sur le péril vénérien?

Voilà ce que j'avais à vous dire des filles soumises, et j'arrive maintenant aux filles insoumises, à la prostitution clandestine. Ici, il n'y a aucune règle, aucune loi; la prostitution fait tous les jours des progrès nouveaux et emploie tous les moyens; ces moyens, vous les connaissez, il est inutile de vous les rappeler. Qu'il vous suffise de savoir qu'on voit la prostitution clandestine dans les débits de vin, chez les marchands de divers objets, sur la voie publique, dans les music-halls; elle est partout, elle use pour attirer et pimenter l'attention de trucs ingénieux, je n'ai pas à m'y appesantir. Cette prostitution est pour nous, médecins, absolument navrante, c'est elle qui sert à diffuser le plus les maladies vénériennes. Tout à l'heure, vous verrez dans un travail remarquable de M. Le Pileur une formule effroyable, touchant la prostitution des mineures, et vous comprendrez combien tout cela est désolant.

Voilà ce que j'avais à vous dire de la prostitution à Paris, de ses diverses modalités et de la répression administrative exercée contre elle par la police des mœurs. Nous allons voir maintenant s'il n'est pas possible de la mieux réglementer, et l'accord unanime sur les faits déplorables que je viens de vous exposer va cesser de suite, dès qu'il s'agira de modifier ce qui existe. Alors va immédiatement commencer la grande querelle des abolitionnistes et des réglementaristes.

Qu'est-ce que c'est que les abolitionnistes et les réglementaristes? C'est bien simple, les abolitionnistes sont ceux

1. Henri Turot, *Rapport général sur la prostitution et la police des mœurs*, 1904, p. 45.

qui voudraient l'abolition de tous les moyens de répression
de la police des mœurs, et, au contraire, les réglementaristes sont ceux qui voudraient une réglementation plus
grande et plus efficace de la prostitution.

La fondatrice de l'abolitionnisme fut, en 1875, une
anglaise, Mme Joséphine Butler, épouse du Révérend Butler,
docteur en théologie, recteur du collège de Liverpool et
chanoine de Winchester. Mme Joséphine Butler, avec une
ardeur sans égale, parvint, par une série de conférences
et par une propagande très bien faite, à fonder la Fédération abolitionniste internationale recrutée d'abord dans le
monde protestant des pasteurs et des quakers, puis dans
les associations féminines. La Fédération fit une campagne
extrêmement active, non seulement en Angleterre, mais
encore sur le continent; aussi elle obtint en 1886 le rappel
des *Acts*, comme on les appelle en Angleterre. Les *Acts*,
dénommés encore *contagious diseas Acts*, étaient des
décrets, des réglements exerçant une surveillance sanitaire
et morale sur les femmes vivant dans les garnisons et dans
les ports; l'abolitionnisme, par le mouvement d'opinion
qu'il s'est efforcé de développer en Angleterre, est arrivé à
faire rappeler les *Acts*, et, à l'heure actuelle, dans ce pays,
la prostitution est absolument libre. Depuis, l'abolitionnisme a fait de grands progrès; il est défendu en France
par des hommes remarquables, à Paris, par MM. Landouzy,
Gaucher, Queyrat, Paul Berthod, etc.; à Lyon, par
MM. Gailleton et Augagneur; je ne parle ici que des
médecins.

Quels sont les reproches adressés par les abolitionnistes
aux réglementaristes?

Les abolitionnistes disent : la réglementation est illégale,
elle repose toute entière sur une ordonnance bien vieillotte, qui date du lieutenant de police Lenoir en 1778; et,

en effet, l'article 5 de l'ordonnance du 6 novembre 1778 concernant les femmes et filles de débauche dit textuellement ceci, que vous trouverez dans tous les codes français[1] et dans le rapport de M. Maurice Quentin, conseiller municipal de Paris :

« Enjoignons à toute personne tenant hôtels, maisons, et chambres garnies au mois, à la quinzaine, à la huitaine, à la journée, etc., d'inscrire de suite, par jour et sans aucun blanc les personnes logées chez elles par noms, surnoms, qualités, pays de naissance et lieux de domicile ordinaire sur les registres de police qu'elles doivent tenir à cet effet, cotés et paraphés par le commissaire du quartier, et de ne souffrir dans leurs hôtels, maisons et chambres aucunes gens sans aveu, femmes ou filles de débauche se livrant à la prostitution, de mettre les hommes et les femmes dans des chambres séparées, et de ne souffrir dans des chambres particulières des hommes et des femmes prétendus mariés qu'en présentant par eux des actes en forme de leur mariage ou en le faisant certifier par écrit, par des gens notables et dignes de foi; le tout, à peine de 200 livres d'amende. »

Nous n'en sommes plus là, aujourd'hui, et nous ne voyageons pas toujours avec notre contrat de mariage. Cette ordonnance est vieillotte et moisie, comme dit M. Fournier; elle expose souvent à l'arbitraire, car il est avéré que des descentes de police se font dans certains hôtels et pas dans d'autres, tout aussi suspects, pour des raisons que je n'ai pas à exposer ici, mais que vous pouvez soupçonner facilement. Oui, tout cela est bien vieux et demande à être remanié.

La réglementation est injuste, disent les abolitionnistes,

---

1. H.-F. Rivière, *Codes français et Lois usuelles. Lois usuelles*, p. 11, Paris, 1882.

et il faut traiter l'homme comme la femme. La réglementation, ajoutent-ils, est impudique, obscène, cynique, à cause de la visite corporelle infligée à la femme, et, alors, les puritains et les puritaines de tomber sur les médecins. Voici quelques expressions que j'ai relevées, et dont vous êtes, vous, Messieurs les étudiants, et dont nous sommes, nous, médecins, joliment gratifiés. « Ils souillent le berceau de l'humanité, disent les uns. En violant les femmes, ils violent leur propre mère, disent les autres. Ce sont des canailles scientifiques, ajoutent les troisièmes. On sait ce que valent les étudiants en médecine de Paris; ce sont les douaniers de la syphilis; ils exercent le sacerdoce du spéculum. » Telle est la manière dont on nous traite. Ces personnes trouveraient pourtant très bien et exigeraient même peut-être qu'on examinât la nourrice de leurs enfants ou de leurs petits-enfants, en se livrant sur elle aux inquisitions intimes dont je vous parlais dans la dernière séance. Tout cela, ce sont des mots et pas autre chose.

La réglementation est corruptrice, a-t-on dit; je vous demande un peu pourquoi et comment.

Elle est immorale, elle est insuffisante, donc elle est inutile. Oh! c'est là le reproche le plus grand qu'on a pu faire à la réglementation. Vous avez vu tout à l'heure qu'il y avait 6 031 filles soumises en carte et qu'il n'y avait pas tout à fait un millier de filles dans les maisons de tolérance et de rendez-vous. Eh bien, 7 000 femmes surveillées d'une façon plus ou moins efficace sur 40 ou 50 000, évidemment ce n'est pas assez, et c'est là, certainement, à mon avis à moi, médecin, le plus gros grief à faire à la police des mœurs.

Telles sont les réponses des réglementaristes. Laissons les abolitionnistes continuer la discussion.

Écoutez ce que dit M. Queyrat à la *Société de Prophylaxie*, le 11 novembre 1903; son programme est très beau, comme vous allez en juger :

« 1° Éducation morale plus élevée de l'homme et de la femme.

« 2° Morale égale; responsabilités égales, pour l'homme comme pour la femme.

« 3° Propreté de la rue comprenant la suppression du racolage masculin et féminin et la suppression des étalages immoraux.

« 4° Suppression de la police des mœurs, de la mise en carte des filles et de l'arbitraire de la police, remplacés par la responsabilité civile et pénale de la contamination vénérienne.

« 5° Transformation de Saint-Lazare, ne relevant plus de la préfecture de police, mais devenant un hôpital-prison, où les malades (hommes et femmes), condamnés par les tribunaux pour cause de délit vénérien, purgeraient leur peine; annexion au nouveau Saint-Lazare d'un dispensaire où les femmes vénériennes viendront se faire traiter sans crainte, et dont nos collègues de Saint-Lazare seront, ainsi que de l'hôpital, les excellents médecins et les chirurgiens.

« 6° Organisation meilleure des hôpitaux pour les vénériens.

« 7° Encouragement aux œuvres de relèvement moral, telles que celle que dirige avec tant de dévouement notre distinguée collègue Mme Avril de Sainte-Croix. »

La réglementation a rendu des services, fait remarquer M. Paul Berthod, mais elle doit être modifiée et modernisée. « Nous voulons, dit-il, le rang commun et l'assistance facilitée pour les maladies vénériennes, le droit commun pour les prostituées : donc pas de mesures d'exceptions, pas de surveillance policière qui les tare. Nous voulons aussi l'instruction populaire et la responsa-

bilité relativement aux maladies vénériennes comme pour
les autres maladies transmisibles, comme aussi pour la
paternité[1]. »

Voilà ce que disent les abolitionnistes.

Les réglementaristes leur opposent un argument qui a
une très grande valeur. Cet argument, comme dit
M. Fournier, c'est celui du bon sens, et le bon sens nous
dit : « Une fille affectée de plaques muqueuses est internée
aujourd'hui, à Saint-Lazare, je suppose. Que fera-t-elle ce
soir ou cette nuit? Elle y dormira inoffensive, qu'eût-elle
fait ce soir ou cette nuit, si elle eût été libre? Elle eût
sûrement transmis la syphilis à un ou plusieurs hommes. »
L'opinion de M. Fournier est incontestablement vraie.

Je vais maintenant vous lire quelques paroles d'un
homme, réglementariste avéré, connaissant à fond la
question, et qui se laisse cependant aller à accepter en
partie le programme des abolitionnistes, je veux parler de
M. Le Pileur, médecin de Saint-Lazare; il a fait à la *Société
de Prophylaxie* un rapport remarquable, le 10 juillet 1902.
« Quoique réglementariste convaincu, je suis de ceux, dit-il,
qui veulent le progrès même avec des moyens radicaux,
sans nuire cependant à la Société et en suivant autant que
possible l'ordre logique des choses.

« Dix années d'observations prises à l'infirmerie de Saint-
Lazare m'ont permis d'établir la formule suivante qui caractérise la prostituée :

> Déflorée à. . . . . 16 ans.
>
> Prostituée à . . . . 17 ans.
>
> Syphilisée à . . . . 18 ans.

« De cette formule, découlent les deux corollaires suivants :

---

1. Paul Berthod, *Raccourcis de médecine sociale et professionnelle*, Paris
1903, p. 447.

1° La prostitution est une maladie morale fatale, surtout dans les grandes agglomérations.

2° La prostitution est le principal facteur des maladies vénériennes et en particulier de la syphilis.

« En présence de ces vérités, peut-on se borner à énumérer les revendications des abolitionnistes et à montrer simplement pour toute réponse ce qu'elles ont d'exagéré, d'erroné même et de peu pratique? — Certainement non, il y a quelque chose de plus à faire, soit pour arrêter le plus de femmes possible sur le bord de ce gouffre, soit pour améliorer la réglementation, la surveillance et les soins de celles qu'on ne peut absolument pas empêcher de vivre de ce métier, de façon à diminuer et le nombre de ces femmes, puisque malheureusement il y en aura toujours, et la fréquence des maladies vénériennes, puisqu'il est actuellement interdit de songer à leur extinction. Et cela, non pour préserver du mal les débauchés, ainsi que le disent certains abolitionnistes, mais bien pour préserver la population tout entière, les femmes, les enfants, la race. » Et M. Pileur propose une série de mesures extrêmement intéressantes, humanitaires, libérales, que je vais vous signaler, et qu'il divise en moyens sociaux et administratifs :

A. — Moyens sociaux.

1° Faciliter et encourager le mariage dans la jeunesse.
Pour cela :

a. Supprimer toutes les difficultés dans l'accomplissement du mariage (opposition des parents, actes respectueux, etc.);

b. Au point de vue religieux, rendre le mariage absolument gratuit;

c. Donner aux parents, et dans certaine mesure, la liberté de tester;

2° Reviser la loi du divorce qui, à l'heure actuelle, s'obtient avec une trop grande facilité;

3° Autoriser la recherche de la paternité ;

4° Établir une réparation morale ou tout au moins pécuniaire en faveur de toute jeune fille séduite ;

5° Établir une responsabilité au moins pécuniaire du dommage causé par la transmission de la syphilis ;

6° Créer des ateliers nationaux de femmes sans ouvrage ;

7° Interdire la prostitution avant l'âge de la majorité civile.

B. — Moyens administratifs.

1° Interdiction du racolage sur la voie publique ;

2° Suppression *absolue* du service des femmes dites *serveuses* dans les cafés, brasseries, cabarets ;

3° Autorisations, sous réserves sévères, données aux maisons de passe ;

4° Visites médicales des prostituées deux fois par semaine ;

5° Visites à domicile sur demande et, dans ce cas, moyennant une taxe à fixer ;

6° Visites des prostituées toujours faites par *deux* personnes ;

7° Diminution des peines infligées aux filles publiques pour dérogation aux prescriptions administratives ;

8° Les filles publiques déjà soignées pour syphilis et qui, n'étant pas en règle de visites, seront trouvées atteintes d'accidents semblables, auront à faire à l'infirmerie spéciale un séjour minimum et obligatoire de deux mois ;

9° Visite médicale, dès leur arrestation, de tout vagabond et de tout homme accusés de vivre de la prostitution, ainsi que de toute femme arrêtée pour vagabondage, affaire de mœurs ou s'y rattachant par complicité, etc. ;

10° En cas de constatation d'une maladie vénérienne, internement de ces malades, hommes et femmes, dans une infirmerie spéciale jusqu'à guérison des accidents actuels ;

11° Création en faveur des seuls indigents de plusieurs consultations externes pour les maladies vénériennes avec délivrance gratuite de médicaments ;

12° Définir par une loi très large les pouvoirs du préfet de police à Paris et des maires en province vis-à-vis de la prostitution, de façon à rendre *légales* les mesures administratives qui

sont *indispensables* au bon fonctionnement de leur administration.

Telles sont les idées généreuses de M. Le Pileur.

Si, comme le disait M. Honnorat à la *Société de Prophylaxie* le 11 mai 1903, « les abolitionnistes sont de purs
idéologues et les réglementaristes plus pratiques », peut-on
les mettre d'accord les uns avec les autres?

Je le pense, et je crois qu'au point de vue médical, on
peut arriver à mettre d'accord des hommes de bonne foi
dont les idées, au premier abord, paraissent irréconciliables,
cela, par la formule suivante : *la protection dans le droit
commun.* La prostitution est une industrie comme une
autre, un commerce comme un autre; on doit la traiter
comme une industrie insalubre, ou un commerce dangereux et prendre contre elle absolument les mêmes précautions qu'on prend dans les industries et dans les magasins
où l'on manipule des matières dangereuses. D'ailleurs,
écoutez les résolutions prises par la Ligue des droits de
l'homme, sur la proposition de M. Gley : « Les arrêtés en
vertu desquels la police des mœurs édicte, en dehors de
toute défense et sans appel, des peines non prévues par la
loi, ne reposent que sur l'arbitraire et sont contraires à la
Déclaration des droits de l'homme, qui garantit à tous les
citoyens une justice égale; en conséquence il est urgent de
les abolir.

« Il y a lieu d'édicter des répressions pénales contre toute
personne pratiquant le proxénétisme public et clandestin,
et exploitant la prostitution d'autrui.

« Il en résulte que les maisons dites de tolérance qui
associent les municipalités et le pouvoir administratif à
l'exploitation et à l'organisation d'une industrie immorale
doivent être supprimées.

« La prostitution individuelle ne peut être en elle-même considérée comme un délit; mais elle doit être soumise à des mesures de surveillance destinées à garantir la santé publique, à condition que ces mesures, dans aucun cas, comme avec la réglementation actuelle, ne portent atteinte aux principes de la liberté individuelle et de l'égalité de tous, hommes et femmes, devant la loi. »

De cette déclaration libérale au premier chef, je retiens ces mots : « Les mesures de surveillance destinées à garantir la santé publique. » C'est là pour nous, médecins, le nœud de la question. Qu'on surveille les femmes dans le droit commun, mais qu'on les surveille toutes. A l'heure actuelle, la réglementation est insuffisante, puisque la plupart des femmes y échappent. Il faut qu'avec des mesures meilleures, on arrive à protéger la collectivité contre toute femme atteinte de maladie vénérienne. Pour cela, que peut-on faire?

Il y a toute une série de mesures préparatoires : faire la guerre aux étalages immoraux, à la pornographie qui nous submergent de tous côtés; instruire le peuple sur les dangers des maladies vénériennes et élever sa moralité; reléguer les souteneurs.

Passer ensuite aux moyens suivants, beaucoup plus actifs : hospitaliser les maladies vénériennes dans des hôpitaux spéciaux; créer et multiplier les dispensaires vénéréologiques; relever les prostituées par des œuvres de solidarité sociale.

Puis, si on veut, on peut maintenir les maisons de rendez-vous, en les traitant comme de véritables ateliers, où se manipule une matière éminemment dangereuse; puisque ces maisons exercent une industrie insalubre, on doit exiger des femmes qui y pénétreront un certificat médical, fréquemment renouvelé, assurant aux clients le minimum de risques. Les femmes seront libres dans ces maisons et y viendront passer quelques heures par jour, comme d'autres ouvrières se rendent à leur travail dans des ateliers ou des magasins.

En un mot, il faut s'efforcer de faire l'éducation absolument complète du peuple en fait de maladies vénériennes, pour, comme le dit M. Paul Strauss dans son beau livre de *La Croisade sanitaire*, arriver à ce résultat désirable : que la clientèle éventuelle des prostituées leur impose le certificat de visite. Mais, avant que les clients ne le réclament, ce qui demandera encore du temps, il faut que les pouvoirs publics l'exigent de toute femme déclarant se livrer à la prostitution. D'ailleurs, tout le monde paraît être de cet avis, et M. Lépine vient de proposer une solution acceptable, différente selon qu'il s'agit de mineures ou de majeures.

Pour les majeures, M. Lépine pense qu'il faut demander une déclaration à toute femme désireuse de se prostituer, comme on l'impose à tout individu qui veut exercer un commerce dangereux. Puis on devra exiger des filles une attestation médicale très récente, certifiant l'absence de danger, et qui devra être produite à toute réquisition. On pourrait prendre ensuite les mesures suivantes : réclamer l'exercice discret de la profession, sans offenser à la pudeur et à la liberté des honnêtes gens; donner une punition sévère, mais infligée par des magistrats de droit commun, à toute personne en ayant contagionné une autre; établir enfin le principe de la responsabilité au cas de contamination vénérienne; cette idée fait son chemin, vous le verrez dans la prochaine leçon.

Pour les mineures, qui sont les plus dangereuses, il faut interdire leur prostitution; tout le monde est d'accord sur ce principe. Mais comment l'interdire?

Il faudrait que les pouvoirs législatifs voulussent bien

prendre le temps de discuter des questions comme celles-ci : assimiler la prostitution des mineures à un vagabondage volontaire et immoral, pour donner la possibilité d'envoyer ces mineures dans des maisons de correction ou de répression, et non les renvoyer à la rue et au ruisseau, comme cela se pratique aujourd'hui. Si l'on veut bien s'en occuper, la chose est possible en France, puisqu'elle a été faite en Belgique, sous la pression de M. Lejeune. Le jour où l'on obtiendra une loi empêchant les mineures de se prostituer, la plus grande partie des maladies vénériennes aura vécu.

La protection dans le droit commun est donc une solution parfaitement acceptable, mettant d'accord les réglementaristes et les abolitionnistes, ceux, du moins, que la passion n'aveugle pas. C'est le retour au droit commun avec une protection sanitaire efficace, protection à laquelle nous tenons tant, nous médecins, mais que nous voulons sérieuse, générale, s'appliquant à toutes les prostituées et non pas à une seule classe comme à l'heure actuelle ; ceci, Messieurs, nous le voulons dans l'intérêt de l'individu, de la collectivité et de la race.

La prochaine leçon sera consacrée à l'éducation populaire des maladies vénériennes et à l'œuvre de la *Société de Prophylaxie*.

DOUZIÈME LEÇON

La défense sociale contre le péril vénérien. •
Prophylaxie par l'enseignement et l'éducation : la syphilis et les
romanciers ; le livre de M. Cazalis, *la Science et le Mariage* ; les
garanties sanitaires du mariage.
La Société française de Prophylaxie sanitaire et morale ; sa fondation ; son but et ses espérances ; sa composition et ses résultats :
éducation du jeune homme et de la jeune fille ; avis aux conjoints, etc. ; responsabilité juridique pour la contamination
vénérienne.

Messieurs,

Dans la dernière leçon, je vous ai montré la défense de
la collectivité contre le péril vénérien au moyen de la
répression, et j'ai étudié la prostitution à Paris et le fonctionnement de la police des mœurs. Aujourd'hui, je vais
terminer l'histoire des maladies vénériennes, en vous exposant la prophylaxie par l'enseignement et par l'éducation.

Je serai obligé de vous lire quelques passages d'un intéressant ouvrage et des extraits de différentes séances de la
Société de Prophylaxie ; j'espère que vous n'aurez pas à le
regretter.

Messieurs, le peuple ne connaît à fond les maladies vénériennes que lorsqu'il les a, et, encore, pas toujours, puisque
vous avez vu des exemples très nets de l'incurie avec
laquelle il se soigne. Il faut, pour arriver à un résultat, se
délivrer de la fausse pudibonderie qui dissimule ces maladies et dire au peuple absolument la vérité.

On ne parle pas de la syphilis dans le monde parce que c'est un mot dégradant; on a tort, c'est une maladie comme les autres, vous ai-je dit. Jamais il n'est question de mortalité syphilitique, vous ne voyez pas la syphilis inscrite sur les causes de décès dans les statistiques municipales. C'est une erreur, il faut rendre à la syphilis ce qui lui appartient, puisque c'est malheureusement une propriétaire bien riche; il faut montrer ses méfaits, ils n'existent que trop réellement; il faut, en un mot, faire de la publicité autour de l'action nocive de la syphilis, pour la faire connaître, car c'est, je vous le répète encore, une maladie comme une autre, comme la grippe, le rhumatisme ou la tuberculose. Il faut donc réagir contre tous les mensonges qui courent le monde à son sujet, et faire éclater la vérité. Un homme averti en vaut deux, dit la sagesse des nations. Eh bien, Messieurs, avertissons-le; quand nous lui aurons fait connaître le danger qu'il court, alors seulement nous pourrons nous désintéresser de ce qu'il adviendra, nous aurons fait tous nos efforts pour l'empêcher. Mais auparavant, il faut que nous instruisions et que nous éduquions.

Comment éduquer et comment instruire? On peut éduquer, instruire par les livres, par les brochures, comme celle que je tiens[1] et que je vous distribuerai tout à l'heure, par les romans. Vous savez que, depuis quelques années, des auteurs très courageux n'ont pas hésité à parler de la syphilis dans leurs œuvres; tels M. Couvreur dans *les Mancenilles*, M. Brieux dans *les Avariés*, M. Michel Corday dans *Vénus ou les deux risques*, M. Paul Bru dans *l'Insexuée*. On peut également instruire le peuple par le

---

1. Il s'agit de la brochure de M. Fournier : *Pour nos fils quand ils auront dix-huit ans*, dont la Société de Prophylaxie m'avait remis 100 exemplaires, pour être distribués aux auditeurs du cours.

théâtre. La censure a refusé *Les Avariés*. Ce n'est pas à moi à prendre parti pour ou contre la censure, mais cependant je ne puis m'empêcher de remarquer qu'elle autorise dans les cafés-concerts des inepties monstrueuses et parfois des grivoiseries plus que salées frisant l'immondice. Nous pouvons entendre tous les jours ces insanités dans les music-halls; et sous le prétexte d'une pudeur déplacée, la censure refuse *Les Avariés*! Quelle erreur regrettable et funeste! Aussi, pour modifier un tel état d'âme, devons-nous, médecins, nous efforcer de peser sur l'esprit de ceux qui nous dirigent, afin d'obtenir l'autorisation d'une pièce comme celle-là, destinée à faire l'éducation sanitaire et morale du peuple.

Messieurs, nous pouvons encore faire l'éducation du peuple en protestant contre la démoralisation de l'idée sexuelle comme le dit M. Queyrat, en préconisant le mariage jeune, et en montrant le danger du péril vénérien pour le mariage. A cet égard, nous avons été devancés depuis quelque temps par un homme de cœur, M. Cazalis, qui lutte noblement pour cette idée de la protection sanitaire dans le mariage. Il a lutté de toutes façons : par des conférences et surtout par un livre, une pure merveille, *la Science et le mariage*, paru en 1900.

Je ne puis résister au plaisir et à la tentation de vous faire connaître certaines parties de ce livre, elles sont tout à fait remarquables. Au début, voici ce que nous dit M. Cazalis : « Un jour viendra peut-être où les deux familles avant de décider un mariage mettront en présence leurs deux médecins comme elles mettent en présence leurs deux notaires, et où les médecins auront le pas sur les notaires, comme les questions de santé le devraient prendre sur les questions d'argent.

« L'objet principal du mariage, dit plus loin M. Cazalis

à la page 2, est ou doit être la naissance de l'enfant qui continuera la famille et la race. Son but n'est pas, comme dans l'amour sans le mariage, l'unique satisfaction de deux désirs plus ou moins passionnés, d'un double égoïsme ou de deux instincts exaltés, bien qu'il soit mieux sans doute qu'un amour réciproque fasse l'union légitime plus étroite encore et plus belle. Mais la passion ou l'amour ici doivent avoir un autre objet qu'eux-mêmes, tout dans le mariage est subordonné ou doit l'être à la naissance de l'enfant en des conditions de vitalité et de santé parfaites; et les questions d'argent devraient donc n'intervenir qu'après celle-ci, intervenant très justement alors, pour sa protection et pour la protection de la famille. »

Après ce début, M. Cazalis parle des méfaits de la blennorragie, de la syphilis, de la tuberculose et de l'alcoolisme sur la race; il désirerait qu'on édictât des pénalités contre les gens, qui, atteints de ces diverses manifestations morbides, n'hésitent pas à se marier; il demande en un mot la responsabilité directe au cas de transmission de maladie par le mariage, et l'examen avant le mariage.

A propos de la perfection de la race humaine, voici ce que dit M. Cazalis à la page 167 :

« Épouser une jeune femme d'abord saine, et intelligente, et bonne et charmante, ou même belle s'il est possible, quelle que soit son origine sociale et qu'elle soit riche ou non, voilà l'éternelle et unique vérité, telle que l'exprimait ou à peu près (je ne puis me rappeler ni retrouver ses paroles), M. Alexandre Dumas fils, dont la proposition du reste fit scandale.

« Mais pour cela, il faudrait supprimer la dot, changer toutes les lois et les mœurs, et des mœurs séculaires? — Je réponds que l'on a modifié déjà bien des lois et des mœurs;

et le christianisme, pour ne donner qu'un exemple, a fait un certain moment cette révolution.

« Pourquoi la science, apportant aussi sa religion de vérité, n'amènerait-elle pas une révolution profonde dans la vie des sociétés à venir? Moi, je l'espère et je l'attends.

« Il faudrait supprimer la dot : est-ce possible? En Angleterre, en Amérique, beaucoup de femmes se marient sans elle; et comme souvent alors elles sont belles, ces unions ne contribueraient-elles pas à la production et à la permanence de la beauté dans la race anglo-saxonne? Quelques-uns de ces mariages, souvent morganatiques, où la beauté, le charme extrême, à défaut de beauté parfaite, constituent l'apport principal, la richesse, la noblesse de la femme, sont l'honneur et le salut de certaines aristocraties.

« Quand dans un pays, une jeune fille saine, intelligente, et charmante ou belle, ne trouve pas à se marier parce qu'elle est sans dot, quand des intérêts d'argent ou des convenances sociales y décident surtout des unions, c'est que dans ce pays, comme disait Hamlet, il y a quelque chose de pourri, et peut-être, malgré les obstacles, faudrait-il tenter de changer cela !

« La science a donc la prétention de recréer une humanité nouvelle, plus saine, plus robuste, plus belle et plus juste aussi que l'humanité présente, ou celle du passé. La connaissance qui de jour en jour s'étend et s'éclaire davantage des lois de la vie et de la mort, que ce soit la vie et la mort de l'individu ou celle de l'espèce, la doit armer d'une puissance qui nous apparaît sans limite.

« Oui, je crois que la science pourrait s'élever même à cette ambition de créer des races humaines supérieures. »

Quel beau langage ! et, plus loin, insistant sur cette opinion qui lui est si chère, M. Cazalis continue, à la page 175 :

« Nous voulons donc et nous ferons pour l'homme ce

que l'on a fait pour les animaux de race ; nous veillerons
d'abord sur les producteurs, puis sur les produits, et nous
ne veillerons pas *ab ovo* seulement sur la formation de
l'enfant, nous veillerons sur lui avant sa conception même
et après sa naissance, nous suivrons toute son enfance, son
adolescence, sa puberté, toute la vie du jeune homme et de
la jeune fille jusqu'à leur développement complet, refon-
dant sans doute beaucoup des méthodes aujourd'hui funestes
de leur éducation. »

Puis, M. Cazalis arrive à la conclusion de son livre, je
demande la permission de vous la citer tout entière :

« Obligation pour tous de se présenter avant le mariage
à un examen médical, que ce soit la loi ou la coutume
nouvelle, que ce soient des mœurs nouvelles qui l'exigent,
comme on se présente à cet examen avant d'entrer dans
l'armée ou de s'assurer sur la vie.

« Puis obligation, morale tout au moins, de se conformer
à la décision médicale.

« Prophylaxie, lutte ardente et de chaque jour, sans
repos comme sans faiblesse contre toutes les maladies, et
d'abord contre les maladies héréditaires qui causent la
dégénérescence de la race.

« Protection de la femme, de l'enfant, de la race contre
les tares ou les contages graves, inconsciemment ou con-
sciemment transmissibles.

« Pénalités possibles frappant les coupables de ces trans-
missions.

« Proposition peut-être au Parlement d'un projet de loi
qui serait ainsi formulé : Le mariage est interdit aux
malades affectés d'une maladie grave transmissible à la
femme et à l'enfant à venir.

« Et cette loi entraînerait la nécessité du certificat médical,
qui entraînerait lui-même la nécessité de délier le médecin,

avec l'assentiment de l'intéressé, du secret professionnel tel qu'en ce moment il est exigé de lui; ou, elle pourrait entraîner une sanction qui serait celle-ci : une réparation pécuniaire prononcée, en même temps que la séparation ou le divorce, contre le conjoint convaincu de s'être marié porteur, et le sachant, d'une maladie contagieuse ou d'une des tares héréditaires graves énumérées dans le projet de loi.

« *Mais, tout d'abord, et surtout, obstacle apporté déjà à tant d'accidents,de catastrophes par la révélation faite à tous des responsabilités que presque tous ignorent*, et que ferait connaître, par exemple, une note rédigée en ce sens par l'Académie de Médecine, et délivrée au mari en même temps que le livret de mariage. »

Voilà Messieurs, les idées de **M.** Cazalis; idées nobles, généreuses, qui sont sur le point d'être adoptées, comme vous allez le voir à la fin de cette leçon.

Un homme qui toute sa vie a fait une croisade contre la syphilis, puisqu'il en connaissait mieux que personne tous les dangers, le professeur Fournier, l'apôtre de la défense sociale contre le péril vénérien, rêvait la formation d'une Ligue contre la syphilis; dans ce but, il fonda, le 31 mars 1901, la *Société française de Prophylaxie sanitaire et morale.* Cette société est extrêmement intéressante à étudier dans son but, dans ses aspirations et dans les résultats qu'elle a déjà donnés.

La Société, une fois fondée, fit connaître de suite son but et ses espérances; les voici :

« Quel but se propose la société nouvelle qui vient de se fonder sous le nom de *Société française de Prophylaxie sanitaire et morale?*

« Celui-ci, exclusivement : étudier les moyens, et les

moyens de tout ordre, à mettre en œuvre pour diminuer, dans la mesure du possible, la fréquence des affections vénériennes et de la syphilis en particulier.

« Cette société n'est donc, à vrai dire, qu'une *Ligue contre la syphilis*, constituée sur le modèle de deux autres ligues qui militent aujourd'hui si vaillamment au grand profit de tous contre l'alcoolisme et la tuberculose. »

Cette Société, Messieurs, a été incitée à se fonder pour différentes causes; d'abord, en raison de la fréquence des affections vénériennes, et des dangers que ces maladies font courir à l'individu, à la famille et à l'espèce; puis, en raison de l'impuissance ou tout au moins de l'insuffisance empiriquement démontrée des méthodes prophylactiques en usage jusqu'à ce jour; enfin, et surtout en raison de l'impossibilité d'accorder un plus long crédit à l'initiative des pouvoirs publics, relativement à des réformes devenues plus qu'urgentes.

« En attendant *de haut* ces réformes, dit M. Fournier, c'est-à-dire en les attendant du Parlement et des administrations préfectorales ou hospitalières, nous n'avons fait qu'accumuler déceptions sur déceptions. Les pouvoirs publics semblent, nous ne voudrions pas dire indifférents à l'ordre général de questions qui nous occupe, mais étrangers aux inquiétudes qu'éveille parmi nous, médecins, l'état général déplorable auquel nous assistons. En tout cas, ils sont restés sourds à tous nos appels; sourds aux appels de nombre de commissions officielles ou non officielles qui ont élaboré depuis vingt ans nombre de « projets de réformes », sourds aux appels de l'Académie de Médecine et de la Conférence internationale de Bruxelles, etc.

« Aussi bien, pour toutes ces raisons, est-il arrivé ceci, qu'un groupe d'hommes ayant à cœur de tenter quelque

chose d'utile et quelque chose de nouveau en vue de la prophylaxie publique, a fini de guerre lasse par se dire :
« Puisque ce serait un leurre de compter en l'espèce sur
l'initiative des pouvoirs publics, faisons appel aux initiatives privées, Réunissons-nous pour discuter entre nous ce
qu'il y aurait de mieux à tenter pour la sauvegarde des
intérêts communs. Bien évidemment, l'opinion publique
n'est pas éclairée sur les questions spéciales qui nous préoccupent; eh bien! il nous faut l'éclairer en créant à leur
sujet un centre d'études et des foyers de propagande. Bien
évidemment, le Parlement n'est pas avec nous quant à
présent; mais il viendra sûrement à nous quand sa religion sera mieux édifiée sur les dangers du fléau qui nous
menace et sur les bienfaits destinés à ressortir d'une prophylaxie publique sagement organisée. D'ailleurs, dans la
masse des progrès dont nous rêvons la réalisation, il en
est bien auxquels nous pouvons travailler par nous-mêmes
et de nos propres forces. Bref, il est un gros effort à tenter
pour la sauvegarde de nos concitoyens, et plus encore, pour
la protection des femmes, des enfants, des familles, de
toutes les victimes intéressantes d'une maladie qui frappe
non pas seulement ceux qui s'y exposent, mais ceux qui
ne s'y exposent pas. Cet effort, tentons-le[1]! »

Tel est, Messieurs, le but qui a dirigé la création de la
Société de Prophylaxie.

La *Société de Prophylaxie* se propose d'agir par des
moyens d'ordre administratif et par des moyens d'ordre
médical, vaste sujet d'études, sujet considérable, énorme,
d'une utilité inappréciable et bien digne de solliciter de
généreux efforts.

Les fondateurs de *la Société de Prophylaxie* se sont

---

1. *Société française de Prophylaxie sanitaire et morale*, 10 mai 1901, p. 6.

certainement doutés que dans la lutte qu'ils auraient à soutenir les choses n'iraient peut-être absolument pas sans quelques heurts et sans quelques difficultés.

« Certes, disaient-ils, nous ne comptons pas sur un succès immédiat. Nous nous attendons bien à ne pas forcer du coup toutes les convictions. Nous prévoyons même que, sur quelques points de notre programme, nous ne serons pas sans nous heurter à des résistances, à des oppositions et, probablement aussi, sans essuyer quelques mécomptes, quelques revers. Mais nous persévérerons, certains que nous sommes d'être engagés sur une bonne voie, et d'autres, d'ailleurs, persévéreront après nous, fidèles en cela, les uns et les autres, à cette belle pensée de Pasteur, qui était non seulement un grand génie, mais encore un grand cœur : « En fait de bien à répandre, le *devoir* ne cesse que là où manque le *pouvoir* de faire plus et mieux » [1].

Messieurs, voilà les aspirations de la *Société de Prophylaxie*. Vous allez voir qu'elle a réussi au delà de ses désirs du début.

En effet, lors de sa fondation, le 10 mars 1901, elle comptait seulement 200 membres; le 18 avril 1904, elle comptait 831 membres, soit 631 membres de plus.

Quels sont les membres de cette Société? Ils sont pris dans les milieux les plus différents, comme vous en témoignera l'énumération suivante :

Il y a d'abord des médecins, puisque ce sont eux les fondateurs, des docteurs en médecine, des professeurs, des agrégés, des médecins des hôpitaux, des anciens internes, des internes, des externes, des stagiaires, et même un bénévole de mon service; il y a des avocats; il y a le ministre de la guerre, des anciens ministres, des députés,

---

1. *Société française de Prophylaxie sanitaire et morale*, 10 mai 1901, p. 9.

des sénateurs, des conseillers généraux, des conseillers municipaux, des ingénieurs, des agents de change, des industriels, des négociants, des directeurs de grands magasins, des avoués, des notaires, des magistrats, des propriétaires, des hommes de lettres, des vétérinaires, des pharmaciens, des commissaires de police, des fonctionnaires, des officiers, des membres de l'Académie de Médecine, des membres de l'Académie française et de l'Institut, des ministres des différentes confessions, le curé d'une paroisse de Paris, et des dames, oui, Messieurs, des dames : des femmes-médecins, des femmes de médecins et des personnes que les œuvres de relèvement moral et les œuvres sociales intéressent au plus haut point.

Vous voyez donc que la *Société de Prophylaxie* se compose de membres appartenant à tous les partis sociaux, politiques et confessionnels, et que c'est, en un mot, une réunion de braves gens, une réunion de bons citoyens n'ayant qu'un but unique : essayer d'arracher leurs concitoyens au fléau immense qui les décime.

Depuis trois ans que cette Société est fondée, vous allez voir combien grands sont ses résultats.

Elle a étudié la question de l'enseignement du péril vénérien dans la classe ouvrière, parmi les ouvriers et parmi les ouvrières; elle a abordé la question du péril vénérien dans les centres scolaires, et elle a presque obtenu la création de classes particulières dans les lycées et collèges, pour indiquer les dangers des maladies vénériennes comme on apprend ceux de l'alcoolisme.

M. Fournier a fait un rapport extrêmement intéressant contenu dans cette brochure, et destiné à éclairer les jeunes gens sur les dangers du péril vénérien : « Pour nos fils, quand ils auront dix-huit ans, quelques conseils d'un médecin. » Messieurs, en répandant à profusion ces bro-

chures, on arrive à instruire les jeunes gens du danger qui
les menace, et peut-être sera-t-il possible de les arrêter à
temps. M. Fournier et la Société de Prophylaxie ont bien
voulu me remettre ces brochures qui vous sont destinées.
Je tiens à leur adresser publiquement mes remerciements.

Après l'instruction du péril vénérien dans les centres
scolaires, la *Société de Prophylaxie* s'est occupée du péril
vénérien dans l'armée et dans la marine, je vous ai indiqué,
sur ce sujet, des documents émanés d'elle au moment où
je vous ai parlé de ces questions.

Puis elle a discuté la réglementation de la prostitution ;
je vous ai lu dans la séance dernière les propositions de
M. Le Pileur ; MM. Verchère, Queyrat, Gaucher, Honnorat,
Barthélemy ont fait aussi des communications sur ce sujet.

La Société a lutté contre le péril vénérien en organisant
des conférences antivénériennes avec projections de photographies reproduisant certaines pièces du Musée de l'hôpital Saint-Louis, capables de bien montrer les accidents
syphilitiques les plus graves, et l'influence de la syphilis
sur des victimes innocentes comme les enfants. Quelques-
uns de ses membres n'ont pas craint de payer eux-mêmes
de leurs personnes ; tel le Dr Emery, qui a fait des conférences populaires dans le quartier d'Auteuil.

Elle a abordé la question de l'instruction individuelle du
péril vénérien à laquelle s'est rallié M. l'abbé Fonssagrives,
tandis que plusieurs auteurs préfèrent l'instruction générale à l'instruction individuelle.

La Société a ébauché ensuite l'instruction des jeunes
filles sur les méfaits du péril vénérien, et cette question
délicate a été traitée d'une façon intéressante dans le rapport de M. Burlureaux. Elle s'est efforcée de faire disparaître les étalages immoraux, elle a donné l'approbation
complète à certaines municipalités qui ont enlevé des uri-

noirs les affiches thérapeutiques scandaleuses pouvant induire le peuple en erreur sur le traitement des maladies vénériennes. Elle a abordé une question délicate qu'elle a résolue par l'affirmative : celle des inscriptions hygiéniques à faire placer dans les maisons de tolérance et celle des conseils à donner aux femmes et aux tenancières de ces maisons.

Elle a ensuite discuté une importante question, dont M. Cazalis s'était occupé dans son livre, celle des garanties sanitaires du mariage et, après une série de longs débats, elle a abouti à la rédaction d'un avis particulier, « avis aux conjoints », dont elle demande la distribution, avant le mariage, au futur mari et aux parents ou au tuteur de la fiancée.

Le texte de cet « avis aux conjoints », que je vais vous lire, a été voté par 79 voix contre une, et, aucune des quelques dames présentes à cette séance n'a voté contre; par conséquent, les expressions techniques que vous y verrez et qui sont d'une haute portée sociale, n'ont soulevé de protestations de la part de personne. Cet avis donnera beaucoup à réfléchir aux individus qui, malgré les conseils de leur médecin, ne craignent pas de se marier, atteints de maladie vénérienne transmissible.

« *Avis aux futurs conjoints.* »

« De toutes les conditions qui contribuent au bonheur dans le mariage, il n'en est pas de plus importante que *la santé.*

« Certaines maladies qui se transmettent de l'un à l'autre des époux et atteignent même leur descendance peuvent être la cause des plus grands malheurs.

« Deux d'entre elles, d'un ordre spécial, *la blennorragie* et *la syphilis* sont particulièrement redoutables.

« *La blennorragie*, excessivement contagieuse à l'état aigu, est susceptible de se réveiller et de le redevenir si elle n'a pas été complétement guérie. *Chez l'homme*, elle occasionne quelquefois, par la suite, des rétrécissements, la stérilité et même l'impuissance. *Chez la femme*, elle peut se propager au bas-ventre et y provoquer des inflammations profondes qui nécessitent un long repos, parfois des opérations chirurgicales graves, et sont une cause fréquente de stérilité. S'il naît un enfant, il est exposé à recevoir dans les yeux le germe du mal et à perdre la vue. Il est prouvé, en effet, que sur 1 000 enfants aveugles, près de 800 le sont du fait de la blennorragie par la faute de leurs parents.

« *La syphilis* est aussi très contagieuse pendant plusieurs années. Elle menace tous les organes et peut causer la paralysie et la folie. Elle peut tuer les enfants dans le sein de leur mère, les faire naître difformes ou infirmes et dangereux pour leur entourage (source de scandales et de procès avec les nourrices, par exemple).

« Quiconque, ayant été atteint de l'une de ces maladies, se marie sans avoir la certitude d'en être bien débarrassé, commet un acte criminel ; il eût suffi peut-être d'un ajournement de quelques semaines ou de quelques mois, et surtout de soins appropriés, pour écarter tout danger.

« *Il est donc de la plus élémentaire honnêteté de se soumettre à l'examen d'un médecin avant le mariage*[1]. »

Eh bien, Messieurs, il est absolument certain que cette instruction donnera toujours à réfléchir aux gens qui la liront ; elle peut être de la plus grande utilité, et la *Société de Prophylaxie* a eu raison de rédiger un pareil avis.

1. *Société française de Prophylaxie sanitaire et morale*, 10 déc. 1903, p. 340.

Cette Société a abordé une autre question encore plus grave, celle de la responsabilité civile au cas de contamination vénérienne. En effet, il est des actes cyniques qui réclament la création d'une loi établissant cette responsabilité. Je vous citerai deux cas relatés par M. Barthélemy :

Premier fait : Un riche étranger venu à Paris pour s'y divertir débarqua porteur d'un chancre syphilitique. Il se refusa obstinément à ne pas prendre tous les soirs une femme nouvelle, montrant 200 francs en même temps que sa maladie. « Aucune femme, dit-il, ne refuse, je ne force personne, la syphilis fait partie des risques du métier[1]. » Voilà, évidemment un cas où s'imposerait la responsabilité.

Deuxième fait : Il s'agit d'un employé de commerce qui, en pleine contagion de syphilis secondaire, se maria malgré M. Barthélemy, et, en dépit de ses plus vives protestations, avec la fille de son patron, chance inespérée et à jamais retrouvable pour lui. « J'aurai de l'argent, dit-il, je la ferai soigner. » Voici encore un cas où la responsabilité devrait exister.

Encore un autre exemple rapporté par M. Butte. Cet auteur relate le fait d'un homme qui s'est marié en période de syphilis, malgré son avis, et qui a donné la syphilis à sa femme, laquelle l'a transmise à son enfant. Malgré toutes les protestations de M. Butte, on a donné une nourrice à cet enfant syphilitique. La nourrice, naturellement, fut contaminée, et on la renvoya. Fait scandaleux, on donna à l'enfant une seconde nourrice saine. Cette nourrice fut contaminée comme la première, et, Messieurs, elle contagionna son mari et son enfant. « Il ne paraît pas douteux, dans ce cas, dit M. Butte, que les parents, prévenus et *ayant*

---

1. *Soc. franç. de Prophylaxie*, 10 février 1903, p. 85.

agi sciemment, ont commis un délit grave qui doit tomber sous le coup d'une loi spéciale[1]. »

D'ailleurs, cette idée fait son chemin, et même assez rapidement, car il existe un jugement rendu au Tribunal de la Seine en faveur d'une femme contaminée par son amant. Ce jugement a été rendu dans le cas plaidé par M. Louis Schmoll, avocat à la Cour d'appel.

Il s'agissait d'une jeune fille de 17 ans qui venait d'être quittée par son amant après un an de vie commune; ce dernier, comme tout témoignage d'affection, lui laissait la syphilis et un enfant qui allait naître.

M. Schmoll assigna le séducteur en 40 000 francs de dommages-intérêts, voici comment il raconte le procès à la *Société de Prophylaxie* :

« Je commençai, dit-il, par déclarer nettement au Tribunal que je lui demandais surtout de décider que la transmission consciente de la syphilis était une faute et par suite une juste cause de dommages et intérêts, et je suis heureux de constater que le Tribunal m'a donné entière satisfaction sur ce point.

« Mais j'ajoutai immédiatement qu'ayant assigné en vertu des articles 1382 et 1383 du Code civil, j'avais une triple obligation : Établir le préjudice, la faute, et la relation de cause à effet entre la faute et le préjudice.

« Le préjudice n'était pas difficile à établir puisque plusieurs certificats de médecins, et deux de l'hôpital Broca, constataient que ma cliente était atteinte de la syphilis.

« Quant à la faute et à la relation avec le préjudice, la preuve en était moins facile à administrer. Il s'agissait de démontrer, d'une part, que mon adversaire se savait atteint de la syphilis au moment où il avait connu sa

---

1. *Soc. franç. de Prophylaxie*, 10 février 1903, p. 101.

maîtresse, et, d'autre part, que c'était à leurs relations qu'était due la contamination de cette dernière.

« La façon dont les deux amants s'étaient connus n'était pas de nature à simplifier ma tâche : Un soir que la mère de notre jeune modèle, honorable concierge de Montrouge, avait quelque peu malmené sa fille, une amie avait emmené celle-ci, pour la consoler, au bal Bullier ; et c'était là qu'elle avait rencontré celui qui devait être son premier amant.

« Mon adversaire pouvait aisément soutenir qu'on rencontrait peu de rosières en cet endroit et pourtant ma cliente possédait encore à ce moment sa virginité. Un médecin qui l'avait soignée pour de légères indispositions fréquentes chez les jeunes filles, avait constaté peu de temps auparavant qu'elle n'était pas déflorée et n'avait aucune maladie secrète. Il voulut bien le déclarer dans un certificat.

« Les quatre premiers mois de la liaison se passèrent sans incidents. Mais le 8 juin 1901, ma cliente constata sur son corps l'apparition de la roséole. Son amant fit appeler son propre médecin, qui n'eut aucun doute sur la nature de la maladie. Peu de temps après, mon adversaire s'en alla faire un petit voyage, et écrivit à sa maîtresse plusieurs lettres, qui ont été d'un grand poids pour entraîner la conviction du Tribunal.

« Dans l'une de ces lettres du mois de juillet, il disait à peu près ceci : « *Tu vois que je ne m'étais pas trompé sur la nature de la maladie*, donc, soigne-toi bien et fais tout ce que te dira le médecin. »

« Dans une autre lettre, également de juillet, il lui disait : « J'ai été voir un médecin ici ; il m'a déclaré *que j'étais guéri et que je ne pouvais plus communiquer cette maladie*. Cherche donc quel autre amant a pu te la donner. »

Et dans la même lettre, il faisait des projets d'avenir, il lui disait, notamment, de chercher un nouvel appartement pour y vivre ensemble, et d'y apporter « toutes ses affaires ».

« Puis, au mois d'août, il lui écrivait à l'hôpital Broca, dont le nom seul ne lui permettait pas d'ignorer la nature de la maladie dont souffrait sa maîtresse ; à sa sortie de l'hôpital, il la prenait chez lui à demeure et vivait maritalement avec elle jusqu'au mois de décembre.

« A ce moment, un riche mariage lui était offert ; il n'hésitait pas à abandonner sans ressources la pauvre fille qu'il avait avariée.

« J'invoquai donc, et cette correspondance et la conduite même de l'amant. Celui-ci n'opposait à mes accusations qu'un certificat d'un médecin du pays où il avait été en villégiature. Ce médecin déclarait seulement que l'ayant soigné pour une dyspepsie stomacale quelques mois auparavant, « il n'avait pas remarqué sur lui de traces de syphilis ». Je n'eus pas la peine à démontrer l'insuffisance d'un pareil document. A part ce certificat, il ne produisit aucune pièce.

« De déductions en déductions, je parvins à convaincre d'abord le ministère public, et, le 22 janvier, M. le substitut Rome développa ses conclusions, par lesquelles il demandait au Tribunal de condamner sévèrement l'amant indigne qui n'avait pas craint de souiller ainsi une enfant de 16 ans. C'est dans ces conditions que le Tribunal rendit, le 29 janvier dernier, le jugement intéressant en la matière[1]. »

Eh bien, Messieurs, ce jugement condamnait l'amant à 12 000 francs de dommages intérêts, et, dans ce jugement,

---

1. *Soc. franç. de Prophylaxie*, 10 février 1903, p. 109.

il y a deux « attendu » que je tiens absolument à vous lire.

« Attendu que ces conclusions de X... ne sont aucunement fondées, la communication d'une maladie contagieuse constituant une faute, alors même qu'elle n'a pas eu lieu intentionnellement et qu'elle résulte d'une imprudence ou négligence de celui qui en est atteint ;

« Attendu qu'il résulte suffisamment des circonstances graves, précises et concordantes, plus haut analysées, que X... se savait atteint de la syphilis au mois de février 1901, lorsqu'il a eu ses premières relations avec la mineure Z..., qu'il n'ignorait pas le caractère éminemment contagieux de cette dangereuse maladie et qu'il l'a, par sa faute, communiquée à la mineure Z... »

Voilà des « attendu » qui peuvent être justement invoqués pour établir la responsabilité au cas de contamination vénérienne. Ce jugement, qui sera très commenté, est pour l'avenir d'un excellent augure.

Tel est, Messieurs, l'exposé que je voulais vous faire de l'œuvre de la *Société française de Prophylaxie sanitaire et morale.*

Vous voyez que ses résultats sont déjà considérables, et ce n'est qu'un début.

D'autres questions sont déjà posées : celle de l'organisation et de la création d'un hôpital modèle pour femmes vénériennes ; celle d'une protection plus efficace des nourrices contre la syphilis ; celle de la préservation du nouveau-né contre la syphilis et la blennorargie ; celle, enfin, d'un referendum consultant tous les membres de la Société sur « la réglementation de la prostitution et le régime des mœurs ».

C'est là, Messieurs, une œuvre extrêmement intéressante, dont je n'ai plus à vous faire ressortir l'utilité.

Vous voyez donc que, dans la défense sociale contre le péril vénérien, le médecin a été un grand novateur; son rôle a été considérable; c'est lui, en un mot, qui a tout fait et c'est lui qui veut encore faire davantage.

J'ai terminé maintenant l'exposé du péril vénérien. Toutes les considérations développées devant vous, vous ont montré qu'il est immense. Personne n'en est à l'abri, en raison de la fréquence très grande des contaminations non vénériennes. Ce péril vénérien, il faut le faire connaître en le criant bien haut, et en parlant de ses méfaits sans aucune espèce de fausse honte. Il faut le montrer au grand jour tel qu'il est pour arriver à le combattre. Ici, l'initiative privée, à jamais inlassable, a tout fait, et ses efforts commencent à porter leurs fruits. J'espère que l'éducation du peuple par l'œuvre médicale parviendra à faire obtenir des Pouvoirs publics les réformes légales nécessaires à la sauvegarde de la collectivité et de la race.

Dans la leçon prochaine, je commencerai l'étude du péril alcoolique.

LE PÉRIL ALCOOLIQUE

TREIZIÈME LEÇON

Messieurs,

Dans la dernière leçon, j'ai terminé l'histoire du péril
vénérien. Aujourd'hui, je vais commencer l'étude du péril
alcoolique et j'y consacrerai six leçons.

L'alcoolisme est, à l'heure actuelle, un mal français.
Dans aucun autre pays, la consommation d'alcool (j'en-
tends l'alcool pur) n'a fait autant de progrès que chez
nous. En 1831, nous consommions en France 2 litres
et demi d'alcool à 50 0/0 par tête d'habitant; en 1900,
nous avons consommé près de 9 litres, soit près de 4 fois
plus. Pour un pays vinicole comme la France, vous
trouverez comme moi ce chiffre assez coquet, puisque vous
savez que dans les pays vinicoles, en général, l'alcoolisme est une chose rare. Remarque curieuse; alors que
dans les pays scandinaves, la consommation en alcool
était, en 1830, la même que chez nous en ce moment, en

France, en 1830, nous consommions autant d'alcool que les pays scandinaves à l'heure présente ; ce qui veut dire que la Scandinavie a su, par des mesures extrêmement rigoureuses, mettre un terme à l'alcoolisme qui l'a dévastée jadis.

En France, les distributeurs d'alcool, quelle que soit la forme qu'ils revêtent, sont aujourd'hui la « puissance moderne », si joliment synthétisée dans le groupe sculptural exposé au milieu de la salle des pas-perdus de la Faculté, lors du dernier Congrès anti-alcoolique. Oui, les distributeurs d'alcool sont tout puissants, et comme ils mènent les électeurs et le pays, ils en usent et ils en abusent en nous tuant. Ce sont eux les vrais morticoles, ce sont eux qui tuent le peuple pour en vivre. Cette expression n'a rien d'exagéré : l'étude des méfaits de l'alcoolisme sur le peuple vous prouvera combien elle est exacte.

C'est donc une étude tout à fait passionnante que celle du péril alcoolique. Que peut le médecin pour l'empêcher? me direz-vous. Ne boit que qui veut bien boire. On peut prendre la syphilis d'une façon inconsciente, sans le vouloir, mais on ne s'alcoolise pas contre son gré. Pour s'alcooliser il faut vouloir boire, c'est vrai; mais ce n'est pas une raison pour que nous, médecins, nous nous désintéressions de la question, et, si l'éducation de la volonté doit suffire à faire disparaître l'alcoolisme, nous avons le devoir, en attendant qu'elle fasse ce prodige, de chercher s'il n'existe pas d'autres remèdes au fléau.

Au seuil de cette étude du péril alcoolique, je dois vous dire comment je l'entreprendrai, et mes premières paroles vous feront comprendre que j'ai déjà pris position dans la question. Oui, je suis un ennemi acharné de l'alcool; mais, il faut ici bien s'entendre, et se garder, dans cette lutte, de tomber dans des exagérations capables seulement de compromettre une grande cause.

J'estime qu'il ne faut pas proscrire, comme on l'a fait, l'usage modéré du vin, de la bière, du cidre. Certes, bien qu'il soit préférable de n'en pas boire, je crois que l'usage modéré de ces boissons ne constitue un péril ni pour l'individu, ni pour le pays. Il est plutôt un facteur de richesse nationale. Je ne suis donc pas de l'avis de Duclaux ; non, nous ne devons pas, comme il le disait, faire nos excuses à l'alcool. Il faut, au contraire, le combattre, et je lutterai contre l'opinion néfaste de l'*alcool-aliment*. C'est peut-être une vérité scientifique, ce n'est pas une vérité sociale. Je fus, je vous l'avoue, ébranlé tout d'abord comme tant d'autres par le plaidoyer de Duclaux, mais mon illusion s'est vite dissipée quand j'ai vu, dans les cabarets, vendre de l'alcool, au nom du principe de l'*alcool-aliment*, et aperçu sur des comptoirs de marchands de vin le nom de Duclaux affiché, se commettant en fort mauvaise compagnie.

Si je suis obligé de combattre Duclaux dans certaines de ces idées, je vais le louer complètement dans d'autres ; ce grand esprit a eu, dans la question de l'alcoolisme, des vues absolument justes. Écoutez-le :

« Les médecins, dit-il, les hygiénistes, les sociétés qui disent : abstenez-vous de vin, de bière, n'ont aucune raison sérieuse de le faire. Il n'y a aucun argument contre ces boissons quand l'usage en est modéré, et, comme elles représentent une notable partie de la richesse nationale et font vivre des millions d'individus, je dis sincèrement et avec une profonde conviction qu'il est fou de vouloir les éliminer de la consommation et que le phylloxera n'est pas un moyen d'hygiène. Laissons les buveurs d'eau se contenter de ce liquide, mais ne troublons pas la quiétude des buveurs modérés de vin ou de bière. [1] »

---

1. Duclaux, *Hygiène sociale*, Paris, 1902, p. 211.

A cela, les anti-alcooliques tout à fait intransigeants répondent qu'en usant d'une chose, on peut en craindre l'abus; c'est vrai, mais n'est-il pas possible d'éduquer le peuple contre un abus? J'estime qu'on peut y arriver; je vous l'ai dit et je vous le répète, à vouloir être sectaire, en cela comme en toutes choses, on ne gagne rien, rien que de se faire traiter d'une façon légère, pour ne pas dire plus.

Je partage l'opinion de Duclaux quand il dit, parlant de la question de l'alcoolisme en général : « La question de l'alcoolisme n'est pas une question particulière; elle est générale comme étant un des nombreux symptômes de l'avachissement général des esprits et de l'affaiblissement des énergies. La nation est malade de l'alcoolisme, comme elle est malade du protectionnisme, comme elle est malade de la politique, comme elle est malade de toutes les conceptions sociales qui font croire que le salut est dans le moindre effort. Tel un malade qui changerait de médecin en tâchant de trouver celui qui le laisserait le plus tranquille. Il en a le droit, lorsque sa maladie est incurable. De même un pays a le droit de laisser le champ libre à ses endormeurs. Mais, s'il veut guérir, il faut qu'il le veuille activement, et non d'une façon passive[1]. » Duclaux nous montre la réalité du danger, et, pour lutter contre lui, « armons, dit-il, les volontés ».

Est-ce encore possible?

Certains auteurs sont à ce sujet d'un pessimisme extrême. L'un d'eux, qui vient de s'occuper de la question, et qui nous fournit des documents intéressants sur l'alcoolisme, M. Jacques Bertillon, dans son livre récemment paru : *L'alcoolisme et les moyens de le combattre jugés par l'expé-*

____

1. Duclaux, *Hygiène sociale*, Paris, 1902, p. 215.

rience, parlant de la lutte contre l'alcoolisme, dit textuellement ceci : « On ne fera ni ceci, ni cela, ni autre chose, on ne fera rien.

« On ne prendra pas plus de mesure contre l'alcoolisme que contre l'abaissement de la natalité. Laissez faire! Laissez passer! Laissez tomber le bâtiment doublement avarié, sans rien tenter pour le sauver. La formule est simple; elle est d'une application peu fatigante. Elle a beau être abandonnée de plus en plus par ceux même qui l'ont inventée, on la suivra : c'est la lâcheté érigée en doctrine.

« La France périra donc par ce double motif : *moindre nombre* des hommes, *moindre valeur* des hommes; comme le pays est beau et riche et que les voisins en auront besoin, ils le prendront.

« Le pis est que la France mourra déshonorée. L'histoire aura le droit de dire qu'elle est morte de deux vices ignobles : le crime d'Onan et l'ivrognerie[1] ».

Messieurs, j'ai le droit de vous demander : vraiment'en sommes-nous là? Moi, médecin, je crois dans l'avenir de mon pays qui a traversé dans son histoire des jours beaucoup plus sombres; j'ai foi dans l'éducation que l'on donnera au peuple contre le péril alcoolique, éducation qui finira bien par le pousser à la révolte contre ses empoisonneurs.

Tel est, Messieurs, l'esprit dans lequel il faut, à mon avis, entreprendre la lutte contre le péril alcoolique, en se gardant d'une intransigeance néfaste entre toutes, et qui irait directement contre son but.

---

1. Jacques Bertillon, *L'alcoolisme et les moyens de le combattre jugés par l'expérience*, Paris, 1904, p. 229.

Étudions donc le péril alcoolique en médecins, sans parti pris, et voyons d'abord la cause du mal, les boissons alcooliques. Nous examinerons ensuite leurs effets toxiques, la pathologie de l'alcool sur l'individu, sur la collectivité et sur la race, puis les remèdes individuels et sociaux à porter contre ce péril.

Je commence par vous montrer les boissons alcooliques et leurs effets toxiques.

Quelles sont les boissons alcooliques qui peuvent donner naissance à l'alcoolisme?

Ce sont, dans les boissons fermentées ou dans les boissons distillées, les cinq alcools suivants :

D'abord, l'alcool méthylique normal dont la formule est CH^3OH, et dont le point d'ébullition est 66°.

Puis, l'alcool éthylique normal, qu'on appelle encore éthanol, dont voici la formule : C^2H^5OH et dont le point d'ébullition est 78°,4.

Vient ensuite l'alcool propylique normal, appelé encore propianol, dont la formule est C^3H^7OH et le point d'ébullition 97°.

Puis, l'alcool butylique normal, appelé aussi butanol, dont la formule est C^4H^9OH et le point d'ébullition 117°. Il existe un alcool isobutylique de même formule, dont le point d'ébullition s'élève à 108°.

Enfin, le cinquième alcool est l'alcool amylique, appelé encore pentanol, dont la formule est $C^5H^{11}OH$ et le point d'ébullition 137°. Il existe un alcool isoamylique, de même formule, avec un point d'ébulition oscillant entre 129 et 130°.

Vous voyez que le degré d'ébullition des alcools croît avec leur richesse en carbone, ce dont vous vous rendrez encore mieux compte sur le tableau récapitulatif suivant :

Alcool méthylique normal........ $CH^3 OH$.. 66°
— éthylique (éthanol)........ $C^2H^5 OH$.. 78°4
— propylique normal (pro-
pianol)................ $C^3H^7 OH$.. 97°
— butylique normal (butanol). $C^4H^9 OH$.. 117°
— iso-butylique............. $C^4H^9 OH$.. 108°
— amylique normal (pentanol). $C^5H^{11} OH$.. 137°
Alcool iso-amylique............. $C^5H^{11} OH$.. 129-130°

Il existe encore d'autres alcools, mais en traces infinitésimales seulement dans les boissons alcooliques. Ces alcools sont : l'alcool caproïque, l'alcool heptylique et l'alcool octylique ; on n'en trouve qu'un cent millième dans les eaux-de-vie.

Voilà les alcools qui peuvent donner naissance à l'alcoolisme dans les boissons alcoolisées.

Ces boissons sont de deux sortes : les boissons fermentées et les boissons distillées.

Les boissons fermentées sont celles dont la fermentation est produite soit par un ensemencement voulu de levures comme pour la bière, soit spontanément par l'action des levures préexistant dans le moût, comme pour le vin, le cidre, le poiré.

La bière a un degré alcoolique variable, de 3 1/2 p. 100 dans les bières de Vienne, jusqu'à 9 p. 100 dans les bières anglaises, comme le Stout.

Le vin a un degré alcoolique variable aussi selon qu'il est sec ou mousseux, ou qu'il s'agit d'un vin de liqueur. Les vins secs ou mousseux contiennent de 5 à 20 p. 100 d'alcool. Les vins de liqueur en renferment de 18 à 25 p. 100.

Dans le cidre, la quantité d'alcool oscille de 2 à 6 p. 100, et dans le poiré elle s'élève à 10 p. 100.

Telles sont les boissons fermentées qui peuvent donner naissance à l'alcoolisme. Jetons maintenant un coup d'œil sur les boissons distillées.

Les boissons distillées comprennent les alcools de consommation, les liqueurs et les apéritifs.

Les alcools de consommation sont extraits du vin et de toutes les substances renfermant du sucre ou un hydrate de carbone saccharifiable. C'est ainsi qu'on peut tirer de l'alcool des tubercules (pomme de terre, topinambour et patate), des racines (chiendent, gentiane, garance, carotte et betterave); on peut le tirer des tiges (sorgho, lichen, canne), des fruits (châtaigne, marron d'Inde, figue, cactus), des graines (froment, seigle, orge, avoine, riz, maïs, sarrazin, millet, dari); on peut le tirer encore de l'amidon commercial. Tous ces alcools, issus de ces différentes substances, sont distillés, rectifiés, et livrés au commerce des spiritueux « en un produit où l'alcool éthylique entre pour les 95 ou 98 centièmes, l'eau fournissant l'appoint; quant aux impuretés, elles y sont presque indosables [1] ».

Après les alcools de consommation, viennent les eaux-de-vie. Ce sont les produits de la distillation des vins de fruits et de certains « vins » de graines, produits qui sont livrés bruts à la consommation, sans être rectifiés. Les eaux-de-vie de fruits, ou alcools naturels, ont un goût spécial tenant aux impuretés qu'elles contiennent. Les eaux-de-vie consommées en Europe sont les suivantes : ce sont les eaux-de-vie de vin, le cognac et l'armagnac; les eaux-de-vie de canne, le rhum; les eaux-de-vie de mélasses de canne, le tafia; les eaux-de-vie de merise, le kirsch et le maraschino; les eaux-de-vie de prunes, le quetsch, le zwetschenwasser, etc. ; les eaux-de-vie de cidre, le calvados; les eaux-de-vie de marc de raisin, le marc; les eaux-de-vie de grains, le gin et le whisky; les eaux-de-vie de genièvre, le genièvre, le schiedam et le borovitza; et les eaux-de-vie

---

1. H. Triboulet et F. Mathieu, *L'alcool et l'alcoolisme*, Paris, 1900, p. 30. — J'ai fait à cet excellent ouvrage de nombreux emprunts.

de seigle, le vodka russe, etc. Ces eaux-de-vie contiennent
des impuretés qui leur donnent leur arôme particulier; ces
impuretés sont dues à différentes substances, des acides,
des éthers, des aldéhydes, du furfurol, des alcools supérieurs et de l'acide cyanhydrique. Telles sont les eaux-de-vie
naturelles.

Comment est réglée la production de l'alcool en France?

L'alcool est produit en France de deux façons différentes,
soit par les distillateurs de profession, soit par les bouilleurs de cru. Les distillateurs de profession sont de grands
industriels, surveillés par la régie et dont le produit est
très exactement contrôlé.

En 1895, il y avait 5 924 distillateurs de profession dont
5 303 fabriquaient des alcools naturels (ils en ont fabriqué
89,387 hectolitres) et 621 fabricants d'alcools d'industrie
qui ont produit 2,227,801 hectolitres; vous voyez que ce
sont les fabricants d'alcool d'industrie qui fabriquent le
plus d'alcools [1]. A côté des distillateurs de profession, il
existe les bouilleurs de cru : ce sont les petits propriétaires
à qui l'État permet, sans payer d'impôt, de distiller les
produits provenant exclusivement de leur récolte et seulement pour leur consommation personnelle. Ils jouissent

1. Le ministre des Finances vient de faire connaître, le 14 août 1904, le
chiffre de la production de l'alcool en France en 1903 : j'ai tenu à le rapporter ici, pour donner au lecteur un document tout récent.

La quantité d'alcool obtenu par les bouilleurs et distillateurs de profession et par les bouilleurs de cru dont la production est contrôlée, s'est
élevée, d'après les relevés des écritures, à 2,001.143 hectolitres en 1903,
alors qu'elle n'avait été en 1902 que de 1,751,149 hectolitres, soit une
augmentation de 249,994 hectolitres.

Comparativement à la moyenne décennale de production qui est de
2,165,800 hectolitres, il ressort pour 1903 une diminution de 164,657 hectolitres.

Cette quantité d'alcool a été produite par 5,364 bouilleurs et distillateurs
de profession et 108,515 bouilleurs de cru dont la production a été contrôlée; en 1902, il y avait 6,993 bouilleurs et distillateurs.

Pour la production de cet alcool, 92,783 ont mis en œuvre des marcs

p'un privilège particulier, dont je vous parlerai beaucoup à
propos de la prophylaxie de l'alcoolisme, et qui sert à
l'extension considérable de la fraude. L'évaluation de l'alcool produit par les bouilleurs de cru est absolument
impossible, en raison de cette fraude; la production des
bouilleurs serait de 135,000 hectolitres d'alcools permis :
la production frauduleuse est difficile à chiffrer, on l'évalue
de 600,000 à 1,000,000 d'hectolitres, mais je crains bien
qu'elle ne soit encore bien supérieure. On a songé à réduire
ce privilège des bouilleurs de cru pour faire rendre des
sommes plus considérables au Trésor, mais les mesures
proposés par M. Rouvier, ministre des Finances, au cours de
la dernière législature, ont presque complètement échoué.

Après les alcools, je dois vous parler des liqueurs et des
apéritifs.

Les liqueurs sont le produit des principes aromatiques
variés que l'on associe à l'alcool soit par macération, soit
par distillation, soit par addition d'essence. Les liqueurs
comprennent les vins aromatisés, dits toniques, comme le
byrrh, les différents vins de quinquina, le vermouth (vin
blanc alcoolisé, additionné d'absinthe). A côté des vins
très aromatisés se placent les liqueurs sucrées comme

et des lies; 8,654 ont employé des vins; 7,526 des cidres et poirés; 4,363
des fruits; 289 des mélasses et des betteraves; 191 des substances farineuses; 153 des substances diverses; 2 des pommes de terre et un seul
des glucoses et autres produits saccharifères.

D'après les tableaux publiés par le ministère, les quantités produites
par les substances mises en œuvre ont été de : 352,928 hectolitres par les
substances farineuses; 670,969 hectolitres par les mélasses; 926,159 par
les betteraves; 30,208 par les vins; 8,507 par les cidres; 54,903 par les
marcs et lies, 3,159 par les fruits et 207 par des substances diverses.

Si l'on se reporte à la production de l'alcool en 1850 (celle-ci était de
940,000 hectolitres) on remarque que la quotité moyenne en litres par
habitant était de 1,46 alors que pour 1903 la quotité est de 3,54.

Le département de la Seine-Inférieure a la quotité moyenne en litres
par habitant la plus élevée : 12,15; le département des Landes a la quotité
la plus faible : 0,80.

l'anisette, le curaçao, la chartreuse, la bénédictine, le kummel, le noyau, le grand Marnier, etc. Chacune de ces liqueurs comprend un arome spécial, qui lui donne son goût, dissous dans l'alcool qui en est le facteur dominant. Parmi les liqueurs, je placerai les fruits à l'eau-de-vie, les cerises, les prunes, les abricots, les pêches, etc.

Voilà les principales liqueurs; ensuite viennent les apéritifs, ainsi dénommés sans doute parce que, invariablement, ils donnent des gastrites à ceux qui les consomment; ils comprennent les bitters, les amers variés, l'amer Picon, le bitter de Hollande contenant, d'après les travaux de M. Roques, jusqu'à 40 p. 100 d'alcool. Puis vient la grande classe des absinthes, classe des plus variées, depuis les absinthes de marque jusqu'aux absinthes hygiéniques, en passant par l'absinthe oxygénée. Sa mauvaise réputation, l'absinthe la porte jusque dans son nom, le mot absinthe venant de ἀϐσίνθιον qui veut dire imbuvable, impotable. L'absinthe n'est qu'une teinture concentrée de plantes très aromatiques appartenant aux familles des composées, des ombellifères, des labiées. L'absinthe de Pontarlier, qui est très connue, a la composition suivante, et vous allez juger combien elle est toxique, quand vous connaîtrez la toxicité des essences. En effet, pour 10 litres, il y a dans l'absinthe de Pontarlier :

Grande absinthe......................	250 grammes.
Petite absinthe......................	100 —
Anis vert......................	500 —
Semences de fenouil.............	500 —
Hysope......................	200 —
Mélisse	50 grammes.

Soit six sortes d'essences dans ces 10 litres d'absinthe et 1 600 grammes de ces essences; le degré alcoolique de l'absinthe de Pontarlier est 74°.

Telles sont les principales substances contenant des alcools nuisibles à la consommation. Vous allez maintenant voir que ces substances sont réellement toxiques, car on a déterminé leur toxicité par l'expérimentation.

Cette étude expérimentale a été faite par un grand nombre d'auteurs. Tout d'abord par MM. Dujardin-Beaumetz et Audigé en 1879, puis par M. Laborde, M. Daremberg et surtout par MM. Joffroy et Serveaux dont les travaux de 1896 sont devenus classiques. L'étude du pouvoir nocif doit être faite dans l'intoxication aiguë et dans l'intoxication chronique.

Dans l'intoxication aiguë, occupons-nous d'abord des alcools, nous verrons ensuite les substances aromatiques qu'on y dissout.

Les recherches de MM. Joffroy et Serveaux ont été conduites d'une façon très précise et très scientifique; ces auteurs, en injectant de l'alcool dans les veines de différents animaux se sont mis à l'abri des critiques faites aux autres expérimentateurs; ils ont évité la coagulation du sang par l'alcool, par une injection préalable d'extrait de sangsue doué d'un pouvoir anti-coagulant très marqué. Ils injectaient une quantité déterminée du sérum suivant :

Têtes de sangsues hachées .... nº 8.
Chlorure de sodium.............. 8 grammes.
Eau stérilisée................... 1 litre.

Puis, le sang de l'animal étant rendu incoagulable, ils procédaient à l'inoculation de l'alcool. De cette façon, MM. Joffroy et Serveaux ont pu mettre en évidence des équivalents toxiques. Sous ce nom d'équivalents toxiques, ils comprennent la quantité minima de matière toxique qui, contenue entièrement à un moment donné dans le sang d'un animal, tue fatalement un kilogr. de matière vivante.

Les résultats de MM. Joffroy et Serveaux sont très intéressants; voici les équivalents toxiques qu'ils ont déter-
minés :

```
Alcool éthylique.....................  11 cc. 70
   —    méthylique...................  25 cc.
   —    propylique ..................   3 cc. 40
   —    iso-butylique ...............   1 cc. 45
   —    amylique....................   0 cc. 63
```

Il ressort très nettement de ces expériences que l'alcool
amylique est le plus toxique des alcools, puisque c'est de
lui qu'il faut le moins pour détruire un kilogr. de matière
vivante.

Au cours de ces recherches, MM. Joffroy et Serveaux
ont pu noter les symptômes de l'intoxication alcoolique
chez l'animal. Ils ont vu qu'il y avait un abaissement de
la température pouvant aller jusqu'à 24°, qu'il existait des
troubles de la respiration, de l'accélération, puis du ralentissement des mouvements respiratoires, du ralentissement
des bruits du cœur, de la paralysie, des convulsions, de la
perte des réflexes et de la sensibilité générale; ils ont
remarqué que les selles devenaient sanglantes, qu'il y avait
de la salivation; et, à l'autopsie des animaux, ils ont constaté une congestion générale portant sur le cerveau, sur le
tube digestif et sur les poumons. D'ailleurs, M. Gréhant,
en reprenant une partie de ces expériences, a observé des
résultats concordants; il a vu que, si on emploie une solution aqueuse mélangée d'alcool éthylique à 20 p. 100 et si
on injecte dans l'estomac d'un lapin de 3 kilogr., à l'aide de
la sonde œsophagienne, pendant 10 minutes, 225 cmc. de
cette solution, soit 15 cmc. d'alcool absolu par kilogramme
d'animal, le lapin succombe au bout de 6 heures 26 minutes après le début de l'expérience, avec un abaissement
de température de 11 degrés. M. Gréhant a constaté les

faits intéressants suivants : il a examiné la quantité d'alcool encore contenue dans l'estomac du lapin, et par le procédé de M. Nicloux, il a vu qu'il n'y restait plus que 5 cmc. ; donc, 40 cmc. avaient été absorbés, produisant l'intoxication complète et générale de l'animal. Ces recherches démontrent la possibilité de déterminer la quantité d'alcool absorbée par un individu, et présentent un grand intérêt au point de vue médico-légal [1].

L'alcool intoxique donc les animaux; d'ailleurs, partout, l'alcool est incompatible avec la vie. Ainsi M. J. Gaule, de Zurich, a remarqué que l'alcool empêche les mouvements amiboïdes, qu'il entrave l'action nutritive des champignons, et qu'il arrête les effets lumineux et la phosphorescence de certaines colonies microbiennes. M. Richardson a vu une goutte d'alcool pur diluée dans 240 grammes d'eau tuer la méduse; une goutte mise dans un litre d'eau tue les daphnées.

M. Ridge a repris toutes ces expériences et a vu l'alcool, à 1 p. 3000, arrêter l'éclosion des œufs de mouche et de grenouille; à 1 p. 100, l'alcool mis dans l'eau tue la graine de cresson et empêche sa germination; une goutte d'alcool mise dans l'eau arrête le développement de la chlorophylle. Le géranium irrigué avec de l'alcool à 1 p. 100 se flétrit, et si on l'arrose avec un mélange d'une goutte d'alcool dans 60 grammes d'eau, la couleur de la plante se modifie.

En un mot, l'alcool, partout où il se trouve, et partout où on le met, arrête la vie, en raison de sa toxicité.

Jusqu'à présent, je n'ai parlé que de l'alcool, mais il y a aussi des impuretés dans les boissons alcooliques. MM. Joffroy et Serveaux ont recherché l'équivalent toxique de

---

1. Gréhant, *Société de Biologie,* 14 février 1903.

ces impuretés, et ils ont vu que le furfurol avait un équivalent toxique de 0 cmc. 20 chez le chien et de 0 cmc. 14 chez le lapin ; que, pour l'aldéhyde, l'équivalent toxique était de 1 cmc. 14 ; pour l'alcool industriel de topinambour, de 7 cmc. 80, et que, pour les mauvais alcools, les alcools mauvais goût, de tête et de queue, cet équivalent était de 7 cmc. Voilà la toxicité des impuretés contenues dans l'alcool distillé. Si on examine maintenant l'alcool de consommation, et si on compare le cognac vrai, le kirsch vrai, l'eau-de-vie de cidre, le marc, l'eau-de-vie de prunes, on voit que les plus toxiques sont le marc et l'eau-de-vie de prunes, en raison des éthers et des aldéhydes qu'ils contiennent. Le rhum est toxique comme l'alcool éthylique, et bien que le plus toxique dans les boissons alcooliques soit incontestablement l'alcool amylique, en pratique, on peut dire que « ce qui donne aux boissons alcooliques la plus grande partie ou pour mieux dire la presque totalité de leur toxicité, c'est l'alcool éthylique, car s'il est le moins toxique des composants, il les dépasse tellement en quantité, qu'il joue un rôle prépondérant dans l'intoxication alcoolique[1] ». (Joffroy, Triboulet et Mathieu.)

J'en ai fini, Messieurs, avec les effets toxiques de l'alcool dans l'intoxication aiguë. Passons aux effets toxiques de l'alcool dans l'intoxication chronique.

Pour déterminer cette intoxication chronique, nous trouvons encore ici une série d'expériences, les unes, assez anciennes, de MM. Beaumetz et Audigé ; les autres, plus récentes, celles de MM. Joffroy et Serveaux. De leurs expériences très intéressantes, on peut tirer les remarques suivantes que j'emprunte encore au livre de MM. Tri-

1. H. Triboulet et F. Mathieu, *Loco citato*, p. 70.

boulet et Mathieu. « Ces expériences semblent prouver que l'alcool éthylique pur est capable de provoquer à faible dose un empoisonnement chronique grave, s'accompagnant de lésions viscérales auxquelles succombe rapidement le sujet. L'alcool méthylique, moins actif que son congénère supérieur dans l'intoxication aiguë, l'égale ou le dépasse dans l'intoxication chronique. Il provoque les mêmes désordres anatomiques.

« L'alcool amylique est relativement bien supporté. L'aldéhyde reste un produit dangereux, à déterminations gastro-intestinales et urinaires rapidement mortelles. Quant au furfurol, dont on connaît la puissance toxique sans pareille dans l'intoxication aiguë, il perd dans l'intoxication chronique ce triste privilège : il ne parvient pas à tuer en vingt mois l'animal qu'il aurait foudroyé en injection intra-veineuse à une dose à peine double [1]. »

Après ces quelques considérations sur l'intoxication alcoolique chronique, examinons la toxicité des boissons alcooliques aromatisées avec des essences.

C'est là une modalité particulière de l'intoxication. M. Lancereaux l'a dénommée sous le nom d'ousisme et M. Lalou, qui a travaillé beaucoup ce sujet, l'appelle l'aromatisme, pour l'opposer à l'éthylisme. MM. Joffroy et Serveaux ont fait des recherches intéressantes sur l'absinthe; ils ont vu que l'absinthe dissoute dans l'alcool méthylique donne un équivalent toxique de 0 cmc. 90 et que, dissoute dans l'alcool éthylique, elle fait monter l'équivalent à 0 cmc. 20. Dans l'absinthe, il existe encore d'autres essences nocives, l'essence d'anis, une des plus toxiques, et aussi des produits de la dénaturation de l'alcool. Vous savez que, dans le commerce, on dénature l'alcool à l'aide de pro-

____

1. H. Triboulet et F. Mathieu, *Loco citato*, p. 73.

duits à goût pénétrant et infect pour empêcher qu'on ne le livre à la consommation. Eh bien ! en 1895, en France, on a soumis officiellement 134 240 hectolitres d'alcool à la dénaturation, et l'administration des contributions indirectes estime que plus d'un tiers de cet alcool est retourné en fraude à la consommation, surtout dans les boissons très aromatisées, où les essences permettent de masquer le goût de la dénaturation ; vous pouvez vous imaginer l'action de ces boissons contenant encore un toxique de plus, celui de la dénaturation. C'est là le maximum de nocuité.

Les expériences de MM. Joffroy et Serveaux ont été reprises par M. Lalou. En publiant le résultat de ses recherches l'année dernière [1], il a remarqué que toutes les essences examinées sont convulsivantes ; chez le chien, elles produisent une phase d'agitation et d'hallucination, puis, une phase terminale d'abattement et de stupeur. Des doses d'essence d'absinthe, inoffensives au début, finissent, par un usage plus ou moins prolongé, par déterminer des phénomènes toxiques. A la longue, elles provoquent des troubles marqués de l'intelligence, et M. Lalou conclut très nettement à un syndrome particulier qu'il appelle l'aromatisme, ayant sa place marquée à côté de l'alcoolisme.

Messieurs, toute cette étude préliminaire, un peu aride, j'en conviens, mais pourtant indispensable, vous prouve la grande puissance toxique de l'alcool ; aussi serez-vous surpris qu'on ait voulu faire de l'alcool un aliment. Cela est si vrai cependant que je devrai consacrer la prochaine leçon tout entière à cette question brûlante de l'alcool-aliment.

1. Lalou, *Essence d'absinthe et quelques autres essences*, Paris, 1903.

QUATORZIÈME LEÇON

Messieurs,

Dans la dernière leçon, j'ai commencé l'étude du péril
alcoolique en vous montrant l'esprit dans lequel je comptais
entreprendre son histoire. Puis, je vous ai indiqué les boissons fermentées et distillées, l'action toxique de l'alcool au
point de vue expérimental, avec les équivalents toxiques de
MM. Joffroy et Serveaux, insistant sur l'action plus nocive
encore des liqueurs à essences. Aujourd'hui, je vais aborder
une question très grave, une question qui a suscité des
discussions extrêmement passionnées, celle de la valeur
nutritive des boissons alcooliques, et le problème de l'alcool
aliment, ce qui a une importance capitale pour nous,
médecins.

Les boissons fermentées ont-elles une valeur nutritive?

Les idées sont absolument partagées sur la réponse à
faire à la question : les uns répondent par l'affirmative, les

autres, au contraire, par la négative, mais tous soutiennent leurs idées avec chaleur et passion.

Prenons le vin, si vous le voulez bien; l'organisme humain tire-t-il profit du vin?

Voilà la question telle qu'on doit la poser. Le vin passe depuis l'histoire du monde pour donner de la force, de la vigueur et pour permettre à l'organisme de subir des efforts excessifs à un moment donné.

Est-ce là une opinion réelle, une opinion que l'on doive conserver?

Le vin contient de l'alcool, il en contient encore assez, de 4 à 5 p. 100 dans les petits vins, et de 10, 12 à 13 p. 100 dans les grands vins, si bien que, en prenant un litre de vin par jour, quantité que beaucoup de personnes qualifient d'hygiénique, on prend, selon le cas, une quantité de 45 à 50 grammes d'alcool, dans les vins faibles, quantité qui peut monter jusqu'à 100 et 150 grammes par 24 heures pour les vins forts. Bien que dilué, cet alcool n'en est pas moins de l'alcool, et dilué, il a la même action nocive que non dilué.

Mais on a attribué au vin d'autres méfaits que ceux dus à l'alcool qu'il pouvait contenir. On a dit qu'il est mauvais parce qu'il contient des sels de potasse, du bi-tartrate de potasse, et même, on a fait jouer aux sels de potasse, c'est M. Lancereaux qui le dit, un très grand rôle dans la production de l'intoxication par le vin, dans le vinisme; ces sels seraient les grands facteurs de la cirrhose du foie, ce qui est encore très discuté et très discutable. On a dit aussi que les sels de potasse et l'alcool pouvaient donner lieu également à la gastrite.

Enfin, quand les vins sont frelatés, ils contiennent une série de produits étrangers qui peuvent n'être pas moins nuisibles. On les frelate par le vinage qui est l'addition

d'une quantité assez grande d'alcool d'industrie, pour
relever le degré d'alcool du vin et lui permettre de se conserver mieux. On les frelate en y ajoutant des bouquets,
huiles de vin riches en éther et extrêmement toxiques.

Ce n'est pas ici le moment de faire un parallèle entre le
vin blanc et le vin rouge, mais, cependant, je dois vous dire
qu'on a incriminé dans le vin blanc les acides et les éthers
que ce vin contient, acide malique, acide tartrique, et éthers
acétiques. On a aussi reproché au vin rouge le tannin qui
le fait mal tolérer par les dyspeptiques ; dans certains vins,
ce n'est pas toujours l'alcool qui est nocif, puisque certains
dyspeptiques supportent de petites quantités de cognac
mises dans de l'eau, et ne tolèrent pas le vin ; les substances étrangères à l'alcool peuvent donc avoir elles aussi
une action nuisible.

Cette question de la nocuité et de l'usage du vin a été
discutée à la *Société de Thérapeutique* dans les séances du
28 octobre, du 11 et du 25 novembre et du 9 décembre 1903.
Dans les discussions, auxquelles prirent part MM. Le
Gendre, Bardet, Dignat, Mathieu, deux camps très nets se
formèrent : ceux qui, favorables à l'usage modéré du vin,
voudraient voir la tempérance remplacer l'alcoolisme, et,
au contraire, les intransigeants, qui se sont absolument
prononcés contre l'usage du vin.

Nous avons l'habitude de dire et de penser que l'usage
du vin à la campagne, dans les conditions particulières
de vie au grand air, n'est pas nocif ; tous, nous avons
eu sous les yeux l'exemple de vieillards encore très
robustes qui, toute leur vie, ont bu du vin, sans s'en porter
plus mal. M. Le Gendre fait remarquer à ce propos, qu'aujourd'hui peut-être, la réaction à l'alcool n'est plus la
même qu'autrefois, qu'il y a cinquante ans, par exemple ;
ceci en raison des modalités de la vie à outrance que nous

menons avec sa surexcitation nerveuse, son cérébralisme, comme on l'a dit très justement, qui fait que nos cellules nerveuses supportent moins bien les substances toxiques qu'il y a trente, quarante et cinquante ans.

Je borne là ces considérations sur l'usage du vin, devant encore y revenir à la fin de la leçon. Tout ce que je viens de dire du vin, je pourrais le répéter pour le cidre, la bière, le poiré, contenant moins d'alcool que le vin et capables d'être mieux tolérés que lui.

J'arrive maintenant à la valeur nutritive de l'alcool en lui-même et à celle des boissons distillées; c'est le gros problème de l'alcool-aliment qui va se dresser devant nous. C'est, en effet, une grande et toute récente question, je dis toute récente, puisqu'elle a été remise en discussion dans un article qui a fait beaucoup de bruit et qui parut dans les *Annales de l'Institut Pasteur* du 25 novembre 1902. M. Duclaux, en interprétant des expériences américaines fort bien faites, dont je vous parlerai tout à l'heure, expériences de M. Atwater et Benedict, ajoutait ceci : « Nous devons faire nos excuses à l'alcool pour la façon dont nous l'avons traité jusqu'ici. L'ivresse qu'il donne? je sais bien, c'est le côté fâcheux. Un aliment placé à un aussi bon rang et qui arrive si facilement dans les tissus, a les inconvénients de ses avantages[1]. »

Cette phrase a provoqué les tempêtes, l'indignation et les fureurs de tous les anti-alcooliques. Ils ont cru leur œuvre compromise par ce patronage, et combattue par un de ceux même qui avaient mené une campagne contre les méfaits généraux de l'alcoolisme, ainsi que vous avez pu en juger dans la leçon dernière quand je vous ai

1. Duclaux, *Annales de l'Institut Pasteur*, 25 novembre 1902, p. 864.

lu quelques beaux passages de l'*Hygiène sociale* de M. Duclaux sur l'alcoolisme en général.

La réhabilitation de l'alcool-aliment a provoqué une joie immense chez les empoisonneurs du peuple. Dans des affiches publiques collées sur les murs de la ville, ils ont invoqué en faveur de leur industrie le nom de M. Duclaux, et vous pensez quel patronage inespéré était pour eux celui de l'Institut Pasteur, de l'Académie de médecine et de l'Académie des sciences!

Si on regarde de très près ce que M. Duclaux a soutenu et voulu soutenir, il faut convenir qu'il n'a rien dit qui ne soit vrai.

Seulement, M. Duclaux a eu tort, au point de vue social, d'insister sur une idée qui lui paraissait amusante. Si elle est exactement vraie scientifiquement il n'en est plus du tout de même au point de vue social. Non, l'alcool, n'est pas un aliment; tout ce que je vais vous dire vous le prouvera. Si M. Duclaux a raison scientifiquement, et, si, en biologie pure, il a dit la vérité, pratiquement et socialement il a tort, et il a fait erreur; au point de vue social, l'alcool est un poison.

Que sont donc ces expériences interprétées de la sorte par M. Duclaux? Ce sont les expériences de MM. Atwater et Benedict. On peut les résumer, comme M. Jacques Bertillon l'a très bien fait dans son livre : « Lorsqu'un homme sain et ordinairement abstinent, boit pendant quatre jours dans un litre d'infusion de café, une faible quantité d'alcool (celle qui se trouve dans trois quarts de litre de vin de Bordeaux), cet alcool produit autant de calories que l'aurait fait une quantité équivalente de sucre et de fécule. » L'alcool est un aliment isodyname qui produit une même quantité de chaleur et de travail mécanique qu'un autre aliment, et on peut l'utiliser à la place de cet autre aliment pour obtenir le même résultat. Les expériences de ces auteurs américains ont été fort bien faites, à l'abri de toute critique, et, au point de vue purement scientifique, elles disent absolument la vérité. Elles prouvent que théoriquement l'alcool peut être un aliment, mais elles ne disent pas que c'est un aliment non dangereux.

D'autres auteurs ont fait aussi des expériences sur ce même sujet. M. Chauveau, dans sa note du 21 janvier 1901 à l'*Académie des Sciences*, conclut ainsi : « La substitution partielle de l'alcool au sucre, isodyname, dans la ration alimentaire d'un sujet qui travaille, ration administrée peu de temps avant le travail, entraîne pour le sujet les conséquences suivantes :

« 1° Diminution de la valeur absolue du travail musculaire.

« 2° Stagnation ou amoindrissement de l'entretien.

« 3° Elévation de la dépense énergétique par rapport à la valeur du travail accompli.

« En somme, les résultats de la substitution se montrent à tous points de vue très franchement défavorables. » M. Chauveau ne dit pas tout à fait la même chose que M. Duclaux ; il reconnaît la transformation, mais il n'en reconnaît pas les qualités.

Même si l'alcool est aliment scientifique, et on ne peut le nier, voyez ce que dit M. Gley, rapportant les expériences de M. Chauveau, au *VII° Congrès international contre l'alcool* en 1899. « On a été jusqu'à dire que la chaleur tenant à la destruction de l'alcool est inutilisable pour l'organisme. Mais peut-on admettre que des combustions se fassent dans le corps sans que les calories produites servent à rien? Toute quantité de chaleur dégagée dans l'organisme par la destruction d'une substance quelconque doit donner lieu à une économie des autres combustibles.

« Telles sont les conclusions que l'on peut tirer des faits connus jusqu'à présent; il ne servirait à rien d'en méconnaître, et, *a fortiori*, d'en nier la signification. Il ne faut jamais s'opposer à la vérité.

«... Mais personne ne doit oublier que les quantités d'alcool, nécessaires pour que sa valeur nutritive, au sens qui vient d'être indiqué, entre en jeu, atteignent vite la limite de la tolérance de l'organisme humain, et même pour cette substance, chez beaucoup d'individus sensibles à l'alcool, dépassent cette limite. »

Par conséquent : M. Gley, sans nier la valeur nutritive théorique de l'alcool, admet que cette limite peut facilement être dépassée, déterminant alors les phénomènes toxiques, que, nous tous, médecins, nous connaissons si bien.

Cette question de l'alcool-aliment a été reprise complètement par MM. Triboulet et Mathieu dans la seconde édition de leur livre sur l'*Alcoolisme* actuellement sous presse. MM. Triboulet et Mathieu ont bien voulu me communiquer les bonnes feuilles de leur travail, et je tiens à les en remercier ici publiquement.

Voici les considérations développées par MM. Triboulet et Mathieu, et vous allez voir leur réfutation de l'opinion de M. Duclaux; je dois reconnaître qu'au point de vue scientifique, le terrain où se place M. Duclaux est très difficilement attaquable; mais je vous l'ai dit, et je vous le répète, il n'en est plus de même au point de vue social.

Depuis longtemps, font remarquer MM. Triboulet et Mathieu, l'alcool est classé comme une source de chaleur, et les expériences de MM. Atwater et Bénédict prouvent qu'en chimie biologique, l'alcool est un aliment.

Les auteurs se posent alors la question suivante : L'alcool
a-t-il une valeur sur le développement des êtres vivants,
animaux et végétaux ?

Plusieurs savants vont se charger de la réponse.
M. Duclaux dit que l'alcool éthylique est utilisable de 6 à
8 p. 100 pour la nutrition de l'aspergillus niger adulte.
M. Mazé a vu, dans la germination de diverses plantes,
l'alcool produit être utilisé par les graines pour leur
croissance. L'alcool est formé dans les cellules vivantes
des graines, aux dépens du sucre de raisin, en vertu d'un
processus diastasique normal : il semble que la molécule
de sucre soit dédoublée en alcool et acide carbonique et
que l'alcool soit la partie nutritive de la molécule de
sucre. M. Duclaux va encore plus loin, et dit que l'alcool
formé devient un véritable matériel de réserve pour la
nutrition. De tous ces exemples, il semble que la physio-
logie végétale donne la preuve formelle de la valeur alimentaire de l'alcool.

En effet, M. Duclaux, revenant encore une fois sur cette
question qui lui était très chère, dans un article inséré le
25 avril 1903 dans les *Annales de l'Institut Pasteur*,
page 307, sous la rubrique : « Ce qu'est un aliment », fait
remarquer que grâce à la zymase le sucre fabrique de l'alcool
et de l'acide carbonique : « Il était impossible que l'alcool
n'apparaisse pas pendant la digestion du sucre et que, par
conséquent, l'alcool ne soit forcément brûlé dans la profondeur des muscles mêmes de ceux qui le repoussaient
religieusement en nature. La vérité ne se fâche pas;
elle s'est amusée, elle s'est même montrée particulièrement spirituelle dans l'espèce; elle a montré aux anti-
alcooliques qu'ils consomment de l'alcool sans le savoir.

« Tout récemment, MM. Stoklasa et Czerny, de Prague,
ont découvert dans les tissus vivants une diastase pareille à

la zymase de Büchner, qui transforme en alcool ce que la digestion lui présente de sucre. Les gens audacieux, dont je suis, estiment que cela a été fait pour quelque chose. »

M. Duclaux, vous le voyez, a, porté la discussion sur le terrain de l'humour, ayant voulu tirer de son paradoxe toutes les conséquences.

A ces conclusions des biologistes admettant la valeur alimentaire de l'alcool dans le règne végétal, que répondent les anti-alcooliques?

M. Reynolds Green fait remarquer que la question de l'alcool des tissus est encore à l'étude et qu'on ne peut rien affirmer de définitif même pour les végétaux. M. Conheim, puis M. Bottelli disent que la fermentation observée par M. Stoklasa est due non pas à un corps spécial comme la zymase de Büchner, mais bien à des micro-organismes [1]. D'ailleurs, si cet alcool intra-organique se formait, ce ne serait pas un alcool définitif, ce serait un corps en perpétuel devenir et non un alcool stable comme celui que nos distilleries fabriquent. Puis, M. Pouchet a bien remarqué que l'alcool n'est pas un aliment d'épargne.

Non, disent MM. Triboulet et Mathieu, l'alcool ne peut être substitué, comme le veut M. Duclaux, à poids iso dyname (fournissant la même quantité de chaleur) à tel ou tel aliment hydro-carboné; non il ne doit pas « être placé à côté de l'amidon et du sucre », parce que tout le monde n'est pas d'accord sur cette question. M. Koppe a fait remarquer que si la valeur alimentaire se jugeait au pouvoir

---

1. M. Mazé et MM. Mazé et Perrier, dans les *Annales de l'Institut Pasteur* du 25 juin 1904 (pages 378 et 382), ont repris les expériences de M. Stoklasa, et concluent que « les cellules végétales et animales renferment de la zymase, puisqu'elles produisent de l'alcool », mais que l'origine des diastases intervenant dans les fermentations est tout autre que celle indiquée par M. Stoklasa et ses collaborateurs, et qu'on y trouve « tous les éléments des fermentations microbiennes ».

calorique, tout l'avantage reviendrait aux alcools supérieurs, à l'alcool amylique qui dégage le plus de calories, car il dégage 9 calories, l'alcool éthylique n'en dégageant que 7 seulement.

Somme toute, dans cette discussion, le plus grand argument des anti-alcooliques est le suivant : si de l'alcool est élaboré au sein des tissus, ce qui ne paraît pas niable, l'alcool ainsi formé est tout à fait spécial, et ne saurait en aucune façon être comparé à l'alcool livré en bouteilles par les distillateurs. Si nous voulons donner à nos tissus l'alcool dont ils ont besoin, donnons leur, non pas l'alcool industriel, mais l'alcool biologique, c'est-à-dire celui formé au dépens du tissus : donnons-leur donc du sucre qu'ils transformeront en alcool, et non de l'alcool tout fabriqué ; ce dernier a une composition fixe et immuable, tandis que l'alcool biologique est en perpétuelles transformations : ce n'est donc probablement pas le même alcool.

Voilà ce que répondent les anti-alcooliques à la question de l'alcool-aliment, sur le terrain où s'est placé M. Duclaux.

La réponse, Messieurs, vous paraîtra peut-être insuffisante pour détruire l'affirmation de ce dernier, dans les termes où il l'a posée, et peut-être considérerez-vous, au point de vue purement scientifique et biologique, l'alcool comme un aliment théorique isodyname ; oui, comme le font remarquer MM. Atwater et Benedict, « l'alcool est un aliment, oui, mais c'est un mauvais, c'est un détestable aliment ».

L'alcool est un aliment scientifique, ce n'est pas un aliment pratique : voilà la vraie formule, et laissez-moi vous signaler quelques lignes tout à fait justes de M. Triboulet à ce propos : « Le moteur humain, en France du moins, est inapte à marcher à l'alcool. Et puisque nous sommes sur cette comparaison mécanique du moteur, me permettra-t-on, sans oublier que comparaison n'est pas raison, de demander pourquoi, ayant à notre disposition des producteurs de force comme la dynamite et la panclastite, nous employons le banal moto-pétrole? Raison bien simple, mais d'une logique irréfutable, c'est que l'atome de panclastite *isodyname* se rend intolérable à nos pauvres moteurs qui n'en peuvent mais [1]. »

Pour qu'un aliment soit utilisable, il faut qu'il ne soit ni nocif, ni toxique, et ces considérations vont nous faire tout à fait changer d'aspect la question de l'alcool-aliment; nous allons nous demander, non plus au point de vue scientifique, mais au point de vue pratique, si l'alcool est oui ou non un aliment. Eh bien! non, l'alcool n'est pas un aliment, parce qu'il n'existe pas, en fait, de boissons alcooliques hygiéniques.

On a bien trouvé une ration qui pouvait être absorbée sans inconvénient par l'homme sain.

M. Maurel, qui s'est occupé d'une façon si particulière et si intéressante de l'alimentation, a étudié de très près l'action de l'alcool comme aliment pratique; il a vu que chez un individu sain, circulant d'une façon normale, et faisant fonctionner ses muscles au grand air, on arrive à une dose de tolérance de 32 gr. 50 par jour, pour un homme d'un poids moyen de 65 kilogr. Cette dose, correspondant à la quantité d'alcool contenue dans un demi-litre de vin, est complètement brûlée, et, si l'homme est bien portant, elle ne saurait lui être nuisible. Mais, si cet homme n'est pas dans les conditions normales, si, au lieu de brûler son alcool en faisant travailler ses muscles, il reste confiné à ne rien faire, ou à travailler uniquement du cerveau, s'il

1. H. Triboulet, L'alcool est-il un aliment? Réponse d'un médecin. *Gazette des hôpitaux*, 13 janvier 1903, p. 43.

n'est pas dans des conditions d'oxygénation suffisante, à plus forte raison si un de ses viscères est adultéré d'une façon quelconque, alors, immédiatement, la limite de tolérance sera franchie, et la substance inoffensive deviendra une substance absolument nocive et toxique. C'est là, Messieurs, la vérité.

J'approuve encore M. Triboulet, quand il dit très justement que l'alcool n'est pas un aliment social. « Au nom du simple bon sens *médical*, je dirai pour vous convaincre, qu'on nous montre un, *un* seul être humain que la consommation de l'alcool à doses choisies ait fait plus fort, mieux portant : au nom du bon sens *social*, je dirai : qu'on nous fasse voir la famille, le groupe, le peuple heureux, riche et grand par l'usage de l'alcool[1]. » Il est certain qu'on ne peut les montrer parce qu'ils n'existent pas. On peut tolérer l'alcool, mais on ne tire aucun profit de son usage ; voilà ce que dit le bon sens, et il a raison, car dès la dose de tolérance franchie, les équivalents toxiques vont entrer en jeu, et le poison diffusible va déterminer les actions néfastes, suivantes : Il deshydrate les tissus et par rayonnement refroidit l'individu qui l'absorbe, croyant se réchauffer; d'ailleurs, la température, au lieu d'augmenter, baisse d'un demi à un degré; la déshydratation produit la diurèse abondante, des sueurs profuses, de la diarrhée et même de l'hypersécrétion salivaire et stomacale. Le poison alcool agit sur l'estomac en ralentissant la peptonisation, en coagulant le mucus gastrique, en détruisant la pepsine et en arrêtant la digestion. Il agit sur l'intestin, où il détermine une absorption imparfaite du chyle, et provoque de l'entérite, de la lientérie, et de la diarrhée.

Il agit sur le foie, en altérant les cellules hépatiques

1. H. Triboulet, *Archives générales de médecine* (Correspondance), 13 janvier 1903.

qu'il rend insuffisantes; il est aidé dans cette mauvaise besogne par les poisons d'origine alimentaire qui se combinent à son action nocive propre. Il agit sur le sang dont il déforme les globules, précipite l'hémoglobine, et vous verrez qu'il peut passer dans le sang du fœtus. Il agit sur le cœur en déprimant la tension artérielle. Il agit sur les poumons, en diminuant les échanges respiratoires, sur la nutrition en diminuant les échanges nutritifs. Il agit sur le cerveau en rendant les fonctions cérébrales beaucoup plus lentes; M. Krœpelin, d'Heidelberg, voulant voir les effets de l'alcool sur le cerveau, a fait absorber de 7 à 60 grammes d'alcool dilué dans de l'eau et a fait faire aux personnes qui l'avaient ingéré différents exercices cérébraux, tels que : additionner, apprendre par cœur, évaluer un laps de temps, etc. Plus la dose était forte, plus ces travaux se faisaient lentement.

L'alcool agit encore sur le cerveau et sur le psychisme en donnant une abolition évidente de la personnalité; le vieil adage : *In vino, veritas* en est absolument la preuve. Il agit sur le travail musculaire, et les individus obligés de se livrer à un travail intensif, comme dans les sports, savent qu'ils le font beaucoup mieux en ne s'alcoolisant pas.

En un mot, l'alcool donne une excitation évidente, mais elle est de très courte durée et suivie bientôt de dépression. L'alcool ralentit toute la vie, si vous en voulez une preuve de plus, vous n'avez qu'à répéter la célèbre expérience de Claude Bernard.

Vous prenez trois verres, contenant l'un de l'eau, le second du vin, le troisième du cognac, et vous mettez dans chacun d'eux un morceau de sucre concassé. Dans le verre n° 1, où il y a de l'eau ordinaire, vous voyez le sucre se dissoudre en quinze minutes. Dans le verre n° 2, contenant du vin, le morceau de sucre est dissous en cinquante-cinq minutes. Dans le verre n° 3, rempli de cognac, le sucre se dissout en quinze heures.

Voilà encore une preuve physique qui montre le ralentissement des échanges par l'alcool, et quand les boissons alcooliques contiennent les essences dont nous avons vu l'action expérimentale dans la dernière leçon, d'autres troubles se manifestent. Ce sont des troubles d'excitation du système nerveux, d'ousisme et d'aromatisme, caractérisés par des attaques épileptiformes. MM. G. Billard et Dieulafé ont rapporté, le 19 mars dernier, à la *Société de Biologie*, des expériences intéressantes montrant qu'il existe un rapport entre la tension superficielle, la viscosité et la toxicité de l'alcool et des boissons alcooliques à essence, rapport capable de produire entre tous ces facteurs une sorte de cumul d'intoxication.

Tels sont les résultats pratiques de l'usage de l'alcool; vous voyez, Messieurs, combien ils sont mauvais. Je puis vous les mettre encore en évidence d'une autre façon, en vous montrant ce que peuvent faire les gens qui s'abstiennent d'alcool.

Les abstinents ont une capacité de travail tout autre que celle des consommateurs d'alcool. Je vous disais que le travail musculaire est entravé par l'alcool; les individus qui font des sports, ces coureurs cyclistes roulant pendant 600, 800, 1000, 1200 kilomètres sans s'arrêter, savent fort bien qu'en prenant de l'alcool sous une forme quelconque ils seront forcés de quitter la course au bout de peu de temps. Tous les individus se livrant à des exercices violents pensent de même et savent qu'une boisson chaude, non alcoolisée, donne infiniment plus de force que tous les toniques alcooliques du monde.

On a rapporté des faits très intéressants d'application

industrielle de l'abstinence. C'est ainsi qu'en Angleterre, rapporte M. Jacques Bertillon dans son livre, à la page 29, la Great Western Railway Company, qui avait des voies larges de 7 pieds anglais, tandis que le reste des voies anglaises était large de 4 pieds 8 pouces 1/2, résolut de faire cesser cette grande incommodité très préjudiciable aux résultats de son trafic. Il lui fallait transformer 370 kilomètres de voies ferrées, et cela ne pouvait se faire que par une interruption du service pendant 31 heures seulement. On décida de faire la transformation les 21 et 22 mai 1892; on employa à cette besogne 5 000 ouvriers et on ne leur donna pas une goutte d'alcool. Les ingénieurs chargés de diriger cette importante transformation prétendent que c'est grâce à l'abstinence d'alcool que les ouvriers ont pu réaliser ce tour de force extraordinaire.

Un grand manieur d'hommes et de capitaux, M. Carnegie, « le roi de l'acier », parlant de ses ouvriers, a dit ces paroles intéressantes : « *J'estime que les abstinents valent 10 p. 100 de plus que les non abstinents*, spécialement, s'ils sont cochers, matelots de yachts ou ouvriers ayant charge de machines. En fait, je les préfère pour toutes les occupations. » Et vous savez si M. Carnegie, l'auteur de ce livre remarquable, l'*Empire des affaires*, s'y connaît en hommes et en choses.

Nansen, lors de son expédition au pôle Nord, ne voulut pas qu'une goutte d'alcool fût emportée sur son bâtiment en dehors des alcools médicamenteux; et, dans ses relations, il prétend que c'est à cette abstinence d'alcool que ses hommes doivent les tours de force accomplis.

D'ailleurs, si on jette un coup d'œil sur les statistiques des compagnies d'assurances américaines et anglaises, on voit une différence nette entre les décès prévus et les décès observés chez les individus qui font un usage modéré de l'alcool et chez les abstinents.

Prenons les statistiques de trois compagnies.

La statistique de la première compagnie, *United Kingdom Temperance and General Provident Institution*, porte sur cinq années, de 1886 à 1900. Dans cette compagnie, le nombre des décès prévus était de 11 296 chez les gens qui font un usage modéré de l'alcool; les décès observés n'ont été que de 10 830; l'usage modéré des boissons alcooliques a fait diminuer la mortalité de 11 296 à 10 830 décès, soit un gain de 4 p. 100. Pour les abstinents, les décès prévus étaient de 8 442, et, il n'y en eut que 6 028; l'abstinence a fait diminuer la mortalité de 8 442 à 6 028 décès, soit un gain de 29 p. 100.

La statistique de la seconde compagnie, *Sceptre Life Association*, porte sur sept années de 1884 à 1900. Pour les personnes faisant un usage modéré des boissons, cette compagnie avait prévu 1 938 décès et il ne s'en est produit que 1 535, soit un gain de 21 p. 100. Pour les abstinents, elle avait prévu 1 118 décès, il ne s'en est produit que 623, ce qui donne un gain considérable de 44 p. 100.

La troisième compagnie, la *Scottish Temperance Life Assurance*, avait prévu pour les tempérants 155 décès et elle n'en a observé que 107, soit un gain de 31 p. 100. Pour les abstinents, elle avait prévu 492 décès, elle n'en a compté que 232; elle a donc obtenu un gain énorme de 53 p. 100.

Ces résultats très importants permettent aux compagnies de faire des conditions meilleures aux abstinents qu'aux consommateurs même modérés d'alcool, puisque c'est sur l'échelle probable de la mortalité qu'elles basent leurs tarifs.

Si telle est la valeur des abstinents, il est certain qu'à tous les points de vue, il vaudrait mieux être abstinent que tempérant. Mais est-il possible d'obtenir l'abstinence dans notre pays? Je ne le crois pas et, qui plus est, je ne le désire pas. Je souhaite plutôt que la France devienne tempérante, cela suffirait à concilier tous les intérêts, les intérêts biologiques de la race et les intérêts économiques de la nation dont on doit aussi tenir compte.

Il se produit à l'heure actuelle une tendance manifeste à la réaction contre l'abstinence complète que prêchent les apôtres de l'anti-alcoolisme, tendance qui a déjà pris corps dans différentes campagnes, notamment dans celle que mon ami M. Boix a faite dans les *Archives générales de Médecine*; ces campagnes ont été fort mal vues par les anti-alcooliques.

Cependant, avec la tempérance et sans aucune intransigeance, on peut et on doit arriver à des résultats excellents dans la lutte contre l'alcool. J'ai pris parti dans la question et j'ai écrit à M. Boix une lettre qu'il a publiée, et dont je n'ai pas à modifier les termes aujourd'hui.

Je disais ceci : « Même pris à petites doses, l'alcool est un poison, axiome qui ne laisse pas subsister d'équivoque; mais, comme poison, l'alcool peut rendre des services. Il en a rendu de grands, et il en rendra encore, ainsi qu'en rendent tous les poisons que nous utilisons tous les jours en médecine. C'est de plus un poison agréable : l'histoire de l'humanité est là pour le prouver, et il tient sa place parmi les poisons que nous prenons chaque jour avec plaisir : café, thé, gibier, mets savamment préparés, tabac, plus nocif encore que l'alcool. Ce qu'il faut savoir, c'est qu'en prenant de l'alcool, on s'empoisonne : on le fait alors en toute connaissance de cause. Aux fortes doses correspondent l'abrutissement, la déchéance, la dégénérescence. Avec les faibles doses, avec l'usage très modéré du vin, on court souvent moins de risques qu'avec beaucoup d'autres de nos toxiques journaliers et favoris, alimentaires ou autres, que nous serions désolés d'abandonner [1]. »

Ce que j'ai dit là, je le maintiens, j'estime que ce n'est pas en prenant un verre de vin par jour, que nous abrégerons considérablement la durée de notre vie, alors que, dans notre consommation quotidienne, nous faisons entrer des choses bien plus nocives que l'alcool, avec tous les mets qui paraissent sur notre table, mets composés de substances plus ou moins altérées, de viandes plus ou moins faisandées, de plats savants et complexes assaisonnés avec des couleurs et une série d'essences toxiques. Pour ne prendre qu'un exemple, souvenez-vous des glaces de nos pères, faites avec de la vanille, du café, du chocolat, et considérez nos glaces modernes, dont les noms tourmentés dissimulent mal les couleurs et les essences qui ont servi à leur donner leur composition multiple d'aujourd'hui : aussi le lendemain de ces grands dîners homicides, quelles gastralgies, quelle fatigue et quelle incapacité de travail! Nous absorbons tous les jours des poisons bien plus violents, j'estime, qu'une quantité modérée de vin ; nous prenons tous les jours des toxiques comme le café, le thé, le tabac qui, lentement, adultèrent nos tissus et sclérosent nos vaisseaux. Nous avons dans les villes une hygiène déplorable, avec l'absence d'exercice physique et le surmenage de notre vie agitée. Tout cela nous empoisonne encore bien davantage que l'usage modéré du vin.

J'ai l'absolue conviction que si nous voulons arriver à un résultat dans cette croisade nécessaire contre l'alcoolisme et extirper de notre pays ce nouveau mal français, il faut ne pas trop demander, on doit se contenter de la tempérance et donner pleine approbation à ces paroles récentes

---

1. Louis Rénon, *Archives générales de médecine* (Correspondance), 27 janvier 1903.

de M. Armand Gautier : « Le bon sens du vulgaire peut avoir quelquefois raison contre les théories trop exclusives d'une science qui se forme, et qui, dans ce cas particulier, préoccupée surtout de la plaie terrible de l'alcoolisme, est restée longtemps plus utilitariste et convaincue qu'expérimentale et sereine [1]. »

Messieurs, j'en ai terminé avec la question de l'alcool-aliment que j'ai examinée sur toutes ses faces, et, dans la prochaine leçon j'aborderai l'histoire des méfaits individuels et collectifs de l'alcool.

---

1. Armand Gautier, *L'alimentation et les régimes*, Paris, 1904, p. 341.

QUINZIÈME LEÇON

Les méfaits de l'alcoolisme sur l'individu.
Lésions et symptômes de l'alcoolisme aigu et chronique. — Action
  spéciale sur le système nerveux; la paralysie alcoolique. —
  L'éthylisme, l'œnilisme, l'ousisme et l'aromatisme.
Action de l'alcool sur la collectivité.
L'alcoolisme familial. — Alcoolisme des nourrices, des nourrissons.
  — Alcoolisme infantile.

Messieurs,

Dans la dernière leçon, j'ai continué l'étude du péril
alcoolique en discutant devant vous la question actuelle si
brûlante de l'alcool-aliment. Vous m'avez vu conclure par
la négative, et me garder d'idées absolues, capables seulement de nuire à la cause de l'anti-alcoolisme, qui mérite
tous les efforts, à la fois énergiques et prudents, pour
arriver à son but.

Aujourd'hui, je vais vous exposer les méfaits de l'alcoolisme sur l'individu, et commencer l'étude de l'action nocive
de l'alcool sur la collectivité.

Avant de vous parler des méfaits de l'alcoolisme sur
l'individu, je dois d'abord rendre hommage aux médecins et aux savants qui ont eu la volonté et le courage
de faire obstacle à un courant bien difficile à remonter, et
qui, sans se soucier des sarcasmes erronés de l'opinion
publique, malgré l'indifférence et même l'hostilité des

Pouvoirs publics, n'ont pas hésité à faire la campagne d'éducation populaire et de délivrance contre l'alcool. Je veux parler de MM. Lancereaux et Laborde, — M. Laborde mort au champ d'honneur en défendant sa cause avec la passion du bien à accomplir, — d'une série d'hommes tous à la tête du mouvement anti-alcoolique, comme MM. le doyen Debove, Joffroy, Legrain, Sérieux, Garnier, Gley, Mathieu, Le Gendre, Jacquet, Brunon, Romme, et mon ami H. Triboulet, etc. ; j'en oublie certainement, Messieurs, mais je réunis ici tous ensemble ces bons esprits et ces grands cœurs, connus ou inconnus, pour leur payer le tribut de reconnaissance que la société leur doit.

Ceci dit, voyons quelles sont les lésions produites par l'alcool sur le corps de l'homme.

Ces lésions sont très considérables; elles touchent la plupart des organes, mais elles atteignent d'abord le tube digestif qui est le premier en contact avec l'alcool. Eh bien, sur le tube digestif, nous voyons du côté de l'estomac des lésions de gastrite simple et des lésions de sclérose. Les lésions de gastrite simple sont caractérisées par l'induration et l'épaississement des parois stomacales, par le plissement de la muqueuse dans le sens longitudinal ce qui lui donne l'aspect dit de l'estomac à colonnes, puis par de petites exulcérations et des ulcérations réparties ça et là sur la surface de la muqueuse. Histologiquement, on observe la dégénérescence des cellules des glandes stomacales, aboutissant à l'atrophie glandulaire. Il s'y ajoute souvent un processus conjonctif sclérosant, étouffant pour ainsi dire tout le système glandulaire. Telles sont les lésions stomacales. Sur l'intestin, on note des ulcérations plus ou moins grandes qui peuvent exister sur toute la longueur du tractus intestinal, sous la dépendance manifeste du toxique.

Les glandes annexes du tube digestif seront peut-être aussi atteintes. Sur le pancréas, il existe de la dégénérescence graisseuse de la cellule pancréatique et de la cirrhose interstitielle de tout l'organe. Du côté du foie, les lésions dues à l'alcool sont des plus nombreuses, et tous vous savez que l'alcool détermine la cirrhose hépatique, soit la cirrhose atrophique, ou cirrhose de Laënnec, soit la cirrhose hypertrophique, d'un pronostic un peu moins sévère.

On s'est demandé s'il n'y avait pas d'autre substance que l'alcool capable d'intervenir dans la genèse de la cirrhose, et surtout sur la production de l'ascite, associée toujours à la cirrhose atrophique et parfois à la cirrhose hypertrophique. Cette ascite peut dépendre soit de l'étranglement de la veine porte dans le foie sclérosé, soit, et c'est l'hypothèse la plus probable, d'une irritation péritonéale au niveau des radicules de la veine porte.

Depuis quelque temps, on a tendance à incriminer dans la genèse de l'ascite cirrhotique, non pas l'alcool, mais la tuberculose, car plusieurs auteurs, notamment M. Triboulet, ont trouvé, en faisant usage de la méthode inoscopique de M. Jousset, le bacille de Koch dans l'ascite des cirrhotiques. Il est possible qu'il y ait deux modalités dans le processus, préparation du terrain hépatique par l'alcool et infection du terrain péritonéal par le bacille. Je devais vous signaler ce point un peu nouveau de la question.

Du côté de l'appareil rénal, il y a peu d'altérations dans l'alcoolisme; ce sont surtout les toxiques minéraux comme le mercure, le sublimé, le plomb, qui lèsent le rein plus que les toxiques organiques comme l'alcool. Cependant, chez les individus fortement alcoolisés, il peut exister un certain degré de sclérose rénale. De même, du côté du système circulatoire, il y a peu d'altérations; on constate bien une légère stéatose des fines artérioles et du muscle

cardiaque, mais le cœur n'est pas le viscère d'élection
de l'alcool. Je n'en dirai pas autant de l'appareil respiratoire, car les laryngites, les pharyngites, les trachéites
consécutives à l'alcoolisme sont de notion courante. Puis,
l'alcool prédispose aux inflammations du poumon, à la
pneumonie, et à la tuberculose, dont il prépare la germination et l'éclosion. Du côté du système nerveux, l'alcool
peut déterminer la congestion de tout l'axe cérébro-spinal,
du cerveau, de la moelle et des nerfs. Les lésions de
névrite et de névrite segmentaire péri-axile sont très fréquentes au cours de l'alcoolisme.

Voilà, rapidement exposées, les lésions principales de
l'alcoolisme.

Voyons, maintenant, les manifestations cliniques du
fléau.

On a distingué au point de vue clinique diverses intoxications alcooliques. On a distingué l'intoxication par le
vin, l'œnilisme, le vinisme; on a distingué l'intoxication
par l'alcool, l'alcoolisme, l'éthylisme; on a distingué l'intoxication par l'absinthe et les essences, l'absinthisme,
l'ousisme et l'aromatisme. Eh bien! en pratique, il est très
difficile de maintenir ces distinctions, car la plupart du
temps, les individus qui font abus des boissons alcooliques
s'alcoolisent par des boissons multiples, il y a fusion de
toutes les intoxications. Ce qu'on peut faire au point de vue
clinique, c'est de décrire une forme aiguë et une forme
chronique, et voir, ensuite, les symptômes un peu plus
particuliers de l'intoxication par les essences, le vin ou
l'alcool.

Esquissons tout d'abord l'étude clinique de l'alcoolisme
aigu.

Pour produire l'alcoolisme aigu, il faut des doses

d'alcool, variables selon les facteurs suivants : d'abord l'hérédité; vous verrez plus tard que l'hérédité alcoolique est une hérédité très réelle, très manifeste, très stricte, très étroite et que les fils d'alcooliques ont les plus grandes chances de devenir alcooliques à leur tour. Ces hérédo-alcooliques sont extrèmement sensibles à l'alcool, et ne sont nullement mithridatés par l'éthylisme de leurs ascendants; il n'y a pas d'atténuation héréditaire, bien au contraire, il y a une prédisposition plus grande qui se traduit par une adultération bien plus rapide et bien plus intense des organes par l'alcool. A côté de l'hérédité, il faut placer l'âge de l'alcoolique; plus le sujet est jeune, plus il est sensible au poison. Les professions jouent également un rôle dans cette prédisposition; les ouvriers, déjà intoxiqués par d'autres substances, par le plomb, par le sulfure de carbone, par le chlore, le mercure, etc., sont beaucoup plus sensibles que les autres à l'alcoolisme aigu. J'en dirai autant de l'état de vacuité de l'estomac; des individus peuvent supporter impunément après un repas des doses d'alcool les mettant en état d'ivresse s'ils sont à jeun.

Telles sont les conditions qui régissent la production de l'alcoolisme aigu. Dès que la dose du toxique est suffisante, les accidents éclatent, et ce sont les symptômes de l'ivresse que l'on voit se dérouler. Je trouve inutile de vous décrire un spectacle que, tous, vous connaissez pour l'avoir vu et en avoir été écœurés. On distingue dans les cas d'ivresse deux formes : la forme légère qui est une gastrite de défense avec vomissements, et une forme intense caractérisée par des troubles gastro-hépatiques sévères se terminant par le coma et même la mort du malade, s'il se trouve, par exemple, exposé au froid, comme la chose arrive en hiver; il tombe par terre sans pouvoir regagner sa demeure.

J'aborde maintenant les signes cliniques de l'alcoolisme chronique, qui est encore régi par diverses considérations.

C'est ainsi que vous trouverez cet alcoolisme très fréquent chez l'ouvrier, qui le matin, à jeun, s'alcoolise pour « tuer le ver », prend l'apéritif avant le repas, et consomme au déjeuner et au dîner une dose dite hygiéniqne de vin, en prend l'après-midi pour se désaltérer, met de l'eau-de-vie dans son café, s'intoxiquant sur une large échelle dans toute sa journée. Vous trouverez l'alcoolisme chronique chez le commerçant qui prend du vin blanc et des apéritifs pour traiter les affaires au café avec les clients ou les camarades.

Vous le trouverez dans les classes dites supérieures, chez les individus oisifs qui s'adonnent au luxe de la bonne chère et de la table. Il y a chez eux un alcoolisme chronique tout particulier, spécial aux gens du monde, qu'il faut bien connaître. A force de boire des vins fins, du champagne, des liqueurs variées après les repas, ils finissent par être très fortement intoxiqués, et cette imprégnation éthylique se révélera à l'occasion d'un des actes dont je vous parlerai dans un instant. Chez la femme, l'alcoolisme chronique par les essences est extrêmement fréquent; les femmes du peuple aussi bien que les femmes du monde s'intoxiquent en prenant des essences, du vulnéraire, du Raspail, de l'anisette, de l'eau de mélisse, toutes choses destinées à faciliter la digestion, ce qui n'est pas tout à fait l'avis de la pauvre muqueuse gastrique. Chez l'enfant, l'alcoolisme existe par la faute des parents qui, imbus du préjugé que l'alcool donne des forces, ne veulent pas priver leurs rejetons d'un si bon tonique et leur distribuent d'une façon très précoce de l'eau-de-vie à la fin des repas ou même dans leur potage. Toutes ces conditions développent l'alcoolisme chronique.

Si maintenant nous passons à ses symptômes et à son évolution clinique, nous allons voir une période d'alcoolisme latent précéder la période des désordres évidents.

Dans la période d'alcoolisme latent, il y a diminution de l'appétit, la langue du malade est blanche, elle est saburrale le matin, à jeun; il existe un peu de tremblement, et des signes plus nets vont se révéler, souvent à l'occasion d'une intervention chirurgicale, quand on donne du chloroforme au malade; parfois, à l'occasion d'un traumatisme ou d'une maladie aiguë fébrile, le malade va s'exciter et mettre en évidence des symptômes qui se trouvaient dissimulés à l'état latent.

En effet, lorsqu'arrive la période des désordres évidents, on note d'abord des symptômes digestifs; le malade a la bouche amère et pâteuse au réveil, son appétit est diminué ou même complètement nul, il souffre de la classique pituite matutinale composée d'un liquide blanc, filant, visqueux; les digestions sont pénibles, il a du pyrosis, de la stase alimentaire et des fermentations anormales. Du côté de l'intestin, on remarque des douleurs, de la constipation, parfois un peu de diarrhée. Une complication, somme toute, assez rare, mais curieuse quand elle se produit, c'est la péritonite chronique avec ascite, avec ou sans gros foie, parfois même indépendante de toute lésion hépatique.

L'alcoolisme chronique peut déterminer l'ictère catarrhal avec décoloration des matières fécales, passage de la bile dans l'urine et teinte ictérique des téguments. Le foie peut se tuméfier, se congestionner, et on peut voir se développer tous les types de la cirrhose, soit la cirrhose alcoolique atrophique de Laënnec, avec son ascite, sa circulation veineuse complémentaire, l'augmentation du volume de la rate et l'atrophie du foie, soit la cirrhose hypertrophique alcoolique de MM. Hanot et Gilbert, avec ou sans ascite, d'un pronostic moins grave que la précédente, par suite du phénomène intéressant de la régénération hépatique, sauf cependant dans le cas de cirrhose hypertrophique diffuse où le malade peut succomber d'une façon presque aiguë.

Le système nerveux est fortement touché dans l'alcoolisme chronique, et c'est certainement un des organes de prédilection du poison.

Vous avez là toute une série de symptômes. Ce sont d'abord des troubles de la sensibilité, de l'hyperesthésie dans l'œnilisme. C'est ensuite un tremblement, facile à déceler en faisant étendre la main du malade et en lui faisant écarter les doigts; vous voyez les doigts osciller en tremblant, ce qui vous met sur la voie de l'alcoolisme chronique. Ce tremblement s'accompagne de maladresse quand le malade veut saisir un objet, d'un peu d'embarras de la parole si la langue est le siège de trémulations. Enfin, vous pouvez observer des petites secousses fibrillaires de la face et des lèvres, quand le malade parle. Après le tremblement, je vous signalerai les crampes dans les mollets, et je vous exposerai rapidement la paralysie alcoolique extrêmement fréquente.

La paralysie alcoolique, due à une névrite, à une polynévrite des membres inférieurs, est caractérisée surtout par la paralysie du groupe musculaire antéro-externe de la jambe, c'est-à-dire de l'extenseur propre du gros orteil et des péroniers latéraux. Quand le malade est assis, les jambes sont pendantes, et le pied en varus équin. Si vous le faites marcher, vous voyez le pied enlevé brusquement par le quadriceps fémoral et porté brusquement aussi en avant; le pied touche le sol par la pointe et retombe ensuite sur le talon emporté par le poids du membre. C'est toujours la pointe du pied qui est la plus abaissée dans la paralysie alcoolique, et il se produit un mouvement particulier, dit de steppage, par analogie avec le steppage des chevaux de luxe bien dressés. En même temps que ces symptômes, il y a de l'abolition des réflexes, de l'atrophie musculaire et des troubles trophiques. Dans certains cas, la polynévrite alcoolique détermine un syndrome ataxiforme, c'est ce qu'on a appelé le pseudo-tabès alcoolique. Le malade ne peut tenir sur ses jambes quand on lui ferme les yeux, il tombe comme un tabétique et, s'il n'y avait pas d'autres symptômes qui confirment le diagnostic, on pourrait confondre cette affection avec le vrai tabès. Il est des cas où, loin de se limiter aux membres inférieurs, la paralysie alcoolique se généralise, comme M. Vassal l'a montré il y a une douzaine d'années dans son intéressante thèse. La polynévrite est alors généralisée, avec paralysie des quatre membres, avec des douleurs musculaires suivies d'atrophie rapide, avec l'abolition des réflexes et la disparition de la contractilité électrique. La paralysie peut se localiser du côté des organes des sens, et la paralysie du nerf optique n'est pas rare dans la névrite alcoolique; quand cette paralysie est bilatérale, elle donne lieu à une cécité presque complète et particulière, l'amblyopie alcoolique. Alors les malades voient leur vue diminuer lentement, et entre quarante et cinquante ans, l'amblyopie fait des progrès rapides; les malades se conduisent sans peine, mais ils ont une difficulté assez grande pour lire les caractères d'imprimerie, le numéro des rues, ils confondent les pièces d'or avec celles d'argent, puis ils méconnaissent les personnes de leur entourage et ils leur attribuent à toutes un teint particulier livide ou cireux. A l'ophtalmoscope, on constate soit de l'hyperhémie, soit de la pâleur de la papille, et l'acuité visuelle descend au cinquième, au dixième, par-

fois au quinzième de sa valeur; on trouve un scotome
central, légèrement elliptique, à grand axe horizontal ; le
soir, au crépuscule, la vue s'améliore un peu, par suite de
la disparition de l'éblouissement dû à la fatigue rétinienne.
La paralysie du nerf optique, d'origine alcoolique, est surtout sous la dépendance des boissons distillées, plus que
sous celle des boissons fermentées.

A côté de ces principaux symptômes du côté du système
nerveux périphérique, il en existe toute une série d'autres
du côté du système nerveux central. Il existe de l'excitation
fugace et du plaisir à se produire, le tout généralement
suivi de dépression. Il y a des modifications du caractère,
il peut y avoir des impulsions violentes, de la tristesse sans
raison, de l'apathie marquée et parfois des mouvements
de colère intense, surtout au moment de discussions aiguës
et passionnées. L'insomnie est la règle, et cette insomnie
est entretenue par des cauchemars, des rêves fantastiques très pénibles pour le malade; il voit des animaux
immondes, extraordinaires, se promener sur son lit, il voit
des rats, des serpents, des dragons autour de sa couche;
il tombe dans des trous, dans des précipices; il voit des
incendies, des batailles; il rêve à sa profession, il trouve
que, dans sa vie, rien ne marche bien, qu'il a sans cesse
des discussions, et tout d'un coup il se réveille en sursaut,
restant souvent de longues heures sans se rendormir. Ce
caractère professionnel et terrifiant des cauchemars avec
zoopsie est tout à fait particulier.

Parfois, les malades ont encore l'excitation plus vive
et tombent dans ce qu'on appelle le delirium tremens.
Le delirium tremens est en général consécutif à une émotion, à un refroidissement, à une maladie fébrile, telle que
la variole, la scarlatine, l'érysipèle, la pneumonie, etc.; il
succède à un accident, à un traumatisme, à une fracture,

en un mot, à toute cause qui vient profondément secouer
l'organisme. Il révèle même parfois un alcoolisme chronique latent jusque-là. Le delirium tremens, qu'il vous
faut bien connaître, débute par un peu de tristesse, d'inquié-
tude, par des cauchemars plus terrifiants encore que d'habitude et par une accentuation du tremblement. Ensuite le
délire devient plus marqué, il est actif, il est hallucinatoire, tremblant; le malade s'agite sans cesse, il parle, il
veut remuer, il veut sortir de son lit, il veut se promener,
il crie, il vocifère, il met toute la maison, ou toute la salle
en émoi; puis, il essaie de courir après des animaux ima-
ginaires, après des personnes qu'il voit, en un mot, il y a
là un véritable délire d'action hallucinatoire. Le tremblement s'exagère très rapidement, il arrive à se généraliser,
la température monte et, si le médecin ne vient pas, par
une médication appropriée, à bout de ces symptômes d'excitation, le malade peut parfaitement bien succomber très
rapidement. C'est ainsi que l'année dernière, dans mon
service de la Pitié, j'ai vu un pneumonique âgé de trente-
deux ans seulement, atteint d'alcoolisme intensif et de
delirium tremens, succomber au bout de vingt-quatre
heures malgré la médication la plus rationnelle et la plus
active.

En dehors du delirium tremens, on peut constater de la
manie aiguë, du délire aigu qui obligent à l'internement
dans un établissement d'aliénés. Existe-t-il une paralysie
générale alcoolique? C'est une question encore très discutée, car beaucoup de paralytiques généraux sont sobres
et ne sont pas alcooliques; la plupart au contraire sont des
syphilitiques. Existe-t-il non pas une vraie, mais une
pseudo-paralysie générale alcoolique? Certains auteurs
l'admettent, d'autres la rejettent. C'est une question,
somme toute, qui est encore à l'étude. Par contre, les

malades peuvent avoir des hémorragies méningées et se trouver pris de céphalalgie, d'épilepsie jacksonniene; si on pratique la ponction lombaire, on trouvera une teinte jaune ou rouge du liquide céphalo-rachidien qui sera, comme M. Frouin l'a montré dans des travaux récents, la preuve absolue de l'hémorragie.

Il peut encore exister d'autres symptômes nerveux chez l'alcoolique. L'intoxication favorise la production des névroses, et, parmi ces névroses, l'épilepsie alcoolique est la plus importante à connaître. Il s'agit là d'une manifestation nerveuse qui se comporte comme l'épilepsie vulgaire, avec une phase tonique courte suivie d'une phase clonique se terminant par un abattement complet. Il y a incontinence d'urine et morsure de la langue. Cette épilepsie est plus fréquente chez les buveurs d'essences que chez les buveurs de vin ou d'alcool. A côté de l'épilepsie, vous pouvez trouver des états nerveux, comme la neurasthénie et l'hystérie toxique.

Telles sont les manifestations de l'intoxication alcoolique sur le système nerveux. J'ai insisté à dessein sur ces faits parce qu'ils vous donnent une idée exacte de l'importance nocive de l'alcoolisme sur l'individu.

J'arrive maintenant à l'appareil circulatoire, où l'alcool peut déterminer la myocardite, la surcharge graisseuse, la dilation et l'hypertrophie du cœur, surtout chez les buveurs de bière; chez ces derniers, il s'agit vraisemblablement d'une lésion mécanique produite par les grandes quantités de liquides distendant l'appareil cardio-vasculaire plutôt que d'une lésion toxique. Il peut cependant exister des lésions toxiques, du côté des nerfs du cœur et notamment des nerfs pneumogastriques; ces lésions ressemblent à celles des névrites pneumogastriques observées dans la diphtérie, et qui déterminent des battements précipités du cœur en ailes d'oiseaux, une angoisse considérable, et se terminent souvent par la mort avec une dyspnée très intense, *sine materia*.

On a accusé l'alcoolisme de produire l'artério-sclérose, mais c'est une chose qui n'est nullement prouvée. Bien des gens tempérants ont leurs vaisseaux sclérosés, et beaucoup d'alcooliques ne sont pas artério-scléreux. Je pense que c'est une cause qui peut s'ajouter à d'autres, mais je la crois, à elle seule, insuffisante dans la plupart des cas. J'estime que l'alcool est loin d'avoir les effets nocifs du tabac, un des plus grands facteurs, à mon avis, de l'artério-sclé-. rose. Le tabac, poison spasmodique, élève d'une façon considérable la pression artérielle, et, véritable frein serré sans relâche sur les artères, détermine une forte hyper-tension; or, vous savez que d'après les idées actuelles, l'hypertension est le stade initial de la sclérose. L'action de l'alcool est secondaire et vient se joindre à celle du tabac, quand celui-ci a déjà préparé la lésion vasculaire.

Du côté de l'appareil respiratoire, il existe de la laryngite et de la pharyngite chroniques avec des granulations dans la gorge donnant lieu à la voix si particulière des alcooli-ques, il peut y avoir de l'amygdalite, de l'épaississement des cordes vocales et des bandes ventriculaires, de la tra-chéite qui explique la petite toux de ces malades. Enfin, l'alcoolisme chronique offre un terrain tout prêt et fertile au bacille de la tuberculose quand il vient s'y ensemencer. Du côté du système génito-urinaire, si l'alcoolique a rarement les reins touchés par l'alcool, l'appareil génital est adultéré dans la plupart des cas; il y a souvent un peu d'aménorrhée chez la femme et d'impuissance chez l'homme. Comme le disait Rabelais, l'alcoolisme produit « beaucoup de choses toutes impertinentes à l'acte de la génération ».

Du côté de la nutrition générale, on observe de l'embonpoint, l'alcool favorisant le développement du tissu graisseux. Les individus qui se livrent à la boisson sont infiltrés de graisse disséminée dans leurs muscles, leur donnant une fausse apparence de tonicité et de vigueur. Il y a une enluminure spéciale du teint par suite des varicosités répandues sur le visage. Puis, il existe surtout une diminution remarquable de la résistance aux agents morbides; les alcooliques sont plus souvent malades que les autres et beaucoup plus gravement que les autres, ils guérissent moins vite que les sujets sobres; généralement, leur carrière se termine par une affection intercurrente, par une pneumonie, une cirrhose hépatique, une tuberculose pulmonaire ou par le delirium tremens.

Voilà ce que j'avais à vous dire des méfaits de l'alcoolisme sur l'individu en général; si, maintenant, nous passons en revue les différents toxiques, nous verrons une note clinique un peu différente correspondre à chaque variété. Dans l'œnilisme, chez les individus qui boivent trois litres de vin par jour, les troubles digestifs dominent, accompagnés de cirrhose, de troubles nerveux, et de delirium tremens. Chez les alcooliques qui boivent de l'eau-de-vie, du marc, du calvados, les troubles de l'innervation prennent la première place, avec les paralysies, les anesthésies, le délire; plus rarement, le foie est touché, et les buveurs d'alcool finissent dans la déchéance, dans la décrépitude et dans l'abrutissement. Chez les individus adonnés à l'absinthe, dans l'absinthisme, dans l'aromatisme et dans l'ousisme, les symptômes sont un peu différents selon que l'intoxication est aiguë ou chronique. Quand elle est aiguë, il y a de l'agitation, des cris, de la perte de connaissance et des accès convulsifs avec la raideur tétanique du cou et du tronc, puis des secousses désordonnées des membres et du corps. Le malade présente l'aspect d'un épileptique ou d'un hystérique. Dans la forme chronique, on observe surtout de l'hyperesthésie symétrique, au niveau des membres inférieurs et de la partie inférieure du tronc; dès qu'on touche le malade, il bondit comme si on appuyait sur un ressort, et la pression du tégument abdominal détermine la contraction des muscles de la face et le soulèvement du tronc, qui peut se renverser en arrière comme dans l'épilepsie vraie. Cette remarque a été faite par M. Charpinez dans sa thèse de 1894 sur l'*Absinthisme*. En même temps, il existe des troubles gastriques, de la déchéance cérébrale et le malade finit dans le gàtisme.

Voilà à peu près le tableau fidèle des méfaits de l'alcoolisme sur l'individu, tableau des plus sombres, en raison des altérations du système nerveux, véritablement sélectionné par le poison alcoolique.

Les méfaits sociaux de l'alcoolisme sur la collectivité sont encore bien plus considérables, et je vous parlerai tout d'abord de l'alcoolisme dans la famille.

C'est un tableau navrant et désolant que celui de l'alcoolisme familial. On observe la perte totale de dignité du chef de la famille, ayant abdiqué tout sentiment de bienséance; on peut le ramener chez lui ivre-mort sans que cela le touche en aucune façon. Puis il faut noter la brutalité spéciale de l'alcoolique pour sa famille, pour sa femme qu'il roue de coups pour des raisons souvent insignifiantes, pour ses enfants que parfois aussi il martyrise; toute cette longue odyssée d'enfants martyrs, que nous expose si fréquemment la presse quotidienne, vient presque toujours de l'alcoolisme du père. Enfin, l'alcoolisme amène avec lui la misère dans la famille. Tout l'argent gagné par le père va au cabaret; le marchand de vin absorbe le

gain quotidien, et bientôt le plus complet dénûment règne
au logis. Cet exemple du père est des plus funestes : souvent, la femme se met à boire à son tour, les enfants eux-
mêmes se contaminent, et voilà un foyer où l'alcool règne
en maître; l'exemple est suivi parfois jusque par les nourrices qui s'alcoolisent, en alcoolisant aussi leurs nourrissons.

Mais ce qui, au point de vue social, est le plus navrant,
c'est certainement l'accaparement de tout l'argent gagné
par le père pour le dépenser au cabaret. Sa famille, il n'en a
cure. Peu importe que le pain manque à la maison, pourvu
qu'il ait son alcool à sa disposition. L'alcoolisme est absolument le fléau social de notre époque, fléau qui submerge
tout. Pensez que, en France, en 1830, il y avait seulement
281 000 cabarets; en 1890, nous en trouvons 413 000; et
en 1900, 435 000. Vous verrez les raisons de cet accroissement plus tard, quand nous discuterons la grave question
de la limitation du nombre des cabarets. A Paris, il y a
33 000 débits de boissons alcooliques et comme il existe
992 kilomètres de rues, cela fait environ un débit pour
31 mètres. Dans certains départements, c'est encore bien
pis, et dans quelques régions de l'Ouest, le nombre des
débits est véritablement effrayant. Dans un département
normand où je passe une partie de mes vacances, on
compte un débit, qui se décore du nom de « café », par cinq ou
six maisons d'un bourg de 330 habitants agglomérés. Dans
« ces cafés », tout le monde s'alcoolise; les gens qui
passent et les habitants se réunissent pour prendre ce qu'ils
appellent le « sou de café » agrémenté d' « une demoiselle ». En l'espèce, la « demoiselle » n'est qu'un vingtième
de litre d'alcool qu'on met dans le café, et, comme « les
sous de café » se répètent à chaque instant, j'ai pu voir
des individus qui, à la fin de leur journée, avaient pris

1 litre 1/4 d'alcool, d'eau-de-vie de cidre. Il y a toute une éducation à faire dans ce pays, et il faudra beaucoup d'efforts et de temps pour arriver à un résultat. Il serait nécessaire que tout le monde se mît à l'œuvre de propagande; malheureusement, ce n'est pas le cas.

Je vous disais que, dans la famille, les nourrices étaient souvent cause de l'alcoolisme des nourrissons. Le fait est bien plus fréquent que vous ne le pensez.

M. Nicloux, qui s'est fait une spécialité des recherches de l'alcool par un procédé très ingénieux qui porte son nom, a étudié de près cette question et a publié, le 16 décembre 1899, une note à la *Société de Biologie* sur le « Passage de l'alcool ingéré dans le lait de la femme ».

M. Nicloux a d'abord expérimenté les effets de l'alcool sur des chiennes et il a vu l'alcool donné à la mère passer dans le lait et être absorbé par les petits chiens. Puis il a fait des expériences sur la femme à la Clinique Tarnier; il a donné à des nourrices une potion de Todd alcoolisée avec du rhum, mais incapable de déterminer l'ivresse. Il a pris le lait au sein des nourrices de quart d'heure en quart d'heure après l'ingestion, et il a vu l'alcool passer avec une extrême facilité dans le lait. Déjà un quart d'heure après, le lait en contient, mais la quantité maxima est de trois quarts d'heure à une heure après l'ingestion. L'alcoolisme des nourrices se produit par l'alcool qu'on leur conseille dans le but de les fortifier, de leur donner du lait et par l'abus des bières fortes qu'on les invite à boire en trop grande quantité. Parfois, les nourrices s'alcoolisent d'une autre façon, par le pansement des seins à l'alcool, quand elles présentent des gerçures ou des crevasses.

Souvent, les nourrissons sont alcoolisés directement par la nourrice, et M. Roubinovitch, dans la *Gazette des Hôpi-*

taux du 14 juin 1902, raconte des faits très suggestifs sur ce mode d'intoxication. Il dit qu'en Normandie, en Bretagne, en Belgique, en Écosse et en Russie, si le nourrisson crie, pour le faire taire, la nourrice lui donne ce qu'on appelle le « suçon », c'est-à-dire un chiffon contenant dans son intérieur un morceau de sucre que l'on a préalablement trempé dans l'alcool; parfois, on va plus loin, et on lui donne un biscuit, une croûte de pain imbibés d'alcool.

D'ailleurs, l'alcoolisme infantile est très fréquent. M. Roubinovitch fait remarquer que dans beaucoup d'endroits, on met de l'alcool dans le biberon des enfants, qu'on verse à la cuillère quelques gouttes d'eau-de-vie dans leur bouche et que même on leur donne du vin pour activer le travail de la nutrition. Plus tard on donne un « canard » trempé dans l'alcool, puis on fait trinquer l'enfant, on lui fait boire des grogs, du rhum, de l'eau de mélisse, véritables panacées contre toutes les maladies. Les parents sont souvent fiers de voir leurs rejetons boire comme un homme, et ils lui versent de l'eau-de-vie dans le café ou après le café. Aussi l'alcoolisme infantile est-il répandu; il est fréquent dans les métiers d'enfants, chez les apprentis, chez les mousses; les ouvriers et les marins adultes s'amusent à les faire boire, pensant leur rendre service. Cet alcoolisme infantile se distingue de celui de l'adulte par l'intensité et la gravité des réactions nerveuses.

Chez le nourrisson, le lait de la nourrice alcoolique passe rapidement dans l'organisme; l'enfant est pris de convulsions épileptiformes, avec aspect méningitique; tout cela disparaît dès que le sein n'est plus donné, et dès que la nourrice ne peut plus alcooliser l'enfant. Vous voyez avec quelle rapidité les choses se font et se défont.

On peut voir des nourrissons en état d'ivresse. Dans le

Journal de Médecine de Paris, en 1899, M. Millon en raconte un fait curieux. « Il s'agit d'un enfant particulièrement fort et vigoureux, exclusivement nourri au sein. Une bonne, à qui on frictionnait un jour la tête avec « du rhum vieux » tint le nourrisson sur ses genoux pendant cette petite opération. L'enfant humait donc ainsi les vapeurs alcooliques répandues avec profusion. Au repas suivant, les parents furent étonnés du spectacle offert par leur fils : assis à table dans sa chaise, il menait un train épouvantable; le visage allumé, les yeux brillants, les pommettes rouges, et le bout du nez écarlate, l'enfant se livrait à une mimique de la plus haute fantaisie ; ses pieds s'agitaient sous la table; ses bras faisaient les ailes du moulin; armée d'une cuillère, sa main tapait sur son assiette, sur la table, sur les bouteilles, sa bouche pétaradait en tortillant à droite et à gauche, tandis que de temps à autre, dans un langage primitif, le petit enfant traduisait sa gaieté par des cris aigus et des mélopées d'une tonalité extravagante. A la fin, le nourrisson tomba dans un sommeil profond qui se prolongea jusqu'au matin. » Voilà un exemple d'alcoolisme infantile des plus nets.

Eh bien, chez l'enfant, en dehors de l'ivresse, il peut y avoir des troubles gastro-intestinaux qui mènent à l'atrepsie, des convulsions et certains signes de l'alcoolisme chronique tels que les cauchemars, les terreurs nocturnes, l'affaiblissement de l'intelligence, les convulsions épileptiformes, des troubles de la sensibilité nerveuse et un retard très marqué de la croissance.

Voilà ce que, dans la famille, donne l'alcoolisme et, vous voyez que l'influence de cet alcoolisme y est profondément néfaste. En effet, avec tout l'argent dépensé pour l'alcoolisme du père, songez à tout ce que l'on pourrait faire de choses utiles pour l'amélioration de l'alimentation familiale, pour l'amélioration du logement rendu plus salubre, plus ensoleillé, plus grand; enfin, le chef de famille pourrait faire quelques actes de prévoyance si utiles à notre époque, tels, par exemple, le syndicat, l'assurance et la mutualité, capables de rendre de grands services à la classe des travailleurs. Quel bien-être pourrait se procurer le peuple avec l'argent destiné à l'alcool, si on arrivait à le déshabituer de l'alcoolisme!

SEIZIÈME LEÇON

Action de l'alcool sur la société et la collectivité.
L'alcool et l'aliénation mentale : un exemple d'auto-accusation
  alcoolique. — Les suicides et l'alcool. — Les dépenses de l'alcoolisme. — L'alcoolisme thérapeutique.
Action de l'alcool sur la race.
L'alcoolisme héréditaire. — Les enfants des alcooliques et leurs
  tares nerveuses. — Les buveurs héréditaires. — Action de l'alcool
  sur la natalité et la mortalité.

Messieurs,

Dans la dernière leçon, j'ai étudié l'action de l'alcool sur
l'individu; je vous ai montré les lésions et les symptômes
de l'alcoolisme aigu et chronique, j'ai commencé l'étude
de l'alcoolisme sur la collectivité et j'ai traité de l'alcoolisme familial. Je continue maintenant cette étude médico-
sociale, en vous montrant une nouvelle série des méfaits
alcooliques.

Depuis une dizaine d'années, on a trouvé que ce n'était
pas suffisant de présenter aux alcooliques la tentation des
cabarets, pour ainsi dire dans chaque maison, on a voulu
que, même dans les trajets en chemin de fer, si courts
fussent-ils, ils puissent continuer à s'intoxiquer, et certaines
compagnies de chemin de fer n'ont pas craint d'accepter
sur leur réseau les fameux wagons-bars; devant l'impro-
bation à peu près générale, on les désigne maintenant sous
le nom de wagons-buffets, ce qui ne change rien à leur

destination. Je dois dire, à l'honneur de certaines compagnies, que plusieurs d'entre elles ont énergiquement refusé l'introduction de ces véhicules sur leur réseau.

L'alcoolisme a une influence extrême sur la production des accidents. On conçoit, sans qu'il soit nécessaire d'insister, les conséquences de l'alcoolisme chez les agents des chemins de fer, des bateaux, chez tous ceux, en un mot, qui on charge de vies humaines. Dans l'industrie, l'alcoolisme des ouvriers se traduit par une proportion considérable dans l'augmentation des accidents du travail.

Mais ce ne sont pas les seuls méfaits de l'alcoolisme. Il constitue un danger social, parce qu'il est un des facteurs les plus actifs de l'aliénation mentale.

L'ivresse est une folie passagère, aime-t-on à dire, folie douce, invoquent comme excuse les ivrognes. De fait, il est des cas où les illusions des alcooliques affectent une allure si inattendue, si bizarre, qu'elles prêtent à rire.

Si je voulais vous en donner un exemple, parmi tant qui se présentent à mon esprit, je vous citerais cette forme de folie bien connue des psychiâtres, celle des auto-accusateurs.

Lasègue a écrit, et il aimait à le répéter : « Quand un homme vient dire qu'il a tué quelqu'un sans que cela soit vrai, il y a 99 chances sur 100 pour que ce soit un alcoolique. » Lasègue avait raison.

Mon collègue, M. Dupré, a présenté un rapport très intéressant sur les « Auto-accusateurs, au point de vue médico-légal », au *Congrès de Grenoble* de 1902, et il a mis en valeur une série de documents que M. Garnier avait recueillis et qui sont des plus curieux. Dans une thèse tout à fait récente, datant de 1904, M. René Picard a repris la question des auto-accusateurs et a rapporté un grand nombre d'observations de M. Dupré. Je tiens à vous citer une de ces observations consignée dans les notes de M. Garnier, rapportée par M. Dupré à la page 82 de son travail, et reprise à nouveau dans la thèse de M. René Picard.

Il s'agit d'un homme dont l'histoire est des plus étranges. Au moment de la période agitée des attentats anarchistes, vers 1892, 1893 et 1894, lors de l'explosion du restaurant Véry, boulevard Magenta, cet homme, âgé de quarante-trois ans, grand buveur de boissons alcooliques, fut excité d'une façon toute particulière à boire davantage par toutes les rumeurs du quartier. Le lendemain de l'explosion, il se persuada à lui-même que c'était lui l'auteur de l'attentat et il résolut de se dénoncer; il écrivit une lettre au journal l'*Intransigeant*, disant qu'il était l'auteur de l'explosion et que la police pourrait l'arrêter en venant chez lui. Il envoya sa lettre, se coucha, cuva son absinthe, et ne pensait plus à rien le lendemain matin en se levant, quand un de ses camarades lui apportant le journal, lui dit : « C'est toi qui a fait le coup, que vas-tu devenir? » Il lui répondit : « Mais ce n'est pas moi qui ai écrit cette lettre, c'est quelqu'un qui m'en veut, c'est une vengeance contre moi. » Puis, il partit avec son ami, et se remit à boire des absinthes. Au bout d'une heure, il arriva, sous l'action de l'excitation alcoolique, à se persuader de nouveau que, non seulement c'était bien lui qui avait écrit la lettre, mais que c'était bien lui réellement l'anarchiste porteur de la bombe. Alors il est pris de peur, il se figure que, dans le cabaret où il est, tout le monde le connaît et que la foule commence à hurler après lui pour l'arrêter. Il sort affolé dans la rue, et, se croyant poursuivi, se met à courir au passage du Désir, où siège le commissariat de police du quartier. Il entra, demanda à parler au commissaire, alors M. Brissaud, et vint lui dire : « C'est moi qui ai fait exploser le restaurant Véry; d'ailleurs, je l'ai écrit dans le

journal et je viens me constituer prisonnier. » Au commissariat, on fut ravi de cette aubaine inespérée, et l'on se mit
en devoir de garder et d'interroger un si précieux client.
Au bout de quelques questions, il fut facile de voir qu'il
n'avait pas sa raison ; on l'envoya à l'Infirmerie du Dépôt,
où M. Garnier, convaincu d'avoir affaire à un auto-accusateur, le remit en liberté.

Six mois plus tard, ce même individu vint au service de
la Sûreté, quai des Orfèvres, se constituer prisonnier,
disant au chef de la Sûreté : « Je viens de tuer M. Brissaud,
commissaire de police du passage du Désir ; il était l'amant
de ma femme, je l'ai trouvé avec elle, et je n'ai pas hésité
à le tuer. » Naturellement, la même scène se reproduisit
là, comme au passage du Désir ; on fut enchanté d'avoir
un criminel si facile à capter ; mais au bout de peu de
temps, on vit qu'il déraisonnait et on le renvoya à M. Garnier qui le reconnut de suite, et expliqua facilement sa
nouvelle auto-accusation. A l'occasion de sa première
dénonciation, il avait connu le commissaire de police du
passage du Désir et l'idée lui était venue, sous l'empire de
grandes et récentes libations, de se dénoncer comme l'ayant
tué.

Cet auto-accusateur était un alcoolique, un fou alcoolique.

Mais la folie des alcooliques n'est pas toujours aussi
anodine que celle qui précède. Ce n'est pas toujours la folie
plus tapageuse que méchante que donnent quelques ivresses,
c'est trop souvent la folie avec impulsions violentes, cri-
minelles ; c'est la folie vraie s'établissant lentement, mais
sûrement.

Voulez-vous un document qui vous montre avec préci-
sion l'alcoolisme facteur criminel, soit par les impulsions
qu'il provoque, soit par l'anéantissement de la conscience
dont il est cause ?

Sur 100 détenus pour assassinats, on compte 53 alcooliques; sur 100 détenus pour incendies, on compte 57 alcooliques; sur 100 détenus pour vagabondage, on compte 70 alcooliques; sur 100 détenus pour coups et blessures, on compte 90 alcooliques. C'est donc une moyenne des deux tiers et même davantage.

Le greffier d'une des plus importantes prisons de Paris, aujourd'hui démolie, Sainte-Pélagie, a eu l'idée de rechercher combien de ses 2 950 pensionnaires étaient signalés par les recensements de la police comme s'adonnant à l'ivrognerie. Eh bien, on en a trouvé 2 124, par conséquent près des trois quarts qui se décomposent ainsi : Pour les vols, abus de confiance, escroqueries, filouteries, soustractions frauduleuses, faux, chantages, extorsions de signatures : sur 1 896 individus emprisonnés, il a compté 1346 intempérants, soit 70 p. 100. Pour les coups et blessures volontaires, les homicides par imprudence, les outrages, rébellions, violences et voies de fait, attaques avec armes, séquestrations : sur 415 individus emprisonnés, il a compté 366 intempérants, soit 88,2 p. 100. Pour les attentats à la pudeur et aux mœurs : sur 308 individus emprisonnés, il a compté 165 intempérants, soit une proportion de 53,6 p. 100. Pour les ruptures de ban, la mendicité, le vagabondage : sur 272 individus emprisonnés, il a compté 216 intempérants, soit 79,4 p. 100. Pour les assassinats, les meurtres : sur 75 individus emprisonnés, il a compté 8 intempérants, soit 55,3 p. 100. Pour les incendies volontaires : sur 14 individus emprisonnés, il a compté 8 intempérants, soit 57,1 p. 100.

Ces renseignements sont tirés d'un article extrêmement intéressant de M. Maurice Vanlaer, paru dans le *Correspondant* du 25 mars 1897, à la page 743.

D'ailleurs, ce qui prouve encore mieux que la criminalité est en rapport direct avec l'alcoolisme, ce sont les faits suivants : dans le département de la Creuse, un des départements où l'on boit le moins, on compte un condamné pour 1 504 habitants, tandis que dans le département de la Seine-Inférieure, un de ceux où l'on boit le plus, on compte un condamné pour 138 habitants seulement. Vous voyez la différence.

La criminalité des alcooliques est le plus souvent une criminalité précoce; M. Garnier a bien insisté dans tous ses travaux sur cette criminalité précoce et juvénile; c'est elle qui nous gratifie de toute la race des jeunes Apaches que nous voyons en quête de tous les mauvais coups de l'heure présente.

L'alcoolisme a aussi une influence sur les suicides, et, alors qu'on ne comptait en France, dans l'année 1840, que 137 suicides dus à l'alcoolisme, on en compte 439 en 1865, 564 en 1875, 789 en 1880, 1053 en 1893, et cela, en 1893, sur 9 000 suicides, c'est-à-dire que l'alcool est responsable de plus du neuvième des suicides. Chose beaucoup plus attristante, parmi ces suicides dus à l'alcoolisme, beaucoup concernent des enfants. En 1900, on a compté 472 suicides entre seize et vingt ans, et 75 de quinze ans, quatorze ans, treize ans, dix ans et même de neuf ans.

Je vous ai dit que l'alcoolisme conduisait à la folie vraie ; c'est l'inlassable pourvoyeur des asiles d'aliénés, pourvoyeur si puissant que ceux-ci ne s'accroissent pas assez vite pour parer aux besoins de chaque jour.

Faut-il vous en donner la preuve?

En 1865, il y a eu en France 873 007 hectolitres d'alcool consommé, et on a constaté 14 983 cas d'aliénation mentale dans l'année. En 1892, il y a eu 1 735 367 hectolitres d'alcool consommé, et on a vu immédiatement le nombre des cas de folie monter dans l'année à 58 753.

Voici de nouveaux chiffres. Dans le département de la Seine, les aliénés alcooliques sont au nombre de 38 p. 100 pour les hommes et de 12 p. 100 pour les femmes. Dans la Seine-Inférieure, les aliénés alcooliques forment presque la moitié totale des aliénés. Dans la Haute-Savoie et la Creuse, qui sont des départements tempérants, la proportion est relativement infiniment moindre. En Algérie le Dr Rouley nous apprend que dans la province d'Alger, où il y a 1 258 000 Arabes et 113 000 Français, on a seulement vu en une année deux Arabes devenir fous sur les 1 258 000 Arabes, tandis qu'on comptait 14 Français aliénés sur les 113 000 Français. Or, vous savez que, d'après le Coran, les Arabes sont tenus de s'abstenir, pour la plus grande part, des boissons alcooliques.

D'ailleurs, si l'on fait le recensement des asiles d'aliénés, en le comparant au recensement des cabarets, on verra qu'il y a un parallélisme évident entre ces deux ordres d'établissements. Partout où le nombre des cabarets est élevé, là se trouvent le plus d'asiles d'aliénés ; partout le nombre des cabarets est moindre là où existent le moins d'asiles d'aliénés.

Pour un pareil résultat, les 1 549 045 hectolitres d'alcool bus en France, en 1895, ont coûté aux buveurs comme prix d'achat, d'impôts et de droits pour la circulation de l'alcool, la jolie somme de 320 658 850 francs.

La société a dépensé, cette même année, pour les alcooliques aliénés, 8 114 000 francs ; elle a dépensé, pour la répression des crimes des alcooliques, 9 millions ; pour l'assistance des alcooliques, 70 millions ; pour les pertes venant des suicides et des morts accidentelles, 5 millions ; pour les salaires perdus par les maladies chroniques, en les comptant seulement à deux francs par jour, plus de

1 340 millions, ce qui fait que, dans cette année 1895, l'alcool a coûté à la collectivité française la somme de 1 752 772 850 francs, près de deux milliards[1]. Ce n'est rien, comme vous le voyez.

Voilà donc les méfaits de l'alcoolisme sur la collectivité, mais il y en a d'autres encore, et, notamment, il est un alcoolisme dont nous sommes responsables, nous médecins, c'est l'alcoolisme thérapeutique, « l'alcoolâtrie médicamenteuse, » comme l'appelle M. Jaquet dans un article très intéressant paru le 9 décembre 1889 dans la *Presse médicale* sous ce titre : « Alcool, Maladie, Mort. »

Oui, nous sommes souvent d'une façon plus ou moins volontaire les agents de l'alcoolâtrie médicamenteuse, soit que nous donnions sans raison la fameuse potion de Todd à beaucoup de malades, soit que nous leur fassions boire, pour les stimuler, des vins thérapeutiques, à base de kola, de coca, de quinquina. Il est certain qu'il y a eu un abus manifeste de préparations alcoolisées dans notre pharmacologie. Dans les hôpitaux de Paris, cet alcoolisme thérapeutique a sévi avec une grande intensité. Ainsi, en 1893, on a dépensé à l'Assistance publique de Paris, pour les hôpitaux, 50 000 litres de rhum ; en 1898, sous l'influence de la propagande faite par les médecins, la quantité est tombée à 35 790 litres seulement ; mais, par contre, le champagne utilisé dans les hôpitaux, à la suite des opérations chirurgicales, a augmenté dans des proportions considérables ; en 1888, on en employait seulement 2 870 demi-bouteilles, et en 1894, on en utilise 25 008. Cette profusion de champagne post-opératoire a souvent donné lieu à des accidents ; c'est ainsi que M. Toulouse, dans la séance du 9 juin 1899 de la *Société médicale des Hôpitaux*, rapporte

---

1. Galtier-Boissière, *L'enseignement de l'antialcoolisme*, p. 122.

un cas de délire alcoolique d'origine thérapeutique, survenu après une cure radicale de hernie chez une malade à qui on avait fait boire du champagne en quantité, le jour et le lendemain de son opération.

J'en ai terminé avec l'influence de l'alcoolisme sur la collectivité, vous voyez qu'elle est des plus nocives, des plus considérables; j'ai dû vous soumettre quelques chiffres abstraits, mais ils étaient indispensables pour entraîner votre conviction.

Je vais vous parler maintenant de l'influence de l'alcoolisme sur la race. Elle est aussi malheureuse et aussi néfaste. On peut comprendre cette étude de la façon suivante : considérer d'abord l'alcoolisme infantile héréditaire, puis rechercher l'avenir des enfants issus d'alcooliques, et examiner ensuite l'influence de l'alcool sur la mortalité et sur la natalité.

Voyons d'abord l'alcoolisme infantile héréditaire.

Cet alcoolisme existe d'une façon indéniable; il est prouvé expérimentalement, par les expériences de M. Feré et celles de M. Nicloux. M. Feré, dans une série de nombreuses communications faites à la *Société de Biologie*, a étudié l'action de l'alcool sur les œufs en incubation, en soumettant ces œufs à l'influence des divers alcools; dans la presque totalité des cas, il a observé le retard de l'évolution de l'embryon, et souvent de nombreuses déformations et monstruosités. M. Nicloux a fait toutes ses recherches dans le laboratoire de M. Gréhant, et il a condensé toutes ses publications antérieures dans sa thèse de 1900, ainsi intitulée : *Recherches expérimentales sur l'élimination de l'alcool dans l'organisme. Détermination d'un alcoolisme congénital.* M. Nicloux, en faisant ingérer de l'alcool à la mère, a pu trouver de l'alcool dans la lymphe, dans la salive, dans le liquide pancréatique, dans l'urine, dans le liquide céphalo-rachidien, dans le liquide amniotique des petits animaux en expérience. Chez la femme, il a expérimenté l'action de l'alcool au moment du travail. Il a donné à six femmes en travail, de quarante minutes à une heure quinze minutes avant l'accouchement, une potion ainsi composée :

Rhum à 45 0/0 d'alcool absolu..	60 cent. cubes.
Lait.........................	120 —
Sirop de sucre...............	20 —

Après l'accouchement, en recueillant le sang fœtal venu du côté placentaire du cordon, M. Nicloux a trouvé, par la méthode qui lui est propre, par la réduction du bichromate de potasse en présence de l'acide sulfurique, que ce sang contenait de l'alcool. Il a vu que la teneur en alcool du sang maternel et celle du sang fœtal étaient très voisines l'une de l'autre, sinon tout à fait égales. Or, comme l'alcool ingéré dans l'estomac passe dans le testicule, dans la prostate, dans l'ovaire, dans le liquide des vésicules séminales et dans le sperme (M. Nicloux l'a prouvé), on doit se demander s'il ne peut pas y avoir imprégnation alcoolique du fœtus, dès sa conception; il existerait alors un « alcoolisme congénital », capable d'expliquer la pathogénie de l'hérédité alcoolique, telle que la montre la clinique, en nous présentant d'une façon indiscutable le type morbide de l'hérédo-alcoolique. M. Nicloux pense la chose possible, et il y croit pleinement.

La clinique nous montre l'influence des organes lésés chroniquement par l'alcool au moment de la conception, et, de plus, elle montre l'influence de l'alcoolisme aigu, de l'ivresse au moment de la conception.

M. Roubinovitch, dans son article que je vous ai cité

dans la dernière leçon, rappelle d'une façon humoristique les conseils antiques, absolument particuliers à cet ordre d'idées; les anciens, dit-il, se méfiaient des enfants conçus au moment de l'ivresse de leur père. « Le sage Plutarque[1], qui ne connaissait que les boissons fermentées, donnait déjà ce conseil rarement suivi, malheureusement : Ceux qui veulent approcher d'une femme pour engendrer, doivent le faire à jeun, avant que d'avoir bu du vin ou, pour le moins, après en avoir pris bien sobrement... Avant Plutarque, Diogène connaissait la valeur des enfants conçus sous l'inspiration directe de Bacchus; son apostrophe célèbre à un de ses jeunes concitoyens le prouve éloquemment : Jeune fils, mon ami, ton père t'a engendré étant ivre. Lycurgue avait édicté une loi qui défendait l'usage du vin le jour du mariage. A Carthage, une loi interdisait aux époux toute autre boisson que l'eau pendant les jours consacrés aux devoirs conjugaux.

« De nos jours, où Bacchus gouverne sous l'aspect peu esthétique du bouilleur de cru et du marchand de vin, Vénus agit rarement sans sa collaboration active et variée; aussi, rien n'est plus commun aujourd'hui que les enfants frappés d'alcoolisme dès leur conception, comme en témoignent les faits cliniques d'Esquirol, Séguin, Morel, Voisin, Déjerine, Bourneville, Burdach, Flemming, Hufeland... Et, chose curieuse, il suffit d'une heure d'ivresse, même chez un individu indemne de toute intoxication alcoolique, pour que la conception effectuée à cette heure précise donne lieu à un produit alcoolisé. Aussi, les enfants du dimanche, comme on les appelle en Belgique, ont-ils une existence fœtale des plus troublées. Pendant l'évolution intra-utérine, le fœtus subit toutes les consé-

---

1. Roubinovitch, *Gazette des hôpitaux*, 14 juin 1902, p. 662.

quences des excès alcooliques de la femme qui le porte. Sa mort, même, n'est pas rare, et M. Lancereaux constate la grande fréquence des avortements et des accouchements prématurés chez les femmes adonnées aux boissons alcooliques. S'il ne meurt pas pendant la vie intra-utérine, il succombe aussitôt ou peu de temps après sa naissance par insuffisance de sa résistance vitale. La grande mortalité des enfants des grandes villes, Londres et Paris, est due, en majeure partie, à cette cause. D'après la statistique de Demme, dans dix familles alcooliques choisies au hasard, 25 enfants sur 57 meurent dans la première semaine. »

Vous voyez que ces considérations de M. Roubinovitch sont des plus intéressantes, au point de vue de la détermination clinique de l'hérédité alcoolique, lors de la conception.

D'ailleurs, M. Legrain, dans son livre sur la *Dégénérescence sociale et l'alcoolisme*, insiste aussi de tout son pouvoir sur les faits identiques qu'il a pu observer chez les enfants des alcooliques; ce sont des enfants débiles, chétifs, qui succombent très rapidement aux maladies de la première enfance; 50 p. 100 de ces enfants meurent avant trois ans, et s'ils vivent, ils sont guettés par l'atrepsie, la tuberculose, la méningite. Puis, plus tard, viennent d'autres accidents, des accidents nerveux, la neurasthénie, l'hystérie, l'épilepsie, la chorée, le tremblement; certains enfants sont voués encore à d'autres tares nerveuses, ils peuvent être atteints d'idiotie, d'imbécillité, de débilité mentale; on a pu les voir atteints aussi d'hydrocéphalie, de microcéphalie et de sclérose cérébrale infantile; chez d'autres, il existe du délire, des hallucinations, des signes de mélancolie et de manie. Puis, vous pouvez assister au développement de psychoses qu'on n'observe en général que chez l'adulte, telle l'apparition toute précoce de la mélancolie, de la panophobie; le malade a peur de tout, il craint tout, il arrive à nier tout, il arrive à être pris de ce terrible délire des négations où il a conscience de n'avoir plus ni bouche, ni estomac, ni intestins, stade auquel il arrive à refuser toute nourriture, puisqu'il n'a plus, dit-il, d'appareil digestif. Parfois, il est pris d'excitation maniaque avec du délire hallucinatoire des plus marqués, du délire d'action; d'autres fois, il est atteint de confusion mentale avec tous les ennuis inhérents à cette psychose.

Quelque chose de plus grave encore peut arriver, la dipsomanie, manie épouvantable, qui donne à ces enfants d'alcooliques, dès leur jeune âge, un besoin tel d'alcool, qu'il leur en faut à tout prix. « Ton père a bu, tu boiras, répète sans cesse la voix héréditaire, tu boiras plus que ton père, et tes enfants boiront plus que toi. » Tel est le refrain qui chante dès leurs premières années dans la volonté des enfants issus de parents alcooliques : c'est lui qui en fera des buveurs héréditaires qui, à leur tour, donneront naissance à des buveurs plus enracinés encore, n'ayant plus qu'une idée fixe l'alcool, le vin, les boissons alcooliques. Chose triste, même dans les classes où il semble que l'éducation et le milieu puissent corriger ce vice initial infantile, la dipsomanie ne peut souvent pas être enrayée, et elle persiste toute la vie.

J'ai, avec un de mes confrères de la ville, donné mes soins à une femme âgée de soixante-cinq ans, fille d'alcooliques; cette malade, toute sa vie, n'a fait que boire, et elle a noyé ses chagrins dans le vin; femme du meilleur monde, portant un grand nom, elle s'enivre tous les jours et ne peut pas s'en empêcher. Voilà un exemple de l'hérédité alcoolique, forçant et poussant les individus à boire, quand même et malgré eux.

Si vous voulez vous rendre compte de l'avenir de la famille de l'alcoolique, je ne peux guère vous en donner de meilleur exemple que celui cité par le Dr Lehmann, de Bonn, qui a pu suivre pendant un siècle une famille d'alcooliques. Il s'agit de la famille d'Ada Jurke, alcoolique, vagabonde, née en 1740 et morte en 1808. Sa postérité se compose des descendants suivants : 142 mendiants, 64 pensionnaires des dépôts de mendicité, 81 filles prostituées, 76 criminels dont 7 assassins. M. Lehmann calcule que cette famille, en 75 ans, a coûté à l'État, sous forme de secours aux indigents, d'entretien dans les asiles ou dans les prisons, de dommages quelconques, la somme ronde de 7 millions de francs. Sur 308 idiots, M. Howe en a compté 143 issus de parents éthyliques, et sur 114 cas d'idiotie, M. Demme en a signalé 62 ayant la même origine. M. Maurice Perrin, dans les *Annales de médecine et de chirurgie infantiles* du 1er avril 1903, cite le cas d'une famille d'alcooliques, composée de 9 fils, tous morts d'une façon brusque, au milieu d'un syndrôme assez particulier, caractérisé par une sorte de coma avec attaques épileptiformes et mort rapide en moins d'une heure.

Voilà donc des exemples qui vous prouvent de la façon la plus péremptoire l'influence absolument néfaste de l'alcool sur l'hérédité et sur la race.

Ceci ne veut pas dire que l'alcool ait une influence sur la natalité; on a dit que la natalité était fâcheusement influencée par l'alcoolisme, c'est inexact; les alcooliques ont, en général, beaucoup d'enfants, mais malheureusement la société n'y gagne rien, parce que ce sont de mauvais enfants. Ce n'est pas une sélection de la race, c'est au contraire une destruction de la race. Il est cependant incontestable que l'alcoolisme ne détermine pas du tout l'abaissement de la natalité; ce qui le détermine, c'est autre chose, ce sont les progrès du néo-malthusianisme.

Mais, si l'alcool n'a pas d'influence sur la natalité, il en a une considérable sur la mortalité, et cette influence est des plus nettes, puisque vous connaissez la moindre résistance de l'alcoolique à la maladie. Toutes les maladies infectieuses, par exemple les grandes épidémies de peste, de choléra, viennent balayer une population alcoolique, et y produisent des ravages beaucoup plus effrayants que chez les personnes sobres. Et je ne répète pas ce que j'ai dit de la pneumonie, de la tuberculose, etc.; rappelez-vous seulement que la moitié des phtisiques sont des alcooliques.

Voilà, Messieurs, ce que j'avais à vous dire de l'influence de l'alcoolisme sur la race. Dans la prochaine leçon, j'aborderai la question du traitement de l'alcoolique et celle de la défense sociale contre le fléau.

DIX-SEPTIÈME LEÇON

Prophylaxie de l'alcoolisme.
Le traitement de l'alcoolique. — Traitement médicamenteux et
 moral. — Les boissons sans alcool. — l.'anti-éthyline de
 MM. Sapelier, Broca et Thibaut. — Les asiles pour buveurs et les
 maisons de sevrage.
La défense sociale contre l'alcoolisme.
Des obstacles d'ordre électoral à la lutte contre l'alcoolisme à
 l'étranger et en France ; exemple de l'Angleterre.
Ce que l'État a fait en France contre l'alcoolisme : la loi sur l'ivresse
 du 23 janvier 1873 ; la suppression des droits d'octroi sur les
 boissons hygiéniques ; la modification au régime des bouilleurs
 de cru ; l'amendement de M. Vaillant ; l'enseignement anti-alcoolique.
Ce que l'État pourrait faire : la limitation du nombre des cabarets ;
 l'article 9 de la loi de 1880 et le pouvoir des maires. — Effet des
 impôts et des surtaxes sur l'alcool.

Messieurs,

Dans la dernière leçon, j'ai traité des méfaits de l'alcoolisme sur la collectivité et sur la race. Aujourd'hui, je me
propose de commencer l'étude de la prophylaxie de l'alcoolisme en vous montrant la défense sociale contre ce
fléau. C'est là un point extrêmement intéressant de l'histoire de l'alcoolisme qui nous entraînera dans des développements d'ordre plus social que médical, mais qu'il me
paraît impossible de passer sous silence.

Messieurs, le traitement individuel de l'alcoolisme comprend le traitement médicamenteux de l'intoxication, la
possibilité d'user de boissons ne contenant pas d'alcool, et

le traitement moral, c'est-à-dire l'étude des asiles pour buveurs et des maisons de sevrage.

Voyons tous ces différents chapitres, et tout d'abord le traitement médicamenteux de l'alcoolisme.

Il est une chose qu'il vous faut bien savoir, c'est que, chez tous les alcooliques, au moment d'une maladie aiguë quelconque, vous devez toujours leur donner de l'alcool. Vouloir les en priver sous prétexte qu'ils sont alcooliques, en pleine période de maladie aiguë, c'est les exposer à des accidents redoutables, ceux de l'abstinence d'alcool ; il se produit ici ce qui se passe pour le morphinomane à qui on enlève son poison ; l'organisme a besoin de ce poison, et il traduit ce besoin par une défaillance excessive, souvent accompagnée des symptômes les plus alarmants, les plus critiques. Par conséquent, quand vous verrez un alcoolique atteint d'une pneumonie, par exemple, je vous recommande vivement de lui donner d'abord de l'alcool. Vous lui donnerez ensuite autre chose : vous lui donnerez de l'opium. Les alcooliques tolèrent admirablement bien l'opium. Vous pouvez leur en donner des quantités considérables, telles des doses de 15, 20 et même de 25 centigrammes d'extrait thébaïque par vingt-quatre heures. Sous l'influence de ces doses d'opium, vous verrez l'excitation diminuer et le calme revenir.

On peut employer aussi dans les grandes excitations les bains froids et l'hydrothérapie froide.

On a proposé deux spécifiques de l'alcoolisme : un spécifique médicamenteux, la strychnine, et un spécifique d'origine biologique, le sérum anti-alcoolique. Il est certain que la strychnine a une action sur l'alcoolisme, et quand le malade ne sera pas intoxiqué trop fortement, quand il n'y aura pas d'atteinte des émonctoires, vous pourrez vous trouver bien de petites doses de strychnine, par exemple

de l'usage journalier de l'arséniate de strychnine à la dose
de un milligramme.

On a préconisé, vous ai-je dit, un sérum anti-alcoolique.
C'est là une découverte qui a fait grand bruit depuis quelques années. M. Toulouse, puis MM. Sapelier, Broca et
Thibaut ont fait connaître un sérum qu'ils utilisent contre
l'alcoolisme, sérum dont l'étude a été reprise par M. Dromard dans sa thèse de novembre de 1902 sur l'*Alcoolomanie
ou les Alcoolisés non alcooliques.* Sous le nom d'alcoolomanie, M. Dromard désigne la période latente de l'alcoolisme chronique, celle dans laquelle l'alcool agit à titre de
poison du système nerveux. L'alcoolomanie présente deux
signes, l'accoutumance et le besoin, qui la rapprochent de
la morphinomanie dont je vous parlais tout à l'heure. Il y a
même analogie complète. Vous savez, Messieurs, que les
poisons microbiens développent dans le sang des animaux
des substances antitoxiques qu'on appelle des stimulines,
et que ces substances injectées dans un autre organisme le
mettent en état de résister au poison correspondant. La
même chose existe pour des poisons d'origine animale,
végétale et minérale. Partant de ces données, MM. Sapelier, Broca et Thibaut font boire de l'alcool à des chevaux;
les chevaux s'accoutument au poison; on saigne ces chevaux, on prend leur sérum et on l'injecte à des animaux à
qui préalablement on avait fait boire de l'alcool. On assiste
alors à un phénomène tout à fait étrange : ces animaux ne
veulent plus boire d'alcool, ils sont dégoûtés de l'alcool,
ils ont de la répulsion pour l'alcool. Tel est le résultat des
expériences de MM. Sapelier, Broca et Thibaut. Ces auteurs
pensent qu'il se forme dans le sang de l'animal un contre-
poison qu'ils appellent l'anti-éthyline. Ils ont appliqué à
l'homme leur découverte, et ils disent, — M. Dromard
confirme le fait, — avoir obtenu de bons résultats dans cer-

tains cas. Les auteurs ont vu des malades perdre, sous l'influence de l'injection de ce sérum, l'habitude de boire de l'alcool et même manifester une répulsion marquée pour les boissons alcoolisées. Mais, pour que la méthode agisse, il faut que les malades soient isolés, il ne faut pas qu'ils soient entourés de leurs camarades, de leurs voisins ou de leurs parents, sinon ils n'éprouveraient pas la même impression. Je devais vous signaler ce mode de traitement. L'avenir nous dira la part exacte de vérité qu'il peut contenir et si nous avons dans l'anti-éthyline un moyen utile de lutte contre l'alcoolisme individuel.

On a encore préconisé une autre méthode de traitement : ce serait l'adoption du régime végétarien ; M. Grand, un apôtre ardent du végétarisme, a prétendu que l'emploi systématique de ce régime pourrait arriver à guérir complètement l'alcoolisme.

Voyons maintenant la lutte par l'usage des boissons non alcoolisées. Si l'on peut faire supprimer au malade l'alcool, ou lui donner des boissons non alcoolisées, on aura grande chance de venir à bout de l'intoxication.

Messieurs, à l'heure actuelle, existe-t-il des boissons non alcoolisées? Je ne parle pas bien entendu de toutes les boissons où il n'entre pas d'alcool ; je parle des boissons analogues aux boissons alcoolisées mais ne contenant pas d'alcool. Nous avons pour le moment à notre disposition de la bière et du vin non alcoolisés. La bière sera bientôt livrée à la consommation. Il s'agit d'une bière fermentée comme la bière normale, mais préparée naturellement et ne contenant pas un atome d'alcool. Comment cela? C'est très simple. Un de nos confrère, le Dr Pitoy, de Reims, a trouvé un ferment, le *Leuconosta dissiliens*, qui dédouble les sucres naturels en acide carbonique et en une substance ternaire appelé dextranose.

La dextranose ne ressemble pas à l'alcool, et on peut, avec des jus sucrés, faire une boisson fermentée sans alcool, boisson très agréable au goût. Le procédé du Dr Pitoy est en voie d'application pratique et industrielle, et prochainement nous aurons de la bière non alcoolisée. On espère pouvoir appliquer le même procédé au cidre et au vin. Il existe des vins non alcoolisés : ce sont les vins préparés à Berne par le Dr Jordy. Ce sont des jus de raisins stérilisés avant la fermentation. Vous dire que cela est très bon? Non. J'ai goûté à Berne et à Montreux les vins du Dr Jordy, j'ai pu constater qu'ils avaient un vague goût de sirop, et je crains que bien peu d'alcooliques ne s'en contentent à la place du vin ordinaire, tandis que, pour la bière à la dextranose, je crois que les résultats seront beaucoup plus importants. M. Lionel Mundy a fabriqué aussi des vins non enivrants sur le même principe que ceux du Dr Jordy.

On peut encore venir à bout de l'alcoolisme par la suggestion hypnotique; c'est là une méthode qui peut rendre de grands services. M. Auguste Marnay, dans une thèse récente soutenue à Paris, le 5 mai 1904, sur *La suggestion hypnotique dans la cure des buveurs d'habitude*, relate un certain nombre de cas de guérisons dont plusieurs remontent à quelques années et qui peuvent être considérés comme définitifs. Mais une fois la guérison obtenue, — M. Marnay insiste sur ce point, — il faut que le buveur adhère aux sociétés d'abstinence ou de tempérance, pour maintenir et consolider les résultats acquis.

Le traitement moral de l'alcoolisme comprend le traitement par les asiles pour buveurs et par les maisons de sevrage. Le traitement moral des buveurs au début est efficace pour ceux qui ont encore assez de raison et de volonté pour lutter contre leur vice. Le médecin de la famille peut avoir une influence heureuse, bien que ses efforts ne soient pas toujours couronnés de succès. J'ai donné, il y a quelques années, des conseils à un malade buvant tous les jours du vin d'excellents crus pour une somme quotidienne oscillant entre 70, 80 et 100 francs; je ne suis arrivé absolument à rien. Ce malade a, de plus, suivi les traitements dont il me reste à vous parler, sans aboutir d'ailleurs au moindre résultat. Cet alcoolique enraciné, un hérédo-alcoolique, est actuellement atteint d'une cirrhose hépatique qui ne le laissera plus vivre bien longtemps. Il est cependant des cas où l'on peut, chez une nature souple, arriver par la persuasion à quelque résultat appréciable.

Si ces moyens ont échoué, je crois qu'il est indispensable de mettre le malade dans une maison de sevrage. Il existe des maisons de sevrage pour l'alcool comme pour la morphine. Il y en a beaucoup à l'étranger, en Allemagne, en Suisse; nous en possédons maintenant quelques-unes en France, dont une, la villa la Source, fondée tout récemment à Saint-Maur-les-Fossés par le Dr Legrain, fut inaugurée par le Directeur de l'Assistance publique, M. Mesureur.

En dehors des maisons de sevrage, on peut s'adresser aux asiles pour buveurs. En Angleterre, ces asiles sont très nombreux, ce sont des asiles pour buveurs d'habitude et on y reçoit les alcooliques sur leur simple désir. Aux États-Unis, en Suisse, en Norvège, en Suède, en Allemagne, il existe de semblables asiles. En France, il n'y en a pour ainsi dire pas; il n'existe qu'une section dans les dépendances de l'Asile de Ville-Evrard, la section de la Maison-Blanche, destinée aux buveurs. Il paraît même qu'on y met actuellement d'autres malades, et que les buveurs y sont remplacés par des aliénés.

C'est un mode de traitement à acclimater chez nous ; il peut donner de bons résultats, puisque, d'après les statistiques parues à l'étranger, la méthode assurerait la guérison dans la proportion de 25 à 40 p. 100.

Voilà ce que j'avais à vous dire de la défense individuelle contre le péril alcoolique. Maintenant, je vais vous parler de la défense sociale, ce qui va élever de beaucoup le débat.

La défense sociale contre l'alcoolisme comprend le rôle de l'État et le rôle de l'initiative privée. Nous allons d'abord nous occuper du rôle de l'État dans la prophylaxie sociale de l'alcoolisme, nous allons voir ce que l'État a fait, et nous verrons surtout ce qu'il pourrait faire.

Examinons d'abord ce que l'État a fait; cela ne sera pas bien long : rien ou presque rien.

Pourquoi l'État n'a-t-il rien fait? C'est bien simple L'État n'a rien fait parce qu'il est empêché par des obstacles d'ordre électoral. « Les motifs électoraux, dit M. Bertillon dans son livre, beaucoup plus encore que les motifs fiscaux, mènent le peuple français à l'abrutissement par l'alcool. » C'est un langage énergique, mais exact. L'homme politique tremble devant le grand électeur, et le grand électeur c'est le marchand de vin, dont les intérêts passent avant ceux de la race et de la nation. Or, ceci n'est pas une chose particulière à la France, croyez-le bien, c'est partout la même chose; dans tous les pays, la situation est identique, et les intérêts électoraux ont formé partout l'obstacle le plus grand contre la diminution de l'alcoolisme.

En Angleterre, Lord Roseberry a pu dire, en 1895, cette phrase restée célèbre : « Si l'État ne se hâte pas de devenir le maître du commerce des liqueurs, le commerce des liqueurs deviendra le maître de l'État. » C'est qu'en Angleterre, les brasseurs, les distillateurs se sont constitués en société pour la défense de leurs intérêts. Ils n'ont plus eu qu'un seul but : celui d'assurer par tous les moyens légitimes l'arrivée à la Chambre des Communes et aux corps administratifs des candidats favorables à leur commerce. Où l'alliance des tempérants dépense une livre, la société des brasseurs en dépense cent, et elle a atteint son but. « L'almanach du brasseur, dit M. Bertillon, donne la liste des membres de la Chambre des Communes, en attribuant à chacun d'eux une des notes suivantes : favorable, contraire, douteux. Le parti unioniste actuellement au pouvoir contient une large majorité de « favorables », tandis que le parti libéral doit peut-être sa défaite de 1896 à ce qu'il est en partie composé de « douteux » et de « contraires ». En effet, on compte parmi les « favorables » 385 unionistes et 5 libéraux, et parmi les « contraires », on compte 9 unionistes seulement et 172 libéraux. L'influence de la Ligue des marchands d'alcool fut énorme, dit M. Bertillon, à l'aide des 156 000 cabaretiers des trois royaumes, et c'est elle qui a renversé le gouvernement libéral de 1892 et changé la direction politique de l'Angleterre[1]. »

Vous voyez, Messieurs, que les difficultés de la campagne anti-alcoolique ne sont nullement particulières à notre pays, et que le plus grand obstacle à la lutte contre l'alcoolisme, c'est l'obstacle d'ordre électoral.

Ceci dit, recherchons ce que l'État a fait en France contre l'alcoolisme. Il a édicté des pénalités et il a fait une loi, la fameuse loi sur l'ivresse publique, promulguée le 23 janvier 1873.

Il vous est peut-être arrivé un jour d'orage ou de grande pluie d'être obligés de vous réfugier à la campagne

____

1. Jacques Bertillon, *L'alcoolisme et les moyens de le combattre jugés par l'expérience*, Paris, 1904, p. 76.

dans une auberge de rouliers, et de voir dans la pièce où vous étiez, à côté des réclames concernant les liqueurs et les absinthes plus ou moins oxygénées et plus ou moins bienfaisantes, de voir, dis-je, une affiche assez jaunie, assez vieillie par le temps ; si vous avez eu la curiosité de la lire, vous avez pu parcourir les divers articles de la loi sur l'ivresse publique. Vous avez vu que la loi édictait une amende de 1 à 5 francs pour la première ivresse, que, en cas de récidive, elle punissait de six jours à un mois de prison le délinquant avec en plus une amende de 16 francs à 200 francs, et qu'après la seconde récidive, elle allait jusqu'à l'interdiction du droit de vote et d'éligibilité. Cette loi, vous pensez bien, n'a donné aucun résultat. Elle ne trouble pas la quiétude du cabaretier, qui sait qu'elle n'est pas et qu'elle ne sera pas appliquée.

Voilà la première chose que l'État a faite pour lutter contre l'alcoolisme. Ce n'est pas tout.

L'État a supprimé tous les droits d'octroi sur les boissons hygiéniques dans les villes. Vous pourriez penser que cette supression a été ordonnée dans un but hygiénique. Eh bien ! Messieurs, détrompez-vous, il n'en est rien. Si l'on a supprimé les droits sur les boissons hygiéniques, c'est uniquement pour parer à la mévente des vins et plaire aux électeurs des pays vinicoles. Le résultat ? Le voici. La consommation d'alcool a d'abord diminué, puis elle a augmenté ensuite, et à l'heure actuelle, on s'alcoolise avec le vin au lieu de s'alcooliser avec l'alcool : c'est presque la seule différence à noter.

L'État a-t-il fait autre chose contre l'alcoolisme, quelque chose de plus tangible ? Messieurs, oui, il y a eu un amendement à la loi sur le régime des boissons, voté par le Parlement le 10 décembre 1900. Cet amendement, dû à M. Vaillant, est ainsi conçu :

« Le gouvernement interdira, par décrets, la fabrication, la circulation et la vente de toutes essences reconnues dangereuses et déclarées telles par l'Académie de Médecine. »

C'est là évidemment une tentative intéressante, car, si on peut diminuer la consommation de certaines essences dangereuses, on aura fait quelque chose d'utile. Nous verrons ultérieurement le sort de cet amendement, où d'ailleurs l'alcool n'est pas mentionné, et qui concerne seulement les boissons à essences.

Cependant il faut être juste, il faut reconnaître que l'État a pris deux initiatives utiles contre l'alcoolisme : il a mis dans les programmes d'instruction primaire et secondaire l'étude des dangers de l'alcoolisme ; puis il a essayé de limiter par la loi de M. Rouvier, en 1903, le privilège des bouilleurs de cru.

Le programme d'études prescrit dans l'enseignement secondaire et dans l'enseignement primaire indique la nécessité de l'étude des notions anti-alcooliques. Ce programme est dû aux efforts des différents ministres de l'instruction publique qui se sont succédé au pouvoir depuis 1895 : M. Poincaré, M. Rambaud, M. Combes, MM. Leygues et Chaumié. La circulaire du 12 novembre 1900 s'exprime ainsi :

« L'enseignement anti-alcoolique ne doit pas être considéré comme un accessoire. Je désire qu'il prenne dans nos programmes une place officielle au même titre que la grammaire ou l'arithmétique. »

On a donc voulu donner avec raison une place importante à l'enseignement anti-alcoolique.

L'État, je vous disais, a fait encore autre chose ; il a voulu limiter le privilège des bouilleurs de cru. Je reviendrai tout à l'heure sur cette question très importante, mais je dois vous dire dès maintenant que M. Rouvier n'est pas arrivé à son but, en raison d'une opposition considérable groupée contre son projet par tous les députés des pays bouilleurs, malgré la divergence de leurs opinions politiques. La réforme reste donc incomplète.

Voilà ce que l'État a fait jusqu'à présent pour lutter contre l'alcoolisme. Nous allons voir maintenant ce qu'il pourrait ou devrait faire; c'est là un sujet d'étude très vaste et, en même temps, difficile et délicat.

L'État pourrait d'abord, ce me semble, limiter le nombre des cabarets. Il est incontestable qu'en limitant le nombre des cabarets, on diminuerait les progrès de l'alcoolisme; tout ce qui s'est passé dans les pays étrangers le prouve. Je vous ai montré le nombre effrayant des cabarets en France, permettez-moi de vous dire encore quelques mots sur ce sujet.

En 1897, — ceci est tiré de l'article de M. Maurice Vanlaer publié dans le *Correspondant* du 10 juillet 1897, — dans certaines villes du Nord, la proportion des cabarets montait à un cabaret pour 53 habitants, c'est-à-dire un cabaret pour 14 électeurs.

C'était le cas, notamment à Roubaix. « Ouvrez, dit M. Vanlaer, l'*Annuaire* de la ville de Roubaix, le *Bottin* de l'endroit : l'adresse de 2 050 estaminets remplit complaisamment ses colonnes, 2 050 débits pour 110 000 habitants! Rien d'étonnant, dit M. Vanlaer, si le Conseil municipal de cette illustre cité compte 29 cabaratiers! » En 1897, en effet, il y avait au Conseil municipal de Roubaix 29 cabaratiers sur 36 conseillers municipaux.

Dans la question de la limitation du nombre des cabarets, il nous faut d'abord examiner la loi actuelle qui préside à l'ouverture d'un cabaret, d'un débit. Cette loi, c'est la loi promulguée le 17 juillet 1880. Cette loi abrogeait la

loi du 29 décembre 1851 édictée un an avant le coup
d'État du 2 décembre, et qui exigeait la permission préalable de l'autorité administrative pour l'ouverture du
cabaret. Ceci, croyez-le bien, nullement dans un but
d'hygiène, dans un but social, mais purement dans un but
politique, pour mettre dans les mains du pouvoir tous les
cabaretiers disposant de locaux, de salles de réunions et
par conséquent capables de donner des renseignements
sur les différentes sociétés venant se réunir chez eux.
La loi de 1880 rend absolument libre la profession de cabaretier; car, à l'exception des individus condamnés à un
emprisonnement d'un mois à un an pour vol, recel, escro-
querie, filouterie, abus de confiance, recel de malfaiteurs,
outrages publics, excitation de mineures à la débauche,
tenue d'une maison de jeu, vente de marchandises falsifiées
ou nuisibles à la santé, tout individu peut ouvrir un débit
de boissons; une déclaration préalable suffit. C'est le
régime de la liberté absolue.

Ce régime ne peut être limité que par l'article 9 de cette
loi. L'article 9 de la loi de 1880 donne aux maires un pouvoir extrêmement intéressant, celui de prendre, les conseils
municipaux entendus, des arrêtés déterminant les distances
qui pourraient séparer les débits de boissons des églises,
des temples, des cimetières, des lycées, des écoles, des
collèges et des hospices. Messieurs, cet article 9 est déjà
une arme bien appréciable dans les mains de maires intelligents, courageux, n'ayant pas peur d'encourir les repré-
sailles des cabaretiers, et la preuve, c'est que quelques
municipalités ont déjà appliqué cet article. Parmi ces municipalités éclairées, je dois citer celle de Lyon et celle de
Nancy. M. Augagueur, maire de Lyon, a pris, le 3 avril 1901,
un arrêté ainsi conçu :

« Il est interdit d'ouvrir dans la ville de Lyon de nouveaux débits de boissons à une distance moindre de 250 mètres des cimetières, des édifices consacrés à un culte, des hospices, des écoles primaires, collèges et autres établissements d'instruction publique. »

L'arrêté de M. Augagneur a eu un résultat presque immédiat, vous allez en juger. A Lyon, le nombre des débits est tombé de 5104 en 1901 à 4428 en 1904; c'est une diminution de près d'un cinquième. M. Maringer, maire de Nancy, a pris, en décembre 1901, un arrêté analogue dont le résultat a été de faire baisser aussi dans cette ville le nombre des cabarets. Je dois, à propos des débits, vous signaler l'arrrêté du général de Gallifet, lors de son passage au ministère de la Guerre, pour empêcher la vente de l'alcool dans les cantines.

Messieurs, on n'a pas osé aller plus loin. Voilà tout ce qui a été fait, et ceci sous l'initiative particulière de maires intelligents, capables de se rendre compte des méfaits de l'alcoolisme.

M. Siegfried a fait au Sénat, en 1899, une proposition de loi pour limiter le nombre des cabarets : ceux-ci seraient ouverts à l'avenir avec l'autorisation du Préfet, celle du Conseil général, et celle du Conseil municipal. Notez, Messieurs, que ce projet a été déposé sur le bureau du Sénat en 1899 et qu'on a seulement saisi les sénateurs de cette proposition, par un rapport de M. Eugène Guérin, le 27 mai 1904, c'est-à-dire, il y a quatre jours. L'article premier du projet est ainsi conçu : « A partir de la promulgation de la présente loi, le nombre des cafés, des cabarets ou de tous autres débits de boissons, à consommer sur place, est limitativement fixé à deux par 600 habitants et un par 300 habitants et au-dessus de ce chiffre, dans les départements par commune, et à Paris par arrondissement. »

Il est certain qu'on ne peut pas supprimer en France

tous les cabarets, et ce serait déjà un résultat appréciable si la loi de M. Siegfried pouvait être votée par le Parlement[1].

Messieurs, si, dans notre pays, on n'a rien fait ou presque rien pour limiter le nombre des cabarets, il n'en a pas été de même à l'étranger. En Amérique, aux États-Unis, on a élevé le prix de la licence des cabaretiers. A Philadelphie, la licence coûte mille dollars, soit 5 000 francs. Aussi, en dix ans, le nombre des licences est tombé de 5 773 à 1 638, c'est-à-dire de près des deux tiers. En Belgique, on a également élevé le taux des licences sur les cabarets nouveaux, et, en cinq ans, le nombre des débits a diminué de 14 000.

En France, non seulement on n'a rien fait de semblable,

---

1. Le ministre des Finances vient de publier, le 18 août 1904, la statistique des établissements assujettis aux contributions indirectes en 1903 : je relève dans ces tableaux les chiffres intéressants suivants, qui modifient pour 1903 quelques-uns de ceux signalés au cours de ce travail :

On compte : 461 967 débits de boissons, soit une diminution de 2 589 sur l'année 1902, qui en comptait 464 556; 133 colporteurs de boissons, 29 853 marchands en gros, 3 fabricants de vins de raisins secs, 3 360 brasseries, 3 553 distillateurs et bouilleurs de profession, 108 515 bouilleurs de cru dont la production est contrôlée, 16 436 loueurs d'alambics, 302 660 bouilleurs de cru non contrôlés, mais qui ont fait des déclarations de fabrication, 847 fabricants et marchands d'alambics, 83 543 détenteurs d'alambics, 1 506 984 propriétaires récoltant des vins, 976 146 propriétaires récoltant des cidres, 247 fabricants et préparateurs d'alcools dénaturés.

Le département du Nord, à lui seul, compte 1 685 brasseurs et 48 441 débitants de boissons; le département de la Seine vient ensuite avec 42 529 débitants, puis le Pas-de-Calais, 22 335; les trois départements qui comptent le moins de débitants de boissons sont : les Hautes-Alpes, 1 032; la Lozère, 1 058, et les Basses-Alpes, 1 129.

Le département de la Seine compte 1 535 marchands de boissons en gros, 25 brasseurs, 8 bouilleurs ou distillateurs de profession, 1 654 propriétaires récoltants de vin, 177 propriétaires récoltants de cidre, 38 fabricants et préparateurs d'alcool dénaturé. — Je tiens à faire remarquer la diminution des 2 589 cabarets de l'année 1902 à l'année 1903 : ce résultat satisfaisant serait-il dû à la conduite énergique de certains maires? La chose est vraisemblable, si l'on songe qu'à Lyon seulement, l'arrêté de M. Augagneur a fait diminuer les cabarets de 776.

mais je dirai même qu'en dehors du pouvoir donné aux
maires, on a plutôt aggravé la situation par le vote de la
loi du régime des boissons de 1900 ; car cette loi, dans le
souci évident de ne pas déplaire aux grands électeurs, a
dispensé les cabaratiers de l'exercice. Autrefois, sous le
régime de l'exercice, les employés des contributions indirectes avaient le droit de pénétrer à toute heure du jour
ou de la nuit dans les débits, de regarder la quantité
d'alcool qui était en régie sous le contrôle de l'État et de
faire des perquisitions dans le domicile privé du débitant,
pour voir s'il ne dissimulait pas d'alcool dans son habitation privée. La loi de 1900 a aboli l'exercice. La Régie
vient encore constater la quantité d'alcool qui entre dans le
débit, mais elle n'a plus le droit de pénétrer dans le domicile privé, de sorte que la nouvelle loi laisse libre cours à
une fraude énorme. Dans beaucoup d'endroits — j'ai pu
le constater par moi-même — les chambres d'habitation
du cabaretier sont bondées de bouteilles, de pots et de
tonnelets d'alcool qui échappent au contrôle du fisc. Par
conséquent, je vous le répète, le nouveau régime des boissons n'a fait qu'aggraver encore la situation.

Certains États, comme les États d'Amérique, n'ont pas
craint de prohiber d'une façon absolue les boissons fortes
et le commerce des spiritueux ; une loi, adoptée en 1851,
la loi du Maine, a permis à chaque État, par referendum,
de voter la prohibition du commerce des boissons fortes et
des spiritueux. Ce referendum, qu'on appelle « l'option
locale », a fonctionné dans 17 États d'Amérique. On donne
alors aux pharmaciens seulement le droit de vendre de
l'alcool, et cela sur la prescription du médecin. La vente
de l'alcool pour les besoins scientifiques est surveillée de
très près par des fonctionnaires, et l'alcool industriel est
livré dénaturé pour empêcher la fraude. La loi du Maine

a donné des résultats dans les campagnes, mais elle n'en a pas donné dans les villes. En prévision d'une possibilité très éventuelle, très aléatoire et en tout cas très lointaine d'une pareille chose chez nous, le *Congrès national* de Paris a émis le vœu qu'au cas d'application en France de l'option locale, les femmes fussent admises au vote, puisque ce sont elles qui ont le plus d'intérêt à la réduction de l'alcoolisme familial.

Tandis que nous laissons grandir chez nous le fléau alcoolique, vous serez peut-être, Messieurs, bien humiliés d'apprendre les mesures prises par le sultan de Turquie pour lutter contre lui. Le sultan a interdit la consommation des boissons alcooliques dans tous les établissements publics. Or, la statistique annuelle de la criminalité vient de faire connaître les résultats de cette mesure. Rien que dans la juridiction de Pera, le plus grand faubourg de Constantinople, cette prohibition, qui touche seulement les musulmans, a produit, de 1902 à 1903, l'abaissement des meurtres de 23 à 15 et des contraventions pour ivresse de 680 à 188.

Parmi les mesures que l'État pourrait prendre, il y en a une, qui, à mon avis, donnerait de grands résultats, c'est la suppression du privilège des bouilleurs de cru. Je vous ai déjà parlé des bouilleurs de cru : ce sont les propriétaires agricoles ou les fermiers qui distillent ou sont censés distiller pour leur usage personnel, les vins, les marcs et les fruits provenant exclusivement de leurs récoltes. Ce sont, en un mot, de petits distillateurs qui distillent mal, avec des appareils imparfaits et produisent des alcools très toxiques. Les bouilleurs de cru pratiquent la fraude en grand, soit en vendant leur alcool sans payer les droits, soit en distillant avec les produits d'autrui. La fraude est extrêmement considérable dans les pays de vin et de cidre.

Je vous ai dit qu'on avait voulu limiter ce privilège, lors de la loi de finance de 1903, et que M. Rouvier, dans le but de faire rapporter au budget une somme supplémentaire, 50 millions, je crois me rappeler, avait voulu restreindre les limites du privilège des bouilleurs de cru. Ce fut un beau *tolle* dans les pays de bouillage, et on n'aboutit qu'à une restriction somme toute peu importante.

Depuis la loi de finance de 1903, les bouilleurs de cru sont soumis à la déclaration de leur alambic et de leur quantité d'alcool; ils sont exempts de tout droit, s'ils possèdent moins de deux hectares de vigne, et une certaine quantité de pommiers déterminée dans chaque département par le Conseil général. Dans la plupart des départements de l'Ouest, le nombre des pommiers tolérés est de 50.

On a déjà limité une fois en France le privilège des bouilleurs de cru. C'était après la guerre de 1870. Il fallait trouver de l'argent coûte que coûte, et on n'a pas hésité à recourir à ce moyen peu populaire. La loi du 2 août 1872 supprima le privilège des bouilleurs de cru, en leur accordant 40 litres d'alcool pur pour leur consommation personnelle, ce qui fit augmenter les recettes de la Régie de 40 millions la première année. Mais, à la veille des élections qui devaient avoir lieu en février 1876, le Parlement vota, le 14 décembre 1875, une loi rétablissant complètement le privilège des bouilleurs de cru. D'ailleurs, cela ne servit pas à grand'chose aux députés qui votèrent la loi, car la plupart ne furent pas réélus. Le privilège des bouilleurs de cru est incontestablement le facteur le plus grand de l'extension de l'alcoolisme dans les milieux ruraux, et j'estime que ce serait un excellent moyen de lutte d'oser y toucher pour le supprimer. Au point de vue médical, je réclame énergiquement cette suppression.

L'État a voulu lutter en mettant des taxes et même des

surtaxes sur l'alcool. Vous savez que c'est l'État qui donne
à l'alcool sa valeur vénale par les impôts qu'il accumule
sur lui. L'hectolitre d'alcool, suivant la qualité, vaut de
36 à 39 francs aux cours actuels. Pour ces 36 ou 39 francs
d'alcool, un hectolitre paie, à Paris, environ 360 francs de
droits. Il y a d'abord 220 francs d'impôts d'État; le reste
comprend les impôts de circulation, d'octroi, les surtaxes,
sommes encore augmentées lors du dégrèvement des boissons hygiéniques d'une surtaxe de 85 francs sur l'alcool;
à Paris, le prix de la valeur marchande de 36 francs
d'alcool revient, tous droits compris, à près de 400 francs.
Pour l'usage industriel, on dénature l'alcool, ce qui permet
de le vendre presque au prix de revient. En Angleterre, on
a mis des impôts très lourds allant à l'heure actuelle jusqu'à
500 francs par hectolitre d'alcool. Il semble que l'alcool
supporte admirablement bien tous ces impôts et que plus
on en met, plus on en consomme. On a dit que c'était une
plume ajoutée au bagage d'un éléphant : c'est absolument
exact. Ce n'est donc pas par des surtaxes considérables sur
l'alcool qu'on arrivera à grand résultat, je le crains du
moins.

Aussi, la troisième Commission des alcools, vins et spiritueux qui délibère actuellement sur la réglementation des
alcools et des essences, d'après l'amendement de M. Vaillant, a eu à opter, ces jours derniers, entre deux projets :
le projet du Gouvernement fixant la composition des eaux-
de-vie, des liqueurs, de l'absinthe, du bitter, des amers, et
le projet de M. Daremberg, désirant que les liqueurs à
essence acquittent un droit double, un droit sur l'alcool et
un droit sur les essences. Le projet de M. Daremberg a été
rejeté par la Commission; cette dernière étudie les quantités d'essence à ajouter à l'alcool, pour déterminer une
sorte de liqueur à essence, de toxicité restreinte, dont le

type serait autorisé par le Gouvernement avec la garantie de l'État.

Je crains que cela ne donne pas grand résultat, car s'il y a moins d'absinthe dans les essences, les alcooliques en prendront une quantité supérieure, double ou triple, et ce sera le seul bénéfice de la mesure, excellente en soi.

Il est une autre question très importante à étudier, c'est celle du monopole de l'alcool par l'État. L'heure est trop avancée pour que je songe à aborder ce sujet, aujourd'hui ; je vous en parlerai dans la leçon prochaine, en même temps que des mesures que l'État pourrait prendre, et du rôle considérable de l'initiative privée dans la lutte contre l'alcoolisme.

DIX-HUITIÈME LEÇON

La défense sociale contre l'alcoolisme.
Les mesures que l'État devrait prendre. — Les monopoles de l'État
  en Suisse et en Russie.
Les monopoles des sociétés scandinaves : le Bolag et le Samlag ou
  les systèmes de Goeteborg et de Bergen.
Rôle de l'initiative privée. — Rôle de l'affiche, de l'école, de l'armée,
  du clergé. — Les Sociétés et les Congrès anti-alcooliques; les
  restaurants de tempérance. — Le rôle du médecin. — La lutte
  contre l'alcoolisme est possible en France, si l'on ose la faire.

Messieurs,

Dans la dernière leçon, j'ai commencé l'étude de la
défense sociale contre l'alcoolisme. Je vous ai montré ce
que l'État avait fait jusqu'à présent, et je vous ai indiqué
ce qu'il pourrait faire; j'ai été arrêté par l'heure, au
moment où j'allais vous parler du monopole de l'État.

Ce serait, en effet, une solution que l'État prît le monopole de l'alcool. L'État pourrait exercer ce monopole
de trois façons : monopole de vente, monopole de fabrication et monopole de rectification. En France, M. Alglave,
professeur à la Faculté de Droit de Paris, a préconisé un
système de monopole par l'État qu'il a exposé dans le
journal *le Temps*, il y a quelques années. Il s'agit là d'un
monopole de rectification et de vente; l'État achèterait
aux fabricants, en les rémunérant largement, tout l'alcool
qu'ils produisent, le rectifierait et le vendrait dans des

bouteilles spéciales, des bouteilles de l'État, difficiles à remplir, faciles à vider, et qui seraient vendues par l'État aux particuliers, aux marchands en gros, ou aux marchands en détail. On a fait remarquer que les bouteilles dont parle M. Alglave n'étaient pas encore réalisées pratiquement, et surtout, on a fait ressortir le rôle hypocrite que l'État aurait, en l'espèce, l'État ne voulant pas vendre beaucoup d'alcool de peur d'augmenter l'alcoolisme, mais souhaitant, au fond de son cœur, qu'on en achète beaucoup pour arrondir son budget. Malgré ses imperfections, le monopole de l'État pourrait aboutir à quelque chose d'utile, car il a donné des résultats en Suisse et en Russie.

En Suisse, il existe un monopole partiel portant seulement sur les produits de la distillation des substances amylacées, sur les eaux-de-vie de grains, de pommes de terre, etc. La distillation des vins, des fruits et des déchets de provenance indigène reste absolument libre. M. Bertillon, qui a étudié de très près le fonctionnement du monopole suisse, trouve que la fermeture des 1 450 petites distilleries empoisonnant le pays a rendu un grand service; le vin et la bière ont, presque partout, pris la place de l'alcool, et l'eau-de-vie vendue par l'État est moins toxique, étant plus rectifiée.

En Russie, il existe un monopole de vente au détail, l'État s'est substitué tout d'un coup aux cabaretiers qui ruinaient les paysans et les écrasaient de taux usuraires; le cabaretier est devenu un fonctionnaire de l'État russe, et comme fonctionnaire, il ne pousse pas à la consommation, il ne vend que de l'alcool rectifié, et il le vend en petites bouteilles qu'il est interdit de consommer sur place dans le débit; c'est là un point très intéressant. Les cabarets et les débits sont fermés à certaines heures. M. Bertillon a eu de longs entretiens avec M. de Markoff, le directeur du monopole russe pour l'alcool, et il a pu voir que l'œuvre avait donné des résultats satisfaisants, puisque, dès l'ouverture du monopole, dans neuf gouvernements du sud, la consommation de l'alcool a baissé de près d'un tiers ; M. Markoff a montré à M. Bertillon cette chose intéressante : bien que l'État vende moins d'alcool, néanmoins, il récupère plus d'argent ; en effet, l'argent autrefois dépensé par le paysan en alcool, est dépensé maintenant en une série d'autres denrées, en tabac, pétrole, sucre, allumettes, thé, café, toutes choses qui paient des impôts indirects. Aussi, en 1897, pendant le premier semestre du monopole, bien que le déficit sur les boissons ait été de 6 millions sur l'année précédente, néanmoins, l'État n'a rien perdu, car il a réalisé 7 millions d'impôts indirects supplémentaires, sur le tabac, le sucre, le pétrole. C'est là un fait à retenir au point de vue du rendement fiscal de notre budget, si la consommation de l'alcool venait à diminuer chez nous.

Voilà ce qu'a donné jusqu'à présent le monopole de l'État, mais il existe dans les pays scandinaves un monopole très intéressant, très particulier, exercé par des Sociétés, c'est ce qu'on appelle le système de Goeteborg et celui de Bergen.

Pour bien comprendre cette question, il faut vous rappeler que la Suède, et surtout la Norvège, pays où l'on boit le moins à l'heure présente, étaient, au commencement du siècle dernier, les pays où l'on buvait le plus d'alcool. Ainsi, en Suède, jusqu'en 1855, chaque propriétaire foncier était doublé d'un distillateur (c'était notre bouilleur de cru actuel) ; il y avait 173 000 distilleries agricoles pour 3 ou 4 millions d'habitants, et, en 1830, la consommation annuelle par tête d'habitants était, en alcool absolu, de 23 litres : « On conçoit, disent MM. Triboulet et Mathieu, que dans ces conditions le premier ouvrage classique sur l'alcoolisme ait eu pour auteur un Suédois, Magnus Huss, en 1837 ». Par un véritable coup de force, l'État suédois, en 1855, supprima les distilleries particulières, et la fabrication de l'alcool, faite dans des distilleries contrôlées par l'État, n'utilisait plus que 300 de ces distilleries en 1880. L'État mit alors une taxe sur l'alcool et autorisa les communes à interdire sur leur territoire les ventes d'alcools inférieures à 40 litres et à fixer le nombre des débits. Il se passa un fait très curieux, dénotant de la part des auteurs du projet une connaissance profonde de l'âme humaine : les propriétaires ruraux, les bouilleurs de cru suédois, dépouillés brutalement de leur droit de distiller librement, ne voulurent pas que l'on vendît dans les débits l'alcool de l'État qu'ils n'avaient point fabriqué; ils ne voulurent pas que l'on vendît cet alcool, cause de tout leur mal, et s'opposèrent énergiquement à l'ouverture des débits où l'on ne pouvait vendre que l'alcool étatique; de sorte que, en 1880, le nombre des cabarets tomba en Suède — retenez bien ce chiffre, Messieurs — à un cabaret pour 13 450 habitants. Que nous sommes loin du chiffre proposé chez nous au Sénat par M. Siegfried, un seul cabaret pour 300 habitants!

En Norvège, la situation était presque la même au début du siècle dernier; l'État avait, en 1840, supprimé les distilleries particulières en rachetant aux distillateurs leurs alambics, et les débits furent soumis à l'autorisation préalable des municipalités, autorisation valable pour trois ans seulement. Telle était la situation des pays scandinaves, au moment où le monopole des Sociétés vint à fonctionner en Suède et en Norvège. C'était l'époque où les petits distillateurs, très ennuyés de se voir privés de leurs privilèges, avaient d'eux-mêmes fait supprimer une partie des cabarets.

C'est alors qu'en Suède, en 1864, sous l'influence de l'initiative privée, dans le but de combattre l'alcoolisme, à Goeteborg, une société formée de bons citoyens obtint de l'État la faculté d'exploiter elle-même les débits de boisson. Cette société, appelée le Bolag, acheta toutes les licences des débits restés ouverts et eut le monopole de la vente ; elle réduisit des deux tiers le nombre des cabarets et les réglementa très sévèrement. Fermés depuis le samedi soir, à cinq heures, jusqu'au lundi matin, ils le furent également les jours de fête. On refusa la vente de l'alcool aux mineurs et aux ivrognes, et l'on ne toléra aucun achat à crédit. La société du Bolag toucha pour elle, dans les bénéfices de l'exploitation, l'intérêt légal de son argent ; puis le surplus, les dividendes, furent consacrés à une ou plusieurs œuvres utiles à la classe ouvrière. Le Bolag est encore en vigueur à Goeteborg, et à Stockholm. Le Bolag de Stockholm commença ses opérations le 30 décembre 1877 ; la veille, il y avait 193 débits, il n'y en eut plus que 67 le lendemain ; en 1893, il n'y en avait plus que 63. La consommation est tombée de 26 litres 6 en 1877 à 15 litres 9 en 1902 ; et dans toute la Suède, la consommation tomba de 10 litres 6 en 1877 à 7 litres 2 en 1902. Cette œuvre très intéressante a cependant été critiquée ; on a fait remarquer que ses bénéfices auraient dû être livrés à la Société et non pas aux communes, et que le Bolag réglementait seulement les boissons distillées et nullement les boissons fermentées ; on a fait encore remarquer qu'en tolérant la vente d'une quantité minimum de 40 litres, on pouvait faciliter le colportage et la fraude.

En Norvège, on a utilisé un système analogue, mais beaucoup plus perfectionné, qu'on appelle le Samlag, ou le système dit de Bergen, appliqué depuis la loi de 1896.

A Christiania, qui compte 207 000 habitants, il y a

40 boutiques pour les boissons spiritueuses, pour les boissons au-dessus de 21° p. 100 d'alcool; dans les salles de restaurant, dans les hôtels, dans les cafés, partout où l'on boit des boissons titrant 21° p. 100 d'alcool, le Samlag s'installe et perçoit ses droits; il existe aussi des magasins où l'on vend pour emporter et où le Samlag touche aussi ses droits. Les bénéfices produits par le Samlag devaient être, au début, répartis en 15 p. 100 aux municipalités et le reste à l'État pour des œuvres philanthropiques; malheureusement, comme les bénéfices étaient grands, l'État accrut sa part de jour en jour, et à l'heure actuelle, elle dépasse 65 p. 100, ce qui est un chiffre beaucoup trop considérable. Sous l'influence du Samlag, la consommation de l'alcool est tombée à Christiania de 2 litres 20 en 1886 à 1 litre 88 en 1902. En Norvège, elle tomba de 3 litres 6 en 1871 à 2 litres 6 en 1901; là aussi, les débits de boissons fermentées et de bière sont tous réglementés par la municipalité.

Voilà donc un système très intéressant. M. Bertillon, qui l'a vu fonctionner de près en Suède et en Norvège, s'en montre très enthousiaste; il fait remarquer que ceux qui vendent l'alcool, n'ayant aucun profit personnel à en tirer, ne font rien pour attirer les buveurs, et rien pour pousser à la consommation; M. Bertillon insiste aussi sur l'avantage du système mettant l'homme politique, le député, le conseiller municipal à l'abri du grand électeur.

Si l'on pense que les pays scandinaves ont été encore plus alcoolisés que nous de 1825 à 1840, on voit quelle réaction salutaire ils ont, par tous ces moyens, exercé contre le fléau; mais, pour cela, ils ont osé faire des choses qui nous paraissent à nous bien difficiles. Ces Sociétés ont touché aux petits distillateurs, supprimé le privilège des bouilleurs de cru, limité le nombre des cabarets et fait tous leurs efforts pour diminuer la consommation; si elles ont pu réaliser tout cela, c'est grâce à l'opinion publique qui avait dessiné le mouvement et les avait aidés de tout son pouvoir. Aussi, le relèvement des pays scandinaves est-il en réalité une méthode de prophylaxie mixte, basée sur le rôle de l'État d'une part, et sur celui de l'initiative privée d'autre part, et c'est cette dernière, comme toujours, comme partout, qui a joué le plus grand rôle.

Je vais maintenant vous parler de cette initiative privée, et vous montrer son rôle dans la défense sociale contre l'alcoolisme. L'initiative privée a compris dans ses efforts toute une série de questions, d'abord l'éducation anti-alcoolique du public par l'école, par l'affiche, etc., puis la propagande anti-alcoolique par les Sociétés de tempérance et les Congrès, et enfin le rôle du médecin dans la lutte contre l'alcoolisme.

Voyons tout d'abord l'éducation anti-alcoolique. Elle a pour but l'instruction du peuple sur les dangers de l'alcoolisme, celle des adultes, de l'enfance et de l'adolescence, et, à ce point de vue, le rôle de l'école est des plus importants. Je vous ai dit dans la dernière leçon que l'on avait commencé depuis 1897 à mettre dans les programmes l'enseignement des notions anti-alcooliques. Le programme de janvier 1897 fixe pour l'enseignement primaire et pour l'enseignement secondaire les parties suivantes : une partie hygiénique comprenant l'étude des boissons fermentées, distillées, alcooliques, des boissons à essences, montrant les effets physiologiques et pathologiques de ces essences et des alcools, indiquant les méfaits de l'ivresse et de l'alcoolisme ainsi que leur influence sur la race. Le programme comprend, de plus, une partie économique montrant l'influence de l'alcoolisme sur l'appauvrissement et la misère de l'individu et de sa famille, ainsi que sur la richesse publique, sur la criminalité, les suicides et les accidents. Le programme comprend enfin une troisième partie, psychologique et morale, indiquant l'influence de l'alcoolisme sur la folie, sur l'affaiblissement de l'intelligence et de la volonté. Dans l'école, on s'est efforcé, par une série de petits moyens, d'éduquer encore mieux l'enfant, en lui donnant, par exemple, des bons points anti-alcooliques, des cahiers avec des couvertures représentant les scènes courantes de l'alcoolisme, le tout destiné à frapper son esprit.

L'éducation anti-alcoolique donnée à l'école peut se continuer dans l'armée, en la perfectionnant encore au régiment; l'officier, avec son autorité, rendra grand service au soldat, mais, pour cela, il faut qu'il prêche d'exemple le premier, et qu'on ne le voie pas attablé à la terrasse des cafés, occupé à boire des apéritifs ou des liqueurs. L'armée aura une influence heureuse sur l'éducation anti-alcoolique par la création des maisons du marin et du soldat, véritables cercles avec salles de jeux, de conversation, de billard, où l'on donne en consommation des substances non alcoolisées.

L'affiche peut avoir un rôle utile, et tous vous avez lu, collées sur les murs de la ville, les affiches anti-alcooliques d'un candidat aux dernières élections municipales, candidat sans nuance politique, qui posait sa candidature dans chaque quartier, uniquement pour profiter de la franchise du timbre de la période électorale et indiquer sans trop de frais à ses concitoyens les méfaits de l'alcool. J'ai lu, il y a quelques jours à Rouen, l'affiche suivante répandue à profusion :

Ligue rouennaise contre l'alcoolisme.

L'ALCOOL REND POITRINAIRE.

Vous avez même vu à Paris, dans les cadres réservés aux communications officielles, sur les murs et dans les salles hospitalières, des affiches anti-alcooliques; ce sont les affiches que M. Mesureur n'a pas craint de faire apposer et qui relatent, d'après une délibération du Conseil de surveillance de l'Assistance publique, les dangers de l'alcoolisme. Inutile de vous rappeler les termes de cette affiche [1]

1. Je tiens à donner en note le texte de cette affiche, conçue en termes nets, clairs et précis :

L'ALCOOLISME

SES DANGERS

L'alcoolisme est l'empoisonnement chronique qui résulte de l'usage habituel de l'alcool, alors même que celui-ci ne produirait pas l'ivresse.

C'est une erreur de dire que l'alcool est nécessaire aux ouvriers qui se livrent à des travaux fatigants, qu'il donne du cœur à l'ouvrage ou qu'il répare les forces; l'excitation artificielle qu'il procure fait bien vite place à la dépression nerveuse et à la faiblesse; en réalité, l'alcool n'est utile à personne; il est nuisible pour tout le monde.

L'habitude de boire des eaux-de-vie conduit rapidement à l'alcoolisme; mais les boissons dites hygiéniques contiennent aussi de l'alcool; il n'y a qu'une différence de doses : l'homme qui boit chaque jour une quantité immodérée de vin, de cidre ou de bière, devient aussi sûrement alcoolique que celui qui boit de l'eau-de-vie.

Les boissons dites apéritives (absinthe, vermout, amers), les liqueurs aromatiques (vulnéraires, eaux de mélisse ou de menthe, etc.) sont les plus pernicieuses parce qu'elles contiennent, outre l'alcool, des essences qui sont, elles aussi, des poisons violents.

L'habitude de boire entraîne la désaffection de la famille, l'oubli de tous les devoirs sociaux, le dégoût du travail, la misère, le vol et le crime.

Elle mène pour le moins à l'hôpital; car l'alcoolisme engendre les maladies les plus variées et les plus meurtrières : les paralysies, la folie, les affections de l'estomac et du foie, l'hydropisie; il est une des causes les plus fréquentes de la tuberculose. Enfin il complique et aggrave toutes les maladies aiguës : une fièvre typhoïde, une pneumonie, un érysipèle qui seraient bénins chez un homme sobre, tuent rapidement le buveur alcoolique.

Les fautes d'hygiène des parents retombent sur leurs enfants; s'ils dépassent les premiers mois, ils sont menacés d'idiotie et d'épilepsie, ou bien encore ils sont emportés un peu plus tard par la méningite tuberculeuse ou par la phtisie.

Pour la santé de l'individu, pour l'existence de la famille, pour l'avenir du pays, l'alcoolisme est un des plus terribles fléaux.

signée de MM. Debove, Faisans, de Selves, Mesureur, Thilloy; elle provoqua une émotion considérable chez les empoisonneurs du peuple, qui songèrent même à faire un procès à l'Assistance publique et à la Préfecture de la Seine; la chose en resta là et n'eut pas de suites.

A l'heure actuelle, toutes les bonnes volontés s'unissant pour éduquer le peuple contre l'alcoolisme, les patrons peuvent, dans leurs usines et leurs ateliers, faire beaucoup pour cette grande cause. C'est ainsi qu'à Roubaix, ville très industrielle, les patrons ont prolongé la période du repas du milieu de la journée; au lieu de ne laisser qu'une heure de liberté aux ouvriers, ils leur donnent maintenant une heure et demie. Ce délai supplémentaire d'une demi-heure a permis à beaucoup d'ouvriers de pouvoir se rendre jusqu'à leur habitation, pour prendre leur repas en famille, et ne pas aller au cabaret. Le résultat a été très encourageant, puisque, depuis la mise en pratique de ce prolongement du temps des repas, le nombre des cabarets a diminué à Roubaix dans la proportion de 30 p. 100. Certains industriels, dans les grands centres, sont affiliés à des Sociétés de tempérance, où l'on vend aux ouvriers le matin, avant le travail, pour une somme modique, des soupes, du thé, du lait, du café, du chocolat au lieu de l'alcool indispensable pour tuer le fameux « ver ». D'ailleurs, en Amérique, aux États-Unis, dans ce pays d'industrialisme intensif, on essaie de combattre l'alcoolisme par l'appât de l'argent; M. Bertillon fait remarquer à ce propos que M. Carnegie, « le roi de l'acier », paye une prime de 10 p. 100 en plus de leur salaire, aux ouvriers s'abstenant d'alcool, parce qu'il estime que les abstinents valent 10 p. 100 de plus que les non-abstinents. Voilà une façon très intéressante d'obtenir l'élévation des salaires, avec tout profit pour l'ouvrier.

Le clergé peut avoir un rôle dans la propagande anti-alcoolique, comme le montre bien la campagne entreprise en Irlande, en 1838, par le Père Mathew, un capucin, « l'apôtre de la tempérance ». Après trois mois de propagande, il avait recueilli 25 000 signatures; après cinq mois, il en obtint 156 000. Alors les prisons de Dublin se fermèrent, les débitants firent faillite, les fonds affluèrent dans les caisses d'épargne, le produit des taxes sur l'alcool diminua en quatre ans de 20 millions de francs. Voilà une campagne qui vous prouve la grande influence pouvant être exercée par le clergé. D'ailleurs, le clergé protestant et le clergé israélite ont devancé de beaucoup le clergé catholique dans la lutte contre l'alcool; en Amérique, en Russie, en Suède, en Suisse, on constate partout le rôle très important et très influent du clergé protestant.

Cependant, depuis quelques années, le clergé catholique commence à comprendre son devoir. En Suisse, Mgr Egger, évêque de Saint-Gall, en Belgique, l'évêque de Liège, l'abbé Senden, l'abbé Lemmens, véritable apôtre de l'anti-alcoolisme, aux États-Unis, le cardinal Gibbons, en Angleterre, le cardinal Manning, et en France, Mgr Turinaz, évêque de Nancy, ont entrepris une campagne ardente. Mgr Turinaz, dans une série d'instructions aux prêtres de son diocèse, leur a recommandé de s'affilier aux Sociétés de tempérance et de faire une propagande active. Je dois dire qu'en France, à part certains exemples, le clergé catholique n'a malheureusement pas encore fait grand' chose; il aurait cependant là une grande tâche à remplir, et il serait temps que, dans les pays pourris d'alcoolisme, le clergé s'éduquât pour devenir lui-même éducateur.

A côté de l'instruction anti-alcoolique faite par l'initiative privée, je dois vous parler de la propagande active faite par les Sociétés et les Congrès.

Les Sociétés anti-alcooliques sont toutes relativement récentes en France, tandis que dans les pays de langue anglaise et scandinave, elles existent depuis longtemps déjà. On trouve là des sociétés d'abstinents totaux ; mais ce « teetotalism » des races anglo-saxonnes n'a guère eu la faveur de nos races latines.

En France, il y a cinq Sociétés anti-alcooliques, qui sont les suivantes. D'abord, la *Société française de tempérance*, ancienne Ligue nationale contre l'alcoolisme. Elle fut fondée en 1873 par Théophile Roussel et par MM. Bergeron et Lunois. Cette Société a un bulletin mensuel ; elle est mixte, comprenant à la fois des abstinents et des tempérants.

Une seconde société, l'*Union française anti-alcoolique*, fut fondée en 1895 par MM. Legrain, Marillier, Sérieux, Mathieu et Triboulet. Elle a un bulletin mensuel, elle possède 440 sociétés locales, et elle compte 50 000 adhérents. Une de ses branches très importante, la Société des instituteurs, a un organe spécial qu'on appelle l'*Étoile bleue*. Cette Société française anti-alcoolique a un section infantile, la section des lycées qui, le 21 février 1904, comptait 3 000 élèves des lycées et des collèges, lesquels manifestèrent ce jour-là contre l'alcool dans le grand amphithéâtre de la Sorbonne. Elle a une section de l'armée comptant des adhérents dans les régiments et les troupes coloniales ; il y a même une section dans les compagnies de discipline, et les 80 000 disciplinaires de cette section ont un jour donné leur prêt tout entier, soit 25 centimes, en faveur de la propagande contre l'alcool. Ces résultats sont très intéressants. L'Union française anti-alcoolique donne partout des conférences. Elle en fait sur certaines

lignes de chemin de fer, notamment sur le réseau de l'Est.
Cette compagnie n'a pas voulu admettre les wagons-bars
dans ses trains et a fort bien compris l'utilité des sociétés
anti-alcooliques; chaque année douze conférences sont
faites dans les centres ouvriers de son réseau par des membres de l'Union anti-alcoolique. De plus cette Société fait
de la propagande de toutes façons, par des images, par des
distributions de brochures, en fondant des restaurants de
tempérance dont je vous parlerai tout à l'heure. L'Union
française anti-alcoolique est une société mixte comprenant
à la fois des abstinents et des tempérants.

Une troisième société, l'*Association de la Jeunesse
française tempérante*, fut fondée en 1896 par le Dr Roubinovitch. C'est également une société mixte, composée de
tempérants et d'abstinents. Elle fait surtout de la propagande dans les milieux enfantins, dans les écoles primaires,
dans les écoles supérieures, dans les lycées, dans les collèges, avec l'autorisation des parents; les enfants prennent
l'engagement d'honneur de s'abstenir des boissons spiritueuses et de ne faire qu'un usage modéré d'eau rougie,
de bière légère et de petit cidre.

Une quatrième société, la *Société de la Croix blanche*,
société catholique fondée par le Dr Lancry, est encore une
société mixte, composée de tempérants et d'abstinents,
pâle reflet des sociétés existant en Belgique sous la direction de l'abbé Lemmens.

Il existe enfin une cinquième société, la *Société française de la Croix bleue*, société protestante fondée en 1897
par le pasteur Rochat, de Genève. Elle a des ramifications
en France et des filiales en Belgique, en Allemagne. Elle
exige de ses membres l'abstinence totale des boissons
alcooliques, mais elle ne condamne pas l'usage des boissons
fermentées, tandis que les sociétés anglo-saxonnes d'absti-

nence totale, proscrivent absolument l'usage même modéré de l'alcool.

Telles sont les Sociétés luttant en France, contre l'alcoolisme. Je vous disais qu'elles font de la propagande à l'aide de conférences, qu'elles ont fondé des restaurants de tempérance. Ces restaurants, ces « coffee-taverns », comme on les appelle en Angleterre, sont fort nombreux en Suède, en Suisse, en Allemagne, en Australie, en Russie, mais ils sont en nombre véritablement infime en France. A la fin de 1900, il y en avait quatre à Paris et un au Havre, soit cinq en tout en France, tandis qu'il y en avait 7 000 en Angleterre. En 1904, nous en comptons un peu plus, mais pas beaucoup encore ; il y en a douze actuellement au Havre, comprenant également les Maisons du soldat et du marin ainsi que des roulottes pour les débardeurs des quais, où l'on ne consomme que des aliments utiles au lieu des boissons toxiques. A Paris, il devrait y avoir 360 restaurants de tempérance pour faire une propagande efficace, et il n'en existe que quatre, un dans la rue Saint-Bernard, un dans l'avenue Ledru-Rollin, un dans la rue de Belleville, un dans la rue du Parc-Royal.

J'espère qu'il y en aura bientôt davantage : les Sociétés d'habitation à bon marché qui, à l'heure actuelle, élèvent un peu partout les maisons hygiéniques dont le peuple a si grand besoin, sont en voie d'entente avec les Sociétés anti-alcooliques pour louer leurs rez-de-chaussée, non pas aux classiques marchands de vins, mais au contraire aux restaurants de tempérance. Car, vous n'ignorez pas que, dès qu'un immeuble s'élève dans Paris, les grosses puissances viniques de la capitale installent immédiatement un nouveau débit de vin dans la maison et commanditent ce nouveau client, afin que ses achats ne puissent leur échapper. Ainsi une boutique nouvelle a beaucoup de chance de devenir un foyer nouveau d'extension de l'alcoolisme. Il y a donc quelque chose de très intéressant dans la voie où s'engagent les Sociétés de tempérance aidées par les Société d'habitations à bon marché.

Je vous disais qu'en dehors des Sociétés, les Congrès faisaient une propagande utile contre l'alcoolisme; il y a déjà eu un certain nombre de Congrès internationaux contre l'alcool. Les trois derniers se sont tenus à Bruxelles, à Paris et à Vienne; les comptes-rendus de ces Congrès offrent beaucoup d'intérêt, on y voit discuter dans les principales langues européennes toutes les questions importantes concernant l'alcoolisme. Le premier *Congrès national français* s'est tenu au mois d'octobre 1903, à Paris, ici même, à la Faculté de Médecine, où M. Debove a bien voulu le recueillir, personne ne voulant lui donner asile. Vous vous rappelez sans doute avoir vu dans la salle des Pas-Perdus de cette école une véritable exposition de toute la propagande anti-alcoolique, avec ses affiches, ses dessins, ses brochures, ses livres et toutes les ingéniosités dont dispose l'initiative privée.

Ce premier Congrès a émis une série de vœux que je vais vous lire; il a, de plus, réalisé la fédération de toutes les œuvres anti-alcooliques, il a ébauché cette œuvre capitale dont je vous parlerai à la fin de mon cours, l'Alliance de l'hygiène sociale, née sous la présidence de M. Casimir-Perier.

Le *Congrès national français* a émis à l'unanimité les vœux suivants :

1° Que la loi limite le nombre des débits de boissons; qu'elle interdise l'annexion d'un débit accessoire à un établissement commercial et aux débits de tabac;

2° Qu'elle ne reconnaisse pas les dettes pour la vente au détail et la consommation des boissons distillées;

3° Qu'elle rende les débitants, dans l'établissement desquels un buveur se serait enivré, civilement responsables, s'il y a lieu, des crimes et des délits commis par ce buveur ;

4° Que le privilège des bouilleurs de cru soit supprimé ;

5° Que l'État favorise l'emploi industriel de l'alcool, notamment par la diminution des droits sur l'alcool dénaturé ;

6° Que la chancellerie recommande aux parquets de requérir la déchéance de la puissance paternelle, dès que des cas d'ivrognerie habituelle auront été signalés par les agents de la sûreté publique ou les représentants des Sociétés anti-alcooliques ;

7° Qu'il soit créé, en vertu de la loi sur les aliénés soumise aux délibérations du Parlement, un certain nombre d'asiles spéciaux pour alcooliques ;

8° Que l'article 2 de la loi du 23 janvier 1873 sur l'ivresse publique soit modifié, de manière à permettre aux tribunaux de prescrire l'isolement dans ces asiles, pour une durée à déterminer, des inculpés visés par le susdit article ;

9° Que des subventions soient accordées sur un crédit spécial aux Sociétés anti-alcooliques.

Il est certain que, dans ces vœux, il y a une série de choses qui sont applicables dès l'instant, et qu'il en est d'autres dont la réalisation nous paraît plus lointaine ; mais c'est justement en éduquant le public qu'on obtiendra du Parlement l'exécution de la plupart de ces propositions.

Je vais terminer cette leçon en vous montrant le rôle du médecin dans la lutte contre l'alcoolisme. Tout ce qui a été fait contre l'alcoolisme a été fait par le médecin.

Que pourrait-il donc faire de plus? Beaucoup, je vous l'assure, et je n'ai qu'à vous renvoyer à l'étude très intéressante publiée par M. Triboulet, sur cette question, dans la *Gazette des hôpitaux* du 15 février 1902.

M. Triboulet, que j'ai l'honneur de compter parmi mes amis, est un apôtre fervent de l'anti-alcoolisme. Il a fait des conférences aux ouvriers, aux employés, et même aux prisonniers, à la Petite-Roquette et à la Grande-Roquette avant sa démolition, ainsi qu'à la prison de Fresnes ; par conséquent, il a payé de sa personne autant qu'il est possible. M. Triboulet nous montre que la lutte contre l'alcoolisme par le médecin est une chose facile, si le médecin veut combattre par lui-même, en instituant des Sociétés médicales de tempérance, et en vulgarisant ces Sociétés ; puis il prouve que le médecin peut avoir une action considérable sur les malades auxquels il donne ses soins, en attirant leur attention sur l'importance de l'alcoolisme. Il nous dit encore quelle influence heureuse peut avoir le médecin dans son service d'hôpital, en éduquant les malades sans les gourmander, en leur montrant à quels dangers ils s'exposent et en leur en donnant des exemples. Je sais qu'autrefois, un de mes collègues des hôpitaux ne manquait jamais, après avoir ponctionné un malade atteint d'ascite due à la cirrhose de Laënnec, de faire promener le bocal rempli du liquide de la ponction devant tous les malades, en leur disant : « Voilà où mène l'abus de l'alcool et des boissons. » Ce sont des exemples un peu simplistes, mais des plus efficaces. Le médecin peut encore autre chose : à la Chambre des députés et au Sénat, il serait facile au grand nombre de nos confrères siégeant dans ces assemblées de mobiliser un peu la force d'inertie qui enchaîne les Pouvoirs publics et d'obtenir la réalisation de mesures indispensables pour arrêter la race française sur la pente de l'abrutissement où elle glisse. Vous voyez donc que le médecin fera beaucoup, s'il le veut, dans la lutte contre l'alcoolisme.

D'ailleurs, veuillez remarquer ce point très intéressant : ce qu'on appelle à tort ou à raison le grand public, les classes dirigeantes, ce grand public est éclairé à l'heure actuelle sur les dangers de l'alcoolisme, et il ne boit plus. « C'est donc à la propagande seule, dit M. Romme dans une étude très documentée, qu'il faut attribuer la diminution de l'alcoolisation dans les familles riches ou aisées, dans les familles bourgeoises dont un grand nombre ont poussé le zèle à l'extrême et se sont converties à l'abstinence totale[1]. » Tandis qu'au contraire la classe ouvrière, la plus intéressante, parce qu'elle est la plus nombreuse, boit et s'enivre de plus en plus ; c'est sur elle et sur son éducation que nous devons porter tous nos efforts, et j'estime qu'on arrivera avec de la volonté et de la persévérance à des résultats analogues à ceux signalés plus haut à l'étranger.

Mais alors, dira-t-on peut-être, les médecins, en prêchant contre l'alcoolisme, ruineront la nation ? Si l'alcool ne rapporte plus le milliard indispensable à l'équilibre des 4 milliards et demi du budget français, qu'allons-nous devenir ? C'est la grosse objection faite contre la lutte anti-alcoolique. Vous savez ce que vaut cet argument et je vous ai montré combien l'alcoolisme, loin de rapporter à la France, lui coûtait. Du reste, l'exemple de la Russie suffit à prouver que l'argent, au lieu d'être dépensé en alcool, serait utilisé à l'achat d'autres substances non nocives, capables d'avoir la même valeur fiscale.

Enfin, il serait peut-être possible, si l'on voulait et si

____

1. R. Romme, *L'alcoolisme et la lutte contre l'alcool en France*, Collection Léauté, p. 164.

l'on osait, de faire des économies. Puis, ne pourrait-on pas trouver un emploi industriel à l'alcool? En France, nous consommons une quantité considérable de pétrole ; ce n'est pas un produit français, c'est un produit exporté. Si l'on pouvait remplacer dans l'industrie le pétrole par l'alcool, ce serait un débouché tout trouvé pour l'alcool qui n'irait plus empoisonner le moteur humain. La chose est à l'étude, le ministre de l'Agriculture s'en est occupé, mais elle n'a pas donné encore de résultats pratiques. Le problème n'est pas insoluble; j'ose espérer qu'il sera bientôt résolu; avec un peu de bonne volonté de part et d'autre, avec le désir de faire revivre le pays et la race française, on arrivera au résultat que nous souhaitons de toutes nos forces.

Les pays scandinaves ont connu des jours aussi mauvais, pires peut-être que les nôtres. Ils ont guéri de leur fléau social. Pourquoi ne pourrions-nous pas faire aussi bien qu'eux, avec l'énergie dont notre race a donné tant d'exemples dans l'histoire.

Voilà, Messieurs, ce que je voulais vous dire du péril alcoolique; dans la prochaine leçon, je commencerai l'étude du péril tuberculeux.

LE PÉRIL TUBERCULEUX

DIX-NEUVIÈME LEÇON

Biologie générale du bacille de Koch.
Le rôle de l'école française dans l'histoire de la tuberculose. — Le
  bacille de Koch : forme, coloration, culture. — Toxines; les différentes tuberculines. — Action des agents physiques et chimiques.
La tuberculose expérimentale.
Le tubercule : le follicule tuberculeux. — La formule cytologique
  générale de la tuberculose.
La tuberculose dans la série animale. — La question de la dualité
  de la tuberculose bovine et de la tuberculose humaine. — La
  tuberculose des animaux à sang froid.
La question du saprophytisme du bacille de Koch.
Les idées anciennes de MM. Duguet et Héricourt. — Les bacilles
  pseudo-tuberculeux et leur virulence.

Messieurs,

Nous allons commencer aujourd'hui l'étude du péril
tuberculeux; il forme, comme vous le savez déjà, avec le
péril alcoolique et le péril vénérien, un des trois grands
fléaux de l'heure actuelle.

L'étude du péril tuberculeux comprendra des notions
générales sur le bacille de la tuberculose et sur le tubercule, puis les méfaits du péril tuberculeux sur l'individu,
sur la collectivité et sur la race, enfin la défense sociale
contre ce péril, un des points les plus importants de ces
leçons.

Voyons d'abord l'agent de la tuberculose, ce qu'il est,
ce qu'il produit.

La tuberculose est une maladie résultant de la formation de tubercules dans l'organisme. Ces tubercules sont des productions anatomiques créées par un microbe spécial, le bacille de la tuberculose, découvert par Koch le 24 mars 1882. La connaissance du bacille a fait subir à l'étude de la tuberculose des modifications importantes.

La tuberculose est connue depuis fort longtemps, mais on ignorait son agent parasitaire. A l'époque où les médecins de la Renaissance pratiquèrent les premiers l'ouverture des corps, ils décrivirent la tuberculose, et François Le Boë Sylvius en fit une description anatomique fort nette. La tuberculose chronique, la phtisie, en tant que manifestation clinique, était connue depuis bien plus longtemps encore. Elle était décrite du temps d'Hippocrate, d'Arétée et de Galien. L'histoire du tubercule et de la tuberculose nécessiterait à elle seule plusieurs leçons ; je ne puis qu'effleurer le sujet, mais je dois vous exposer en quelques mots le rôle de l'école française dans l'acquisition des connaissances tuberculeuses, rôle fort important, comme vous allez en juger.

Je vous signalerai d'abord les travaux de Laënnec, qui publia en 1819 la première édition de son *Traité de l'auscultation médiate et des maladies du poumon et du cœur*. Laënnec a découvert, vous le savez, l'auscultation. Pour lui, la phtisie est une ; elle est provoquée par une lésion unique, le tubercule. Le tubercule se développe, lui, sous deux formes : une forme de corps isolés, les tubercules disséminés, et une forme de masse infiltrée, l'infiltration tuberculeuse.

Après Laënnec, je dois vous signaler l'œuvre de Villemin. Ce savant découvrit le premier, en 1865, l'inoculabilité de la tuberculose, montrant que le lapin est rendu tuberculeux par l'inoculation des produits tuberculeux de l'homme, et que cette tuberculose expérimentale se reproduit en séries successives, preuve de l'existence d'un germe virulent, donnant la maladie par contagion.

Après Villemin, M. Grancher, en 1872, dans des travaux mémorables, maintient intacte l'unicité de la tuberculose décrite par Laënnec, unicité combattue dans l'école allemande par Reinhardt et Virchow qui avaient voulu faire revivre la dualité de la phtisie, la phtisie tuberculeuse due au tubercule, et la phtisie pneumonique caséeuse créée par un processus différent, indépendant de la tuberculose.

En 1888, MM. Nocard et Roux, en utilisant les milieux glycérinés, parviennent à cultiver facilement le bacille de Koch.

Il faut citer ensuite le nom d'un élève de M. Grancher, M. Auclair, qui, en 1900 et 1901, retire du bacille tuberculeux un extrait éthéré et chloroformé, capable de reproduire expérimentalement les formes anatomiques de la tuberculose, la caséification et la sclérose.

Je ne parle ici que du tubercule et de la tuberculose, maladie biologique; je ne parle pas de la tuberculose, maladie sociale, dont l'histoire n'a guère été ébauchée que depuis la découverte du bacille de Koch. Beaucoup d'auteurs français se sont occupés avec ardeur du péril tuberculeux et leurs efforts ont donné des résultats très intéressants; vous le verrez ultérieurement.

Tel est le rôle de l'école française dans l'histoire de la tuberculose; vous voyez qu'il a été fort important, et je n'avais pas le droit de le passer sous silence.

Examinons maintenant le bacille tuberculeux, l'agent parasitaire de la tuberculose.

Le bacille tuberculeux est un bacille particulier, découvert par Robert Koch le 24 mars 1882. Pour se rendre compte de sa morphologie, il faut l'examiner en gouttes

pendantes, en gouttes suspendues; on voit alors un bâtonnet
fin, court, immobile, réuni en amas. Lorsqu'on le colore,
on s'aperçoit que le bâtonnet n'est pas rectiligne, mais
infléchi comme un arc tendu par une corde. La longueur
du bacille de Koch est à peu près la moitié de celle d'un
globule du sang; quant à sa largeur, elle est de 15 à 20
fois plus petite. Lorsqu'on examine, fortement grossi, un
bacille tuberculeux coloré, on aperçoit des espaces clairs,
segmentant, pour ainsi dire, le bacille en une série de
petits articles. Certains auteurs les ont attribués à la formation de spores non colorées, incluses entre les différents
segments du bacille. Actuellement, on ne peut pas encore
dire si réellement le bacille tuberculeux forme ou non des
spores. Il s'agit là, selon toutes probabilités, d'un artifice
de coloration. Dans les cultures âgées, le bacille tuberculeux prend des formes particulières sur lesquelles je reviendrai dans un instant.

Le bacille de Koch se voit très bien quand il est coloré,
et on le trouve alors facilement dans les produits pathologiques qui peuvent le contenir, dans les crachats, dans le
pus, dans les liquides suspects centrifugés, ou dans le
caillot digéré par la méthode inoscopique de M. Jousset.
Il faut donc colorer le bacille tuberculeux. Comment cette
coloration se fait-elle? Par la méthode classique de Ziehl
qui utilise, vous le savez tous, la fuchsine phéniquée à
1 p. 100. Puis, après la coloration, on décolore toute la
préparation à l'aide d'un acide, qui laisse le bacille seul
coloré, car le bacille de la tuberculose se classe parmi les
microbes acido-résistants, ce qui veut dire qu'il résiste à
l'action décolorante des acides. On peut employer pour
décolorer soit l'acide nitrique au quart, soit l'aniline chlor-
hydrique à 2 p. 100. M. Lafforgue se sert d'acides organiques, l'acide tartrique ou l'acide citrique en solution

à 1 p. 10, ce qui fait courir moins de risques de décoloration totale qu'avec l'acide nitrique ordinaire. On plonge ensuite la préparation dans une solution de bleu de méthylène, pour colorer le fond en bleu. Supposez une préparation de crachats tuberculeux ainsi colorée; vous verrez les bacilles avec leur forme un peu arquée se détacher nettement en rouge sur le fond bleu de la préparation, composé d'éléments cytologiques divers et de microbes variés.

Peut-on cultiver le bacille tuberculeux? Oui, on peut le cultiver. Cette culture, assez difficile, se fait sur les milieux glycérinés, employés il y a déjà bien longtemps par MM. Nocard et Roux. On peut employer aussi le sang gélosé, utilisé par MM. Bezançon et Griffon. Sur ce milieu, le bacille tuberculeux pousse vite, en quinze jours, trois semaines, un mois. Quel est l'aspect des cultures du bacille tuberculeux? Dans le bouillon, on voit se former un voile très épais, très gros, très ridé, surnageant à la surface du liquide. Sur les milieux gélosés, les colonies prennent un aspect sec, verruqueux, écailleux même; elles sont formées de saillies plus ou moins exubérantes. Sur la pomme de terre, la culture est un peu plus grasse, mais très abondante. En général, le bacille tuberculeux se développe beaucoup mieux dans l'obscurité qu'à la lumière, — vous verrez tout à l'heure pourquoi; — aussi met-on toujours un rideau noir sur les étuves contenant les cultures.

Le bacille tuberculeux donne naissance à des toxines, à des produits de sécrétion, la tuberculine, la tuberculine que Koch nous fit connaître en 1890, sous le nom de lymphe de Koch. C'est le produit sécrété par le bacille dans les bouillons de culture, et recueilli après filtration. Cette tuberculine, l'ancienne tuberculine, se présente sous l'aspect d'un liquide sirupeux, de couleur brunâtre et d'odeur assez empyreumatique. En 1897, Koch a extrait des bacilles

tuberculeux ce qu'on a appelé la nouvelle tuberculine ;
pour cela, il a desséché des cultures pures de bacille de la
tuberculose, les a broyées dans un mortier d'agate (opération dangereuse pour l'opérateur), y a ajouté de l'eau et
a centrifugé le mélange ainsi obtenu. Selon la durée de la
centrifugation et le niveau de la masse centrifugée, Koch
obtint des liqueurs d'aspect variable ; il a donné à la liqueur
résiduelle le nom de tuberculine T. R., la première liqueur
s'appelant la tuberline T. O. On a utilisé la nouvelle tuberculine T. R. sur les indications de Koch, et on a pu se
convaincre très facilement que cette préparation n'était pas
pure ; les essais faits dans un but thérapeutique n'ont, en
général, abouti qu'à la formation d'abcès provoqués par
les microbes et même par les moisissures contenus dans la
solution ; la méthode est tombée en désuétude.

A côté de la nouvelle tuberculine T. O. et T. R., il existe
dans les cultures du bacille tuberculeux d'autres produits
de sécrétion. M. Auclair a extrait du bacille tuberculeux
l'éthéro-bacilline, produit retiré du microbe par l'éther,
dont l'inoculation détermine la caséification expérimentale
et la pneumonie caséeuse. M. Auclair a retiré encore du
même bacille la chloroformo-bacilline, produit de sécrétion extrait par le chloroforme, qui, expérimentalement,
provoque la sclérose et la pneumonie fibreuse. Telles sont
les toxines du bacille tuberculeux.

Voyons maintenant l'influence exercée par les agents
physiques sur la vitalité de ce parasite, question bien intéressante pour nous, médecins. La chaleur, quand elle est
humide, tue le bacille tuberculeux assez rapidement ; l'ébullition et le séjour dans la vapeur d'eau sous pression pendant quelques minutes à l'autoclave sont suffisants pour
amener ce résultat. Quand la chaleur est sèche, il faut
beaucoup plus de temps, et on peut voir les bacilles résister

à une chaleur sèche de 100° pendant trois heures, sans être détruits.

Le froid n'a aucune action, le bacille tuberculeux pouvant vivre dans la glace, comme d'autres microbes, le bacille typhique par exemple, et comme les spores d'une série de champignons. La putréfaction n'a pas non plus beaucoup d'influence sur la vitalité de ce bacille ; MM. Cadéac et Malet, ayant enterré des poumons tuberculeux, ont vu la virulence des bacilles contenus dans ces viscères persister et rester intacte au bout de 167 jours. De même, on a pu laisser des produits tuberculeux dans le sol pendant tout un hiver sans qu'ils soient devenus inoffensifs.

La lumière est un des agents physiques qui a le plus d'influence sur le bacille. Elle anéantit très rapidement le bacille tuberculeux. « A la lumière directe, dit M. Edwin Solly [1], peu de minutes suffisent pour le tuer, et si l'air qui a été ensoleillé pénètre dans les appartements infectés par les crachats tuberculeux, l'habitation peut être occupée au bout de 3 à 4 semaines, surtout si la literie, les tapis et les tentures ont été mis dehors et exposés à la clarté solaire. » Koch a vu le bacille tuberculeux tué par la clarté solaire directe dans un temps variant de quelques minutes à plusieurs heures, le temps dépendant de l'épaisseur de la couche exposée. P. Jousset a vu, dans un certain nombre de cas, le bacille être complètement stérilisé par l'action de la lumière solaire ; dans d'autres, sa virulence est toujours fort atténuée, puisque la santé apparente des animaux en expérience est conservée, leur poïds habituellement augmenté et leur survie considérable. « La durée de l'exposition à la lumière solaire, dit M. Jousset, semble avoir une grande influence sur l'action bactéricide de cet agent [2] ».

1. S. Edwin Solly, *Handbook of medical Climatology*, 1897, p. 81.
2. P. Jousset, Action de la lumière solaire et de la lumière diffuse sur

Voilà donc un excellent moyen de désinfection; nous aurons à le retenir quand nous parlerons de la tuberculose, maladie sociale.

Quels sont les agents chimiques doués de la plus grande action sur le bacille? Ils n'en ont guère, pas plus les uns que les autres. On note seulement une certaine action de la fuchsine, du bleu de méthylène, du violet de gentiane et des vapeurs mercurielles; le cyanure d'argent et d'or, en solution au deux millionièmes, entraverait le développement du bacille. Tout cela est bien peu de chose.

Après cet exposé de la morphologie du bacille tuberculeux, de sa biologie générale, de ses réactions aux agents physiques et chimiques, jetons maintenant un coup d'œil sur son action nocive, et voyons comment il peut produire la tuberculose.

Si nous injectons dans la voie circulatoire d'un animal des bacilles venant d'une culture, nous verrons se former dans tous les organes de l'animal des tubercules qui le feront succomber.

Comment se forment ces tubercules et quelle est leur structure? Ils peuvent prendre deux aspects, soit l'aspect de granulations dures, saillantes, d'abord transparentes, puis plus tard jaunes et opaques, soit, au contraire, l'aspect d'infiltration tuberculeuse composée d'une masse isolée, arrondie, infiltrée et qui n'est au fond qu'une conglomération de tubercules. Dans les deux cas, qu'il s'agisse du tubercule direct où de la masse infiltrée, on trouve un élément pour ainsi dire spécifique du tubercule, c'est le follicule tuberculeux avec la cellule géante. Je dis : pour ainsi dire spécifique, parce qu'en réalité beaucoup d'autres élé-

le bacille de Koch, contenu dans les crachats tuberculeux, *Soc. de Biologie*, 27 octobre 1900.

ments peuvent favoriser l'évolution d'une cellule géante.
Cette cellule peut être formée par des bacilles pseudo-
tuberculeux, par des champignons comme l'*aspergillus
fumigatus*, par des organismes plus élevés, par des œufs
de vers, comme dans la tuberculose vermineuse de M. Lau-
lanié; elle peut aussi être formée par des corps dépourvus
de vie, comme des poussières et des grains de lycopode.
Tout cela prouve bien que la cellule géante est fonction
de la résistance de l'organisme; c'est un des modes de
réaction de la matière vivante pour se débarrasser des éléments étrangers qui viennent à son contact, corps plus ou
moins élevés dans la biologie des êtres ou matières inor-
ganiques.

Ceci dit, quelle est la structure du follicule tuberculeux?

Le follicule tuberculeux se compose de trois zones : la
zone centrale qui comprend la cellule géante, la zone exté-
rieure formée des cellules embryonnaires et la zone
moyenne occupée par les cellules épithélioïdes. Vous êtes
tous, Messieurs, au courant de ces détails d'histologie
pathologique; vous me permettrez de les ébaucher simplement, sans y insister. La cellule géante est formée d'un
protoplasma grenu, de noyaux et de bacilles; les noyaux
sont extrêmement nombreux, on peut en compter de 20 à
30, disposés en couronnes ou en croissants à la périphérie
de la cellule; les bacilles sont inclus à la périphérie et au
centre, en nombre variable. Les cellules embryonnaires,
nombreuses, serrées les unes contre les autres, à noyaux
volumineux, occupent la périphérie du follicule. Entre elle
et la cellule géante se trouvent les cellules épithélioïdes,
avec leur protoplasma plus abondant, leurs noyaux arrondis ou ovalaires. Les follicules tuberculeux s'unissent les
uns aux autres pour former les tubercules, et les tuber-

cules agglomérés les uns avec les autres composent la masse infiltrée.

Quelle est l'évolution du tubercule? Cela dépend absolument de la tendance fibreuse et caséeuse de la production tuberculeuse. Au cas de dégénérescence caséeuse, qui est le processus évolutif habituel du tubercule, on note d'abord la dégénérescence vitreuse; il y a fusion des cellules géantes et des cellules épithélioïdes qui perdent leurs noyaux et deviennent vitreuses et homogènes. Puis, la caséification s'élabore jusqu'à la constitution d'une masse caséeuse, opaque, dans laquelle on n'aperçoit plus d'élément défini; la caséification est créée par une des toxines découvertes par M. Auclair, l'éthéro-bacilline. Au cas de dégénérescence fibreuse, il y a transformation du tubercule en un nodule dur formé de tissu fibreux, avec enkystement ou résorption de la matière caséeuse. L'évolution fibreuse est régie par la sécrétion d'une autre toxine, la chloroformo-bacilline. Le processus de caséification est un processus d'extension de la maladie, un processus désorganisateur au premier chef, un processus destructeur et ulcératif; c'est lui qu'on doit redouter le plus dans la tuberculose quel que soit l'endroit où elle siège. Au contraire, le processus de sclérose tend à diminuer les effets du mal; c'est donc un processus curateur, un processus de guérison, et toutes les fois que la tuberculose guérit, c'est par l'évolution sclérosante qu'elle le fait. Telle est la structure, telle est l'évolution histologique du tubercule.

D'où vient le tubercule? Quelle est son histogénèse? Aux dépens de quels éléments est-il formé?

Sur ce point, règnent deux opinions distinctes : les uns, comme MM. Baumgarten, Cornil, Ziegler, Kostenitch, Strauss, admettent que les cellules fixes des tissus, les cellules épithéliales et les cellules du tissu conjonctif, les endothéliums vasculaires prennent part les premiers à la formation des cellules géantes et des tubercules. Les autres, au contraire, M. Metchnikoff et ses élèves, MM. Yersin et Borrel, attribuent au tubercule une réaction de défense; pour eux, le tubercule est formé d'une réunion d'organes défenseurs, de phagocytes, et ce sont les leucocytes qui édifient le follicule tuberculeux. Vous allez voir que cette seconde théorie, soutenue par l'Institut Pasteur, est, selon toute probabilité, l'expression de la vérité.

En effet, si vous vous reportez aux travaux de M. Borrel et si vous considérez une préparation de poumon faite après l'injection de bacilles de Koch dans la veine de l'oreille d'un lapin, l'animal ayant été sacrifié dès l'injection terminée, environ 4 ou 5 minutes après la pénétration du bacille dans l'appareil circulatoire, vous observerez de curieuses particularités. Vous verrez les bacilles, pour la plus grande partie, déjà inclus dans les leucocytes polynucléaires des vaisseaux, ce qui est en faveur de la théorie de M. Metchnikoff, puisqu'il n'existe aucun bacille dans l'endothélium vasculaire. Sur une préparation pulmonaire, l'animal ayant été sacrifié 4 ou 5 jours après, vous assistez, au centre d'un vaisseau considérablement agrandi, à la formation d'une cellule géante; vous n'y verrez plus de leucocytes polynucléaires, mais bien des mononucléaires; par conséquent, il semble qu'après un certain temps, l'action des polynucléaires soit épuisée. Vous retrouverez le fait dans toute l'histoire de la tuberculose, et le séro-diagnostic le rend très évident dans l'évolution de la pleurésie tuberculeuse. Au début la défense est faite par les polynucléaires; vous les rencontrez dans les premiers jours de la tuberculose pleurale, avant la formation de la néo-membrane résistante; la phagocytose est faite par ces polynucléaires. Quand la néo-membrane est constituée avec ses cellules géantes et ses mononucléaires, ce sont les lymphocytes qui reprennent la lutte, et ce sont eux seulement qu'on trouve alors dans l'épanchement, ainsi qu'en témoignent les travaux de M. Widal. C'est là une loi de pathologie générale susceptible d'applications pratiques intéressantes.

Quelles sont les espèces animales capables d'être infectées par le bacille de Koch?

Les singes, les bœufs, les porcs sont très sujets à la tuberculose; celle-ci est rare, au contraire, chez le cheval, le mouton et la chèvre. Les carnassiers, le chien, le chat sont assez rarement tuberculeux. Les animaux de laboratoire, comme le cobaye, le lapin sont, par contre, extrêmement sensibles à la tuberculose inoculée; ils prennent rarement la tuberculose spontanée et nous rendent au point de vue expérimental les plus grands services. Les oiseaux prennent la tuberculose, et on a voulu faire de la tuberculose aviaire une tuberculose distincte de la tuberculose humaine; mais, après les expériences de MM. Courmont et Dor, celles de MM. Cadiot, Gilbert et Roger qui ont noté des tuberculisations réciproques d'oiseaux et de mammifères, surtout après les travaux de M. Nocard en 1898, tout le monde est aujourd'hui d'accord sur l'identité de nature de la tuberculose aviaire et de la tuberculose humaine.

Cependant, il y a deux points intéressants à signaler dans l'histoire de la tuberculose animale, c'est d'abord l'unicité de la tuberculose bovine et de la tuberculose humaine, c'est ensuite la découverte de la tuberculose des animaux à sang froid, de la tuberculose des poissons.

Chez les bovidés, le bœuf, la vache, la tuberculose est extrêmement fréquente, comme vous le savez, et cette fréquence a nécessité des mesures de prophylaxie spéciale contre les animaux reconnus tuberculeux, telles les injections de tuberculine, les inspections sanitaires et la cuisson complète des produits issus d'animaux tuberculeux. Tout cela avait presque une valeur dogmatique, quand, en 1901, au *Congrès de Londres*, Koch est venu soutenir qu'il n'y avait pas identité de virulence entre la tuberculose bovine et la tuberculose humaine et que, par conséquent, on pouvait faire litière de toutes les mesures prophylactiques prises antérieurement. Koch basait son opinion sur ce simple fait : la réceptivité du bétail vis-à-vis de la tuberculose humaine paraît nulle, et ce n'est pas « la même chose ».

Cette idée a été fort combattue depuis trois ans, et, à l'heure actuelle, Koch est seul de son opinion. M. Nocard avait déjà fait remarquer que les faits négatifs ne sauraient prévaloir contre un seul fait positif. M. Chauveau avait produit la tuberculose chez les veaux en leur faisant ingérer ou injecter dans les veines des produits tuberculeux humains. D'ailleurs, depuis la communication de Koch, une série d'observations d'infection de l'homme par les bovidés a été publiée et confirme l'ancienne doctrine.

Voici les principales : M. de Jong rapporte le cas d'un homme qui s'entailla le doigt en examinant le mésentère d'un bœuf tuberculeux ; la plaie ne se cicatrisa pas, les bords s'indurèrent, il y eut un gonflement considérable ; on dut gratter les tissus, et on y décela la présence du bacille tuberculeux.

MM. Joseph et Trautmann ont publié trois cas de tuberculose verruqueuse de la peau, survenue chez les employés de l'abattoir de la municipalité de Berlin, où l'on abat uniquement les animaux tuberculeux. M. Krause a fait connaître un cas identique chez un homme blessé en enlevant la peau d'une vache pommelière.

M. Ravenel [1], de Philadelphie, un des vétérinaires les plus distingués de l'Amérique, a rapporté une série de cas tout à fait conformes à l'opinion de M. Nocard.

Il signale ainsi quatre cas de contamination d'individus ayant fait l'autopsie d'animaux tuberculeux. Un des cas est particulièrement intéressant : il s'agit d'un médecin qui se blessa négligemment au poignet ; quarante-sept jours après, il se forma à ce niveau un nodule que l'on excisa et inocula sous la peau de deux cobayes ; les cobayes présentèrent des chancres d'inoculation et succombèrent à la tuberculose généralisée. D'ailleurs, M. Ravenel, auteur d'une série de travaux importants sur cette question, nous dit textuellement ceci (je traduis ses paroles) : « L'évidence nous force à conclure que les tuberculoses humaine et bovine sont des manifestations de différence négligeable d'une seule et même maladie, et qu'elles sont intercommunicables. La tuberculose bovine est pour cela une menace pour la santé humaine. Nous ne pouvons, en ce moment, définir positivement l'étendue de ce danger, mais on ne peut nier qu'il existe réellement. Autrefois on a eu probablement tendance à l'exagérer, mais, s'il en a été ainsi, ce serait folie de nous aveugler nous-même sur ce péril. L'extirpation de la tuberculose bovine est tout à fait désirable au point de vue purement économique ; considérée dans ses rapports avec la santé humaine, c'est un devoir public [2]. » On ne saurait mieux dire, et vous voyez à l'heure actuelle la question tranchée complètement dans le sens d'une identité de nature ; nous devons par conséquent prendre le

---

1. M. P. Ravenel, A case of tuberculosis of the skin following accidental inoculation with the bovine tubercle bacillus, *Pathological Society of Philadelphia*, 19 décembre 1901.

2. M. P. Ravenel, The intercommunicability of human and bovine tuberculosis, *University of Pennsylvania medical Bulletin*, may 1902.

maximum de précautions contre la contamination venant
des produits issus d'animaux tuberculeux.

Je vais vous dire maintenant un mot de la tuberculose
des animaux à sang froid, de la tuberculose des poissons,
découverte par MM. Dubard, Bataillon et Terre en 1898.
M. Dubard a fait observer que, devenue pisciaire, la tuberculose jouit d'une innocuité presque absolue pour les animaux sensibles à la tuberculose humaine et à la tuberculose
aviaire. MM. Auché et Hobbs, s'occupant de la tuberculose
des grenouilles, ont noté une atténuation de virulence par
le passage de la tuberculose humaine sur les animaux à
sang froid. Ceci nous amène à considérer une question
d'un intérêt capital, celle du saprophytisme du bacille de
Koch.

Cela peut vous paraître une idée singulière de parler du
saprophytisme du bacille de Koch. Il s'agit là, pensez-vous,
d'un bacille absolument spécifique. Ceci n'est peut-être pas
aussi sûr que vous le croyez. Cette spécificité passait en 1886
pour un dogme inaltérable, et, lorsque MM. Duguet et
Héricourt, dans leur communication du 20 avril 1886, à
l'*Académie de médecine*, sur « La nature mycosique de la
tuberculose et l'évolution bacillaire du microsporon furfur,
son champignon pathogène », ont dit que le bacille tuberculeux paraissait n'être qu'une forme correspondante à
l'une des diverses phases de l'évolution du microsporon
furfur, ils ne furent pas compris; on cria presque au scandale, on trouva la proposition hérétique, et on traita ces
savants comme s'ils s'étaient trompés lourdement. Je n'ai
pas du tout, Messieurs, la conviction que MM. Duguet et
Héricourt se soient trompés; ils ont posé en 1886 une
question dont on commence à s'occuper aujourd'hui, et
qu'on tend d'ailleurs à résoudre par l'affirmative; ils ont

prédit l'évolution actuelle de la bactériologie, on ne les a pas compris, et voilà tout.

La question de l'état saprophytique du bacille de Koch se pose donc nettement, et je vais m'efforcer de l'éclaircir. Il existe un vrai bacille tuberculeux qui donne incontestablement et à coup sûr la tuberculose ; mais à côté de lui, on trouve une série de bacilles, les bacilles pseudo-tuberculeux, appelés encore bacilles acido-résistants, parce qu'ils résistent, comme le bacille de Koch, à la décoloration par les acides.

Ces bacilles acido-résistants sont très nombreux. Il en existe quatre classes. D'abord le bacille acido-résistant du lait et du beurre, dont on compte sept espèces ; puis les bacilles acido-résistants répandus dans la nature, sur les plantes, sur les graminées, dans la terre, dans les eaux d'égout, dans le sable, dans le fumier ; ensuite les bacilles acido-résistants des animaux, ceux de la tuberculose pisciaire, ceux du serpent, ceux du pis de la vache, ceux du fumier et ceux du rat. Il existe enfin des bacilles acido-résistants de l'homme sain et de l'homme malade. Ceux de l'homme sain se trouvent sur le smegma préputial, dans le cerumen, et dans le mucus nasal. Ceux de l'homme malade ont été observés dans la lèpre, dans les matières fécales des typhiques, dans certaines affections uro-génitales, oculaires et pulmonaires simulant la tuberculose.

En 1903, M. Ernest Lichtenstein a découvert, dans le service du Prof. Leyden, chez un malade pris pour un tuberculeux, des bacilles acido-résistants. « Dans les cas cliniques incertains, on ne devra plus, dit-il, se contenter de chercher dans les crachats des bacilles réfractaires aux acides : il faudra se convaincre que ces bacilles sont de vrais bacilles tuberculeux[1]. »

1. E. Lichtenstein, *Zeitschrift f. Tuberkulose und Heilstättenvesen*, Bd. 3, Heft 3.

L'inoculation au cobaye jugera la valeur des bacilles pseudo-tuberculeux; mais certains de ces bacilles sont virulents dans certains cas et pas dans d'autres. C'est ainsi qu'à propos des bacilles pseudo-tuberculeux du beurre, j'ai pu dire : « Tandis que les uns dénient aux bacilles pseudo-tuberculeux du beurre la faculté de produire des tubercules, les autres croient à leur action nocive. MM. Ramond et Ravaut citent les expériences de Georges Mayer qui arrive à des conclusions différentes, expliquant les contradictions. L'injection de cultures pures de bacilles pseudo-tuberculeux n'amène aucune réaction pathologique, tandis que l'injection simultanée de beurre fondu et de bacilles produit des granulations tuberculeuses qui n'ont aucune tendance à la généralisation. Cette action pathogène est particulière aux bacilles pseudo-tuberculeux et n'est pas en rapport avec la seule présence de la graisse, puisque l'inoculation d'un saprophyte banal avec du beurre ne produit pas de lésions tuberculeuses; ces bacilles ne sont donc point pathogènes, à l'état isolé; ils ne le deviennent que s'ils sont associés à un corps gras. Il est impossible de tirer à l'heure actuelle aucune conclusion de ces faits curieux [1]. »

Voilà, Messieurs, des faits déjà troublants, capables d'ébranler la spécificité du bacille de Koch; mais il y en a d'autres, je n'ai plus le temps de vous les exposer aujourd'hui : je reprendrai toute cette discussion au début de la prochaine leçon.

---

1. Louis Rénon, Revue critique annuelle des maladies de l'appareil respiratoire, *Archives générales de médecine*, avril 1902.

VINGTIÈME LEÇON

La question du saprophytisme du bacille de Koch.
L'atténuation et les modifications du bacille tuberculeux. — L'adaptation saprophytique du bacille. — Les travaux de M. Ferran confirmés par M. Auclair. — Importance capitale de cette question.
Le traitement bactériothérapique et sérothérapique de la tuberculose.
Les résultats obtenus ne sont pas définitifs.
Action de la tuberculose sur l'individu.
Les méfaits des bacilles dans tous les organes : viscères, ganglions, séreuses, appareil locomoteur, peau.
Le diagnostic général de la tuberculose.
Les injections de tuberculine. — Le séro-diagnostic de MM. Arloing et Courmont. — Le cyto-diagnostic de M. Widal. — La recherche directe du bacille : méthode du sang gélosé de MM. Bezançon et Griffon; méthode inoscopique de M. Jousset. — La méthode indirecte expérimentale : inoculation des cobayes par la voie péritonéale, la voie sous-cutanée et la voie mammaire.

Messieurs,

Dans la dernière leçon, je vous ai montré la biologie générale du bacille de Koch et j'ai dû terminer au moment où j'engageais la discussion d'une importante question, celle de la vie saprophytique du bacille de Koch. Je vous ai parlé des bacilles pseudo-tuberculeux, des bacilles acido-résistants, existant sur les graminées, dans le beurre, ces derniers, doués d'une certaine virulence facultative suivant qu'on leur adjoint ou non un corps gras.

Il est des points encore plus importants dans l'histoire biologique générale du bacille de Koch; quelques bacilles

jouissent de la faculté de pouvoir atténuer leur virulence.
Certains bacilles tuberculeux ont leur action nocive dimi-
nuée par leur passage sur les animaux à sang froid.
MM. Auché et Hobbs, MM. Ramond et Ravaut ont montré
que, par le passage sur les grenouilles, la tuberculose
humaine semblait perdre de sa virulence. Il peut exister,
enfin, des modifications de forme du bacille de Koch, intéressantes aussi à signaler.

Dans certains cas, le bacille de Koch prend la forme
de l'actinomyces ; il prend la forme actinomycosique ;
M. Metchnikoff a le premier découvert dans les cultures
ces formes ramifiées curieuses. M. Coppen Jones a retrouvé
les mêmes formes dans les crachats des tuberculeux ; enfin,
MM. Dubard, Bataillon et Terre, ainsi que M. Ledoux-
Lebard, ont signalé la présence des formes actinomycosiques du bacille de Koch dans des cultures issues de la
tuberculose des poissons. A côté de la forme actinomycosique, on rencontre la forme streptococcique ; le bacille de
Koch ressemble alors au streptocoque, et M. Mircoli pense
que cet aspect dépend de l'état de vieillesse du microbe et
de l'état réfractaire du terrain ; on ne trouverait cette forme
que dans les cas atténués et latents de tuberculose, et chez
les malades ayant subi le traitement sérothérapique de
Maragliano. A côté de la forme streptococcique, on a
signalé les formes diphtéroïdes, les formes gluantes et
enfin une forme spéciale, ramifiée en forme d'if, invoquée
par MM. Bataillon et Terre pour classer, au point de vue
de la morphologie générale, le bacille de Koch dans le
genre Oospora ; ce serait l'*Oospora Kochi*, absolument
identique à l'actinomyces, classé jadis aussi par MM. Sau-
vageau et Radais dans le même genre Oospora.

Messieurs, voilà les modifications de forme du bacille
de Koch. Ces formes ont été retrouvées par M. Ferran, de

Barcelone, dans une communication restée célèbre, faite, le 11 octobre 1897, à l'*Académie des sciences* de Paris [1]. M. Ferran, dans cette note, pose nettement la question de l'aptitude saprophytique du bacille de la tuberculose, et montre que ce bacille se rapproche d'autres microbes dont il paraît prendre les propriétés.

En 1897, M. Leray, dans sa thèse, montre aussi que le bacille tuberculeux présente parfois des modifications de forme intéressantes au point de vue de la pathologie générale.

En 1898, très frappé du travail de M. Ferran, ainsi que de la variabilité des formes du bacille de Koch, j'ai fait, au *Congrès de la Tuberculose*, une communication sur les formes actinomycosiques de l'aspergillus fumigatus et sur un essai de comparaison entre ces formes et celles du bacille de Koch [2]. Après M. Ferran, j'ai discuté très nettement le saprophytisme du bacille de Koch, en comparant les conditions dans lesquelles un microbe comme le bacille de Koch et un champignon comme l'aspergillus fumigatus donnaient tous deux les réactions histologiques du tubercule et prenaient la forme actinomycosique.

J'ai fait remarquer que la plupart des parasites possédant cette forme actinomycosique, l'actinomyces, le bacille des nodosités des légumineuses, l'aspergillus fumigatus et d'autres encore, ont une vie saprophytique dans la nature, et je me suis alors demandé pourquoi il n'en serait pas de même du bacille de Koch. Il n'était pas, à mon avis, illo-

1. J. Ferran, Aptitude saprophytique du bacille de la tuberculose : ses affinités avec le bacille du typhus et le coli-bacille; propriétés immunisantes et thérapeutiques de ce bacille converti en saprophyte, *Académie des Sciences*, 11 octobre 1897.

2. Louis Rénon, Sur les formes actinomycosiques de l'aspergillus fumigatus. Essai de comparaison entre ces formes et celles du bacille de Koch, *4° Congrès intern. de la tuberculose*, Paris, 1898.

gique d'émettre l'hypothèse d'un saprophytisme de ce bacille. Peut-être même pourrait-il s'agir d'un champignon ayant dans la nature un rôle très différencié et très élevé, ou d'un champignon très gros, ou encore d'un champignon comestible, qui, par l'adaptation progressive aurait perdu son innocuité et se serait parasité avec une exaltation continue de virulence ; de saprophyte, il serait devenu parasite et parasite de plus en plus différencié, de plus en plus redoutable, au fur et à mesure de ses passages successifs sur l'homme sain d'abord, sur l'homme malade ensuite.

Voilà, Messieurs, comment je comprenais, à titre d'hypothèse, en 1898, le parasitisme du bacille de Koch. Je n'avais aucun fait personnel pour appuyer cette idée, mais elle ne me paraissait pas dénuée de sens, en raison même des considérations précédentes. Je pensais souvent et beaucoup à ces idées générales, capables de permettre de trouver un jour le moyen de descendre la gamme de la virulence du bacille au lieu de l'augmenter ; car, jusqu'à présent, on a cherché la vaccination contre la tuberculose par des sérums animaux en augmentant la virulence du bacille par des passages successifs. J'estime, au contraire, qu'on pourrait peut-être trouver la solution de la vaccination tuberculeuse, non en montant la gamme de la virulence, mais au contraire en la descendant, afin de trouver le microbe inoffensif bien supporté par l'organisme ; ensuite, la récupération progressive de la virulence pourrait assurer des vaccins de plus en plus efficaces. Ce ne serait, en tout cas, que la mise en pratique du grand principe de la vaccination pastorienne trop oublié selon moi dans les recherches bactériothérapiques sur la tuberculose.

Telles ont été, Messieurs, mes idées sur la question, à titre de simple hypothèse bien entendu.

Depuis cette époque, de très grands progrès ont été faits,

car l'état saprophytique du bacille de Koch a été réalisé par
M. Ferran dans une série de travaux parus en 1901 dans
la *Revue de Médecine* et en 1903 dans les *Archives générales de Médecine*. Ces travaux ont été confirmés dans leur
plus grande partie par M. Auclair, qui, depuis juillet 1903,
admet absolument le saprophytisme du bacille de Koch.
D'ailleurs, en Amérique, on s'était occupé de ce sujet
depuis 1902. Dans les études qui viennent d'être publiées,
il y a quelques jours à peine, sur les résultats des travaux
de l'Institut Rockfeller[1], vous trouverez le travail de
MM. Abbot et Gildersbeir, déjà paru en juin 1902 dans le
Bulletin médical de l'Université de Pensylvanie; ces auteurs
ne font que répéter ce que je vous ai dit tout à l'heure des
formes actinomycosiques du bacille de Koch et du rapprochement de ce parasite avec les microbes ayant les apti-
tudes les plus saprophytiques qui puissent exister. Par
conséquent, Messieurs, à l'heure actuelle, la question de
la vie saprophytique du bacille de Koch a reçu sa solution
scientifique. Pour sa solution pratique, nous ne savons
encore rien de précis ; elle reste à l'étude, elle peut être,
comme j'espère, très grosse de conséquences pour l'avenir.

Aujourd'hui que le fait est hors de conteste, M. Ferran
a bien voulu rappeler que j'ai été un des premiers à soutenir ses idées et à comprendre la portée de ses travaux.
Je tiens, Messieurs, à exprimer publiquement mes remerciements à M. Ferran et à lui dire encore en quelle
considération je tiens ses découvertes. M. Ferran a été souvent décrié, ses travaux sont tombés dans le discrédit;
pourquoi? Je n'en sais rien, mais je me souviens que nous
lui devons la découverte de la vaccination cholérique faite
en 1886, six ans avant les travaux d'Haffkine, qui l'ont pure-

1. Abbot et Gildersbeir, *Études de l'Institut Rockfeller*, t. I, 1904.

ment et simplement confirmée. L'œuvre bactériologique de
M. Ferran est considérable, on n'a plus le droit de l'ignorer.

Messieurs, cette question du saprophytisme du bacille de
Koch, si grosse de conséquences, n'est qu'une toute petite
partie dans l'état saprophytique des autres bactéries. Les
idées générales si neuves et si incomprises de MM. Duguet
et Héricourt ont fait leur chemin depuis 1886. Ce qui
paraissait alors la plus grande des hérésies est aujourd'hui
reconnu comme l'expression de la vérité et, dans un livre
paru il y a quelques jours sur la *Biologie générale des
bactéries*, M. Bodin, de Rennes, considère la vie saprophytique de tous les microbes[1]. Il montre que la découverte de cet état saprophytique est capable de résoudre
les problèmes qui arrêtent un peu la marche actuelle de
la bactériologie. A ce propos, M. Bodin fait remarquer
qu'en 1892, j'avais trouvé dans les eaux de Billancourt des
pseudo-bacilles virgules cholériques, ressemblant au bacille
virgule, véritables saprophytes dépourvus de virulence; il
en est ainsi de presque tous les microbes.

Je crois donc que l'état saprophytique des parasites
mycosiques et microbiens est une des plus importantes
questions de ce temps, capable de rénover la bactériologie et d'expliquer certains fait restant sans cela inexplicables.

Ceci dit, je vais terminer l'étude de la biologie générale
du bacille de Koch par l'exposé des traitements bactériothérapiques et sérothérapiques de la tuberculose, liés inti-
mement à tout ce que je viens de vous faire connaître.

Jusqu'ici, Messieurs, nous n'avons pas de médication spécifique contre le bacille. Je vous ai montré, en vous par-

---

1. E. Bodin, *Biologie générale des bactéries*, Collection Leauté, 1904.

lant de l'influence des agents chimiques et des agents physiques sur le bacille de Koch, quelques substances capables d'entraver son action; il semble que l'argent ait une influence plus grande encore. M. Follet, dans une communication à la *Société médicale des hôpitaux*, le 19 décembre 1902, a fait connaître une méthode de traitement de la tuberculose par des injections de poudre d'argent lui ayant donné de bons résultats. A Philadelphie, M. Thomas Mays aurait obtenu des effets identiques par l'emploi de solutions d'argent chez les phtisiques. Plus récemment M. Netter a noté l'action de l'argent colloïdal sur la tuberculose. C'est une question à reprendre entièrement, car l'argent est la seule substance paraissant avoir une influence heureuse pour arrêter l'évolution du bacille de Koch.

On a préconisé toute une série de sérums contre la tuberculose : le sérum de Maragliano, le sérum de Marmoreck, le sérum de Wahlen doué de propriétés vaccinantes. Toutes ces tentatives intéressantes sont encore à l'étude, et les résultats publiés actuellement ne sont pas définitifs.

J'en dirai autant de la tuberculine, soit de la tuberculine ancienne, la tuberculine brute, soit de la nouvelle tuberculine T. R. Aujourd'hui, la tuberculine n'est presque plus employée, en France, dans le traitement de la tuberculose, sauf dans certaines tuberculoses locales.

Les sérums de chèvre, d'agneau, d'animaux passant pour réfractaires à la tuberculose, sont peu utilisés également.

Actuellement, nous ne possédons pas encore de traitement scientifique de la tuberculose, reposant sur la connaissance du bacille ou de ses produits de sécrétion. Il est possible que la découverte de la vie saprophytique du bacille de Koch ouvre une voie nouvelle à la thérapeutique; je le souhaite ardemment, car j'estime que là est l'avenir. En attendant, nous n'avons d'action que sur le terrain tuberculeux. C'est en empêchant le terrain de se tuberculiser que nous pouvons aujourd'hui lutter contre la tuberculose, soit en rendant le terrain plus résistant et plus fort, soit en le mettant purement et simplement à l'abri de la contagion. Voilà un mot, le mot de contagion, que je n'ai pas encore prononcé, le réservant pour l'étude de la tuberculose, maladie sociale. Là, la contagion règne en maîtresse; elle décime les individus, la famille, la collectivité. Et c'est elle qui m'amène à considérer l'influence du bacille de Koch sur l'individu, sur la collectivité et sur la race.

Messieurs, l'action du bacille tuberculeux sur l'individu est néfaste et terrible. Chez l'homme, le bacille tuberculeux peut envahir tout l'organisme, il peut s'infiltrer partout et déterminer les lésions et les symptômes que je vais simplement vous esquisser, n'ayant pas la prétention de vous tracer en quelques instants le tableau général de la tuberculose individuelle.

Le bacille peut envahir tous les organes, et tout d'abord, la voie sanguine. Quand le bacille est dans le sang, il peut provoquer une tuberculose généralisée et produire des granulations tuberculeuses, des granulations miliaires, disséminées partout; c'est la granulie de M. Empis. Le bacille circule parfois dans le sang sans donner naissance à des tubercules, qui n'ont pas le temps de se constituer, le malade succombant avant que la réaction de défense n'ait pu s'établir; il s'agit alors d'une véritable septicémie bacillaire, prégranulique. Au point de vue de l'évolution clinique, ces deux faits se distinguent. Dans le cas de bacillémie, on a le syndrome désigné par M. Landouzy sous le nom de typho-bacillose; c'est la fièvre bacillaire prétuberculeuse, susceptible de guérison dans certains cas, déterminant, dans beaucoup d'autres, la mort de l'individu, infecté de trop de bacilles pour réagir. Dans le second cas, la granulie évolue, ayant la plus grande ressemblance clinique avec la fièvre typhoïde, mais avec une prédominance marquée des signes respiratoires, avec une dyspnée considérable, avec un type fébrile particulier, le type inverse de la température, la température étant élevée le matin, basse le soir, ce qui détermine sur la courbe thermique des oscillations considérables. Parfois l'affection prédomine sur certains organes; sur l'appareil bronchique, on note la forme suffocante avec asphyxie rapide, l'asphyxie aiguë de Graves. Le parenchyme pulmonaire et la plèvre peuvent aussi localiser la granulie dans la forme broncho-pneumonique et dans la forme pleurale.

Le bacille produit encore d'autres altérations sur la voie sanguine. Circulant dans l'appareil cardio-vasculaire il peut léser les valvules et produire une endocardite tuberculeuse, chose rare. Il peut coloniser sur les parois des vaisseaux, et M. Hanot a trouvé des granulations tuberculeuses sur l'aorte.

Le bacille peut envahir toutes les séreuses, aucune d'elles n'est à l'abri de ses atteintes. Quelquefois il siège dans les méninges, la plèvre, le péricarde, le péritoine, la tunique vaginale, dans les articulations où il détermine une forme particulière de rhumatisme, le rhumatisme tuberculeux de M. Poncet, pouvant se terminer ultérieurement par la formation d'une tumeur blanche. En général, il y a dans les séreuses un processus de défense très énergique contre le bacille. Ce processus provoque des réactions variables et des symptômes différents suivant la séreuse infectée; c'est surtout la localisation qui détermine la gravité de la tuberculose des séreuses.

Quoiqu'il en soit, le mode de défense est général sur toutes les séreuses. Je vais vous montrer comment il se passe dans la plèvre, où il a été décrit d'une façon remarquable par M. Péron. Au début de l'invasion bacillaire pleurale, il se produit une diapédèse énergique, avec apparition de phagocytes, d'abord polynucléaires, puis de leucocytes mononucléaires en petit nombre, de cellules endothéliales, qui tous se chargent de bacilles pour lutter contre l'infection. En même temps, il y a exsudation d'un liquide séreux. Plus tard, au bout d'un certain temps, les cellules géantes et les tubercules vont se former. Alors, on observe quelque chose de nouveau sur la plèvre, l'apparition de la fausse membrane et surtout de la néo-membrane, formée de tissu conjonctif vasculaire, contenant dans son intérieur des cellules géantes et des îlots caséeux. La néo-membrane est donc un tissu tuberculeux, qui évolue comme tous les tissus tuberculeux, vers la caséification ou vers l'état fibreux. Si la néo-membrane évolue vers la caséification, il se formera un véritable abcès froid de la plèvre, ayant toute l'allure de la pleurésie purulente bacillaire. Si la tendance fibreuse prédomine, la néo-membrane aboutira à l'adhérence pleurale, vrai mode de guérison.

Dans la dernière séance, je vous ai déjà montré l'importance de la défense de l'organisme contre le bacille, vous m'excuserez d'y insister à nouveau, car je tiens à vous faire bien comprendre ce qui se passe au cours du cyto-diagnostic des épanchement tuberculeux.

M. Widal a fait remarquer, le 6 novembre 1903, à la *Société médicale des Hôpitaux*, qu'il y avait deux périodes cytologiques dans l'épanchement pleural bacillaire. Une première période est antérieure à la constitution définitive de la néo-membrane; on trouve dans le liquide quelques lymphocytes, des polynucléaires en grande abondance, et quelques cellules endothéliales; c'est une période de lutte, de défense. La seconde période, postérieure à la formation de la néo-membrane et à son enkystement, est toute différente; on ne trouve plus de polynucléaires ni de cellules endothéliales dans le liquide, mais on rencontre presque exclusivement des lymphocytes, éléments banals, indices d'une irritation subaiguë. Outre leur valeur diagnostique, ces faits sont encore importants au point de vue thérapeutique, la présence de tels ou tels éléments cytologiques dans le liquide pleural pouvant, d'après M. Widal, donner des indications utiles sur l'opportunité de la ponction.

Messieurs, je n'ai pas à vous décrire ici les signes des pleurésies, et je bornerai là cette étude de l'évolution du bacille tuberculeux dans la plèvre de l'individu.

Dans le péritoine et dans la plèvre, il s'agit, en général, d'une tuberculose atténuée permettant souvent la guérison, comme dans la péritonite tuberculeuse à forme ascitique, l'ascite essentielle des jeunes filles, de Cruvelhier, forme fruste et curable.

Considérons maintenant le bacille dans les ganglions. Les ganglions peuvent être envahis par le bacille tuberculeux, et cet envahissement prête à quelques curieuses considérations. L'infection du ganglion semble nocive au premier abord, car elle crée, pour ainsi dire, une réserve de bacilles pour l'organisme; mais le ganglion est un centre de résistance; il assure, pour une part, la protection contre le bacille, tout en permettant le cheminement de ce dernier dans les voies lymphatiques. Il s'agit là, comme on l'a dit, de véritables étapes lymphatiques de l'infection bacillaire. Des ganglions, le bacille peut gagner tel ou tel organe et provoquer des bacilloses localisées. Le bacille tuberculeux peut rester inoffensif très longtemps dans les ganglions, conservant sa virulence dissimulée, comme ces graines de *Juncus bufonius*, qui, conservées à Paris depuis près d'un siècle, se sont mises à germer dès leur ensemencement. Malgré son état latent, le bacille reste dans le ganglion une menace perpétuelle pour l'organisme, un danger par sa présence même, car il augmente le ganglion de volume, et peut le faire suppurer. Tous, vous connaissez ces adénites. inguinales et cervicales, ces adénopathies trachéo-bronchiques, si redoutables chez le jeune enfant, et ces micropolyadénopathies d'une si grande valeur diagnostique.

Le bacille peut envahir le tube digestif, une de ses grandes voies de pénétration. Il y détermine des lésions multiples : lésions de la gorge, lésions du pharynx, lésions de la langue, avec des petites granulations circonscrivant des ulcérations très douloureuses, à bords décollés ; rien n'est dangereux comme la tuberculose laryngo-pharyngée, suivie de la mort très rapide du malade, voué à l'inanition presque complète. Le bacille peut s'implanter sur l'estomac, y provoquer des ulcérations tuberculeuses, avec leurs symptômes douloureux et leurs signes gastriques particuliers. Mais, de tout le tube digestif, l'intestin est certainement le plus lésé ; le bacille y creuse des ulcérations orientées d'une façon circulaire, suivant le cours et la direction des vaisseaux, ulcérations accompagnées de signes d'entérite, avec diarrhée profuse, lientérie, melæna, élévation thermique et amaigrissement du malade. Au niveau du cæcum, le bacille détermine la forme clinique particulière appelée, par le Professeur Dieulafoy, « le tuberculome hypertrophique du cæcum » ; il s'agit là d'une tumeur cæcale, d'aspect tellement néoplasique que souvent l'examen microscopique seul est capable de fixer le diagnostic et la nature de l'affection. Du côté du côlon, vous trouvez aussi l'infiltration tuberculeuse des parois intestinales, mais,

c'est surtout la fin du tube digestif, la région anale que le
bacille affectionne particulièrement. Au niveau de l'anus,
le bacille donne naissance à des abcès, créateurs de fistules,
fistules borgnes ou complètes, susceptibles dans certains cas
de provoquer l'explosion d'une tuberculose généralisée.

Du côté du tube digestif, je dois vous signaler encore
l'atteinte du foie par le bacille, soit qu'il y ait migration
du bacille dans le foie par le processus indiqué par M. Ser-
gent, soit qu'il y ait infection directe de l'organe ou dégénérescence de la cellule hépatique, lésée par les sécrétions
tuberculeuses comme dans la cirrhose de MM. Hanot et
Lauth et dans celle de MM. Hutinel et Sabourin.

Messieurs, l'appareil respiratoire est aussi très exposé à
l'action du bacille. Celui-ci peut siéger dans le nez, dans
le larynx, la trachée, les bronches, et quand il limite ses
méfaits à chacun de ces organes, il y détermine une série de
symptômes spécialisés d'autant plus graves que l'affection
est aiguë. Au niveau du poumon, le bacille tuberculeux
peut donner naissance à une série de modalités cliniques
et de lésions. Il peut envahir les alvéoles sous la forme
broncho-pneumonique, marquant les étapes rapides de la
phtisie galopante. Il peut attaquer les alvéoles, dans un
processus moins aigu, et créer la tuberculose chronique
commune, la phtisie vulgaire, avec sa période de germination, de conglomération des tubercules et d'ulcérations.
Les poumons finissent par être complètement détruits par
la fonte progressive des tubercules, les taraudant de
cavernes de dimensions variables et rejetant au dehors une
quantité considérable de bacilles, cause la plus grave de
la contagion tuberculeuse. Au niveau des poumons, vous
pouvez encore observer la pneumonie caséeuse ; il s'agit là,
non pas de granulations tuberculeuses, mais d'infiltration
tuberculeuse pulmonaire. C'est une tuberculose par inha-

lation, avec tout le syndrome d'une pneumonie au début, et quelques variantes du côté des crachats et des signes d'auscultation; le bloc infiltré s'ulcère rapidement. Au bout de cinq à six semaines, le malade succombe à cette pneumonie cavitaire tuberculeuse subaiguë, dans un état de cachexie des plus marqués. C'est là encore un processus éminemment contagieux, puisque les crachats contiennent en quantité des bacilles capables de disséminer l'infection.

Le bacille peut également envahir le système nerveux et déterminer dans le cerveau la production de gros tubercules cérébraux qui donneront des signes absolument différents suivant la latence plus ou moins grande de la région infectée. Mais, dans le système nerveux, les séreuses méningées sont particulièrement atteintes, surtout chez les enfants de trois à sept ans. Je n'ai pas à vous décrire ici la méningite tuberculeuse; ce que je puis vous dire, c'est qu'aujourd'hui, avec l'examen cytologique du liquide céphalo-rachidien par la ponction lombaire, il est facile d'en faire le diagnostic dans des cas à peine soupçonnés autrefois.

Dans l'appareil urinaire, le bacille trouve aussi sa place, et il peut se développer dans les reins, soit d'une façon primitive en donnant lieu à ce qu'on a appelé la tuberculose primitive, la tuberculose médicale du rein, soit, au contraire, d'une façon secondaire consécutivement à la tuberculose chirurgicale des premières voies urinaires. A l'heure actuelle, cette distinction si précise ne peut pas toujours être maintenue, et d'après les travaux tout à fait récents, il semble que le rein soit généralement infecté d'une façon primitive. Quoi qu'il en soit, cette tuberculose du rein donne naissance à des hématuries très précoces, souvent très tenaces et rebelles. Il importe d'en faire le diagnostic, chose facile, en utilisant les appareils de M. Luys ou de

M. Cathelin, qui permettent la division de la vessie et l'examen séparé de l'urine de chaque rein.

L'appareil génital n'est pas non plus à l'abri des atteintes du bacille de Koch. Chez l'homme, la tuberculose peut gagner les testicules, l'épididyme, les vésicules séminales et la prostate. Chez la femme, la salpingite est parfois d'origine tuberculeuse.

L'appareil locomoteur est exposé aussi à l'action du bacille de Koch. On peut le voir constituer dans les os l'ostéite tuberculeuse, qui donne lieu, sur la colonne vertébrale, au mal de Pott, avec ses déformations, ses abcès par congestion et toutes ses conséquences. La tuberculose peut évoluer sur les muscles, sur les articulations, provoquant les tumeurs blanches, la scapulalgie, la coxalgie; sur les gaines tendineuses, elle détermine les synovites à grains riziformes.

Messieurs, dans tous les organes, le bacille tuberculeux forme des abcès caséeux qui détruisent les tissus, ont tendance à s'ouvrir au dehors, créent les fistules tuberculeuses, longues à guérir si l'on n'intervient pas pour enlever l'épine tuberculeuse qui les entretient.

Enfin, et c'est par là que je terminerai l'histoire des méfaits du bacille tuberculeux sur l'individu, le bacille peut s'implanter dans la peau et y donner lieu à une série de manifestations. D'abord, on trouve le lupus vulgaire; on voit alors, enchâssés, sertis dans la peau, pour ainsi dire, de petits tubercules ayant l'aspect de gelée de pomme, de grains jaunes transparents comme du sucre d'orge; c'est une forme atténuée de tuberculose. Le bacille, dans une seconde variété de lupus, appelée le lupus érythémateux, peut prendre soit la forme fixe, soit la forme d'érythème centrifuge de Brocq. Le lupus érythémateux se développe en ailes de papillon sur chaque partie symétrique du visage et il évolue plus lentement encore que le lupus tuberculeux vulgaire. Ces lupus, malgré leur lenteur, ont quelquefois des accès de marche rapide et peuvent détruire en peu de temps les orifices naturels de la face, par exemple, les lèvres, le nez, les paupières. En tout cas, même après guérison, ils laissent souvent des cicatrices très déformantes entraînant des atrésies des plus pénibles. Sur la peau, le bacille peut provoquer encore des traînées de lymphangite tuberculeuse, plus ou moins marquées, dessinées par des croûtes sur tout le trajet du lymphatique infiltré. Il peut aussi former des gommes tuberculeuses, des suppurations tuberculeuses, des verrues cornées, la tuberculose verruqueuse de Richl et Paltauf. Il existe enfin une classe de lésions cutanées bacillaires plus atténuées encore que les précédentes, ce sont les tuberculides de M. Darier, qui prennent différents aspects : celui du lichen scrofulosorum, du folliclis et de l'acnitis de M. Barthélemy, celui de l'érythème induré de Bazin, ou celui du syndrome de Raynaud, l'asphyxie locale des extrémités, qui, dans beaucoup de cas, comme nous l'avons démontré avec M. Bonnenfant, est d'origine tuberculeuse.

Tels sont, Messieurs, les principaux méfaits de la tuberculose sur l'individu. Vous voyez, somme toute, qu'il n'est pas d'organe à l'abri de l'action du bacille de Koch. Que ce bacille siège superficiellement dans les ganglions, les articulations, ou qu'il infiltre profondément les viscères, il peut, à l'occasion d'une intervention chirurgicale ou d'une ouverture spontanée, être mobilisé, déversé dans le système vasculaire et provoquer une explosion bacillaire capable d'amener rapidement la mort par généralisation.

Messieurs, il est très important de savoir reconnaître la tuberculose chez l'individu, et je dois vous indiquer d'une façon aussi sommaire que possible, le diagnostic biologique général de la tuberculose.

Ce diagnostic peut se faire de façons différentes. Il peut se faire soit à l'aide des injections de tuberculine, soit à l'aide du séro-diagnostic de MM. Arloing et Courmont, soit à l'aide du cyto-diagnostic de M. Widal, soit d'une façon encore plus certaine, par la constatation nette du bacille tuberculeux dans les exsudats, dans les produits issus du foyer tuberculeux.

Nous allons examiner rapidement chacune de ces différentes propositions.

Messieurs, aujourd'hui, les injections de tuberculine sont entrées dans la pratique courante de la médecine vétérinaire pour déterminer l'existence de la tuberculose des bovidés. Chez l'homme, lors de l'emploi thérapeutique de la lymphe de Koch en 1890, on put se rendre compte que certains foyers tuberculeux, non décelables par les moyens habituels, étaient mis en évidence d'une façon congestive par les injections de tuberculine, d'ailleurs au très grand détriment des malades; on utilisait des doses de 3, 4 et 5 milligrammes, et, devant les réactions excessives provoquées par la lymphe chez certains lupiques, on dut en cesser l'emploi.

Depuis, on a songé à utiliser des doses beaucoup moins considérables de tuberculine capables de déceler chez l'homme les foyers tuberculeux, et à l'heure actuelle on emploie dans ce but, suivant les indications de MM. Grasset et Vedel et celles de M. Chauffard, des doses de deux, trois ou quatre dixièmes de milligramme, bien différentes des doses massives de 1890. Au cas de tuberculose latente, quand vous avez injecté cette faible dose de tuberculine, que se passe-t-il? Vous voyez dans les quelques heures suivant l'inoculation une réaction thermique se produire, la température monter à 38°5, 39°, 40° et tomber ensuite progressivement. Le foyer tuberculeux mis en évidence d'une façon congestive détermine de la toux au cas de tuberculose pulmonaire, de l'hématurie au cas de tuberculose rénale, de la douleur au cas de tuberculose osseuse, et le diagnostic est fait. C'est là un moyen scientifique excellent, mais dangereux au cas de mutiplicité probable ou possible des foyers tuberculeux; la révélation de ces foyers amène une congestion intense autour d'eux, congestion nocive s'il s'agit d'un organe comme les méninges, je suppose. C'est la grosse objection à faire à l'emploi de la tuberculine; mais, quand on a bien examiné son malade, si on a tout lieu de supposer l'existence d'un seul foyer, au cas, par exemple, de lésions douteuses de l'intestin, avec un, deux ou trois dixièmes de milligramme de tuberculine, on a beaucoup de chances d'obtenir un diagnostic précis.

Le séro-diagnostic de MM. Arloing et Courmont est une bonne méthode de diagnose, quand elle est positive. Ces auteurs ont fait d'abord des cultures homogènes du bacille tuberculeux dans du bouillon, puis ils ont utilisé ce bacille tuberculeux rendu homogène pour le séro-diagnostic; ce dernier se pratique en mélangeant dans un tube une partie du sérum du malade à dix parties de culture. Si l'on met le tube à l'étuve, l'agglutination se produit sous forme floconneuse du liquide en un temps variant d'une heure à cinq heures. En regardant au microscope, on voit les bacilles de Koch se réunir en amas comme les bacilles typhiques, mais d'une façon moins précise et plus lente; le séro-diagnostic est alors positif. Messieurs, je vous signale un fait intéressant : le séro-diagnostic de MM. Arloing et Courmont a son maximum d'intensité au cas de lésions discrètes, et il manque au contraire si les lésions tuberculeuses sont très étendues. Donc au point de vue du dia-

gnostic de début, il est excellent, mais au point de vue du
diagnostic tardif, il ne vaut rien ; comme il existe d'autres
moyens de faire le diagnostic tardif, la chose a peu d'importance. Toutefois, quand le résultat est négatif, nous
n'avons pas le droit de conclure à l'absence de la tuberculose.

J'ai déjà, à propos des réactions pleurales, assez insisté
sur le cyto-diagnostic de M. Widal pour vous en parler
encore. Qu'il me suffise de vous rappeler que la présence
de lymphocytes est dans la plupart des cas un indice de
tuberculose.

A côté de ces procédés de diagnostic, il en est un autre,
la recherche de la présence directe du bacille dans l'exsudat
pathologique. On peut déceler directement le bacille dans les
matières litigieuses, mais on peut le déceler d'une façon
indirecte aussi, en se servant d'un intermédiaire, d'un
animal qui colonise les bacilles épars, les agglomère en
tubercules expérimentaux et les met en évidence.

Je n'insisterai pas sur la méthode directe ; si, avec la
méthode classique de Ziehl, on trouve un bacille acido-
résistant présentant tous les caractères du bacille de Koch,
on n'a pas le droit, *ipso facto*, de conclure à l'existence
d'un vrai bacille de Koch, en raison de la possibilité des
bacilles pseudo-tuberculeux sur lesquels je me suis longuement expliqué dans la dernière leçon. En fait, la méthode
directe doit toujours recevoir la vérification de la méthode
indirecte ; il faut faire passer le bacille trouvé par l'organisme de nos animaux ordinaires de laboratoire, le cobaye,
le lapin, pour voir s'il ne provoque pas chez eux de réaction
tuberculeuse. La méthode directe n'a une valeur scientifique
précise qu'à cette condition. Dans la méthode directe, je
vous citerai le procédé de MM. Bezançon et Griffon et celui
de M. Jousset. Le procédé de MM. Bezançon et Griffon

permet la culture directe du bacille sur le sang gélosé en quinze jours, trois semaines, un mois au maximum. La méthode inoscopique de M. Jousset (inoscopique, du grec ἶνος, fibrine) consiste à rechercher dans le caillot qui a emprisonné tous les bacilles, collant pour ainsi dire le liquide suspect, à rechercher, dis-je, ces bacilles par la digestion et la désagrégation du caillot à l'aide de sucs gastriques artificiels; les bacilles mis alors en liberté sont décelés par les colorants ordinaires. On a reproché au procédé très ingénieux de M. Jousset de ne mettre peut-être en évidence que des bacilles pseudo-tuberculeux acido-résistants, et non de vrais bacilles. En tous cas, sa méthode réclame, comme toutes les méthodes directes, la confirmation des résultats expérimentaux sur l'animal.

La méthode indirecte utilise les lapins et les cobayes. On peut inoculer les cobayes de différentes façons, soit dans le péritoine, c'est la voie péritonéale, soit sous la peau, c'est la voie sous-cutanée, soit dans les mamelles, c'est la voie mammaire.

Par la voie péritonéale et par la voie sous-cutanée, on provoque en six semaines la mort de l'animal, qui succombe à la cachexie tuberculeuse; à l'autopsie, on trouve sur le péritoine et sur les principaux viscères des tubercules, preuve de l'infection. Pour qu'on ne puisse discuter la valeur des résultats, il vaut mieux pratiquer l'inoculation sous la peau; il se forme à l'endroit de la piqûre un abcès tuberculeux, un chancre d'inoculation, une traînée de lymphangite tuberculeuse; l'animal succombe à une tuberculose viscérale généralisée, décelable à l'autopsie. La voie mammaire a été préconisée par MM. Nattan-Larrier et Griffon dans une note publiée à la *Société de Biologie*, le 14 février 1903 : les auteurs inoculent le produit suspect dans la mamelle d'un cobaye en lactation. Ils conseillent de prendre, comme animal de choix, une femelle ayant mis bas depuis quatre ou cinq jours (la mamelle est alors en pleine activité fonctionnelle). On peut aussi utiliser la femelle dans les derniers jours de la gestation et tant que dure l'allaitement. On remplit une seringue avec le produit suspect, et on enfonce obliquement l'aiguille en dedans du mamelon, dans la direction du sac glandulaire, car ce sac s'étend chez le cobaye du mamelon à la vulve; on peut injecter de un à trois centimètres cubes de la solution à examiner. La glande se distend sous l'action de l'injection. Au bout de quelques jours, la glande se tuméfie et s'indure, la sécrétion lactée devient séreuse, jaunâtre, puis puriforme; une adénopathie inguinale apparaît au bout de la deuxième ou de la troisième semaine, la glande s'ulcère, se fistulise et l'animal succombe à la tuberculose généralisée. On recherche le bacille par l'examen régulier de la sécrétion du mamelon, on colore par la méthode de Ziehl, et du huitième au quinzième jour on trouve les bacilles isolés ou en petits groupes.

La voie mammaire a l'avantage de faire gagner du temps sur l'inoculation péritonéale ou sous-cutanée; elle présente un seul inconvénient : la difficulté d'avoir un cobaye en lactation à sa disposition.

VINGT-ET-UNIÈME LEÇON

La contagion de la tuberculose.
Voies de pénétration du bacille de Koch : les voies respiratoires,
digestives et cutanée.
La contagion tuberculeuse. — Influence des bacilles secs et des
bacilles humides. — Contagion par l'alimentation : danger du lait
des vaches tuberculeuses.
Influence néfaste de la tuberculose sur la collectivité.
La mortalité générale par tuberculose en France. — La tuberculose
dans la famille, au village, à l'école, dans l'armée, dans la marine,
dans les hôpitaux, dans les asiles d'aliénés, dans les prisons, chez
les mineurs du Nord et du Pas-de-Calais, dans l'industrie, dans les
bureaux, etc.

Messieurs,

Je vais examiner aujourd'hui les méfaits sociaux de la
tuberculose; je vous montrerai comment se prend la
maladie et je vous décrirai son influence nocive sur la
collectivité.

Deux questions se posent, en effet : Comment un individu prend-il la tuberculose, et pourquoi la prend-il?

Voyons d'abord la première question : Comment un
individu prend-il la tuberculose? Il la prend par une série
de portes d'entrée, les voies de pénétration du bacille, au
nombre de trois. Ces trois voies sont : les voies respiratoires, les voies digestives et la voie cutanée.

L'individu s'infecte par les voies respiratoires : le bacille,
d'après l'opinion classique, pénétrerait directement dans

l'arbre respiratoire, et malgré les moyens de défense accumulés sur tout le trajet de l'appareil pulmonaire, se grefferait sur les alvéoles, et déterminerait ensuite des réactions ganglionnaires trachéo-bronchiques et médiastines. La région des sommets est toujours la première et la plus profondément atteinte dans l'évolution naturelle de la tuberculose pulmonaire chronique. Depuis les recherches faites en 1899 et 1900 par M. Aufrecht[1], de Magdebourg, il semble qu'il n'en soit pas toujours ainsi. M. Aufrecht pense que la tuberculose n'est pas toujours le résultat de la greffe du bacille sur l'alvéole; pour lui, les tubercules initiaux siègent dans les artérioles des branches moyennes de l'artère pulmonaire, et la voie sanguine joue le principal rôle dans le développement initial de la tuberculose, le bacille venant des ganglions mésentériques et bronchiques, ainsi que de la voie amygdalienne, une des plus grandes portes d'entrée de la tuberculose. L'origine amygdalienne de la tuberculose a été invoquée par beaucoup d'auteurs. Vous connaissez les recherches du Professeur Dieulafoy sur la tuberculose larvée des trois amygdales; il a fort bien montré l'influence des amygdales pour la pénétration du bacille dans l'organisme; de l'amygdale, le bacille suit des étapes lymphatiques qui le conduisent aux ganglions cervicaux, puis aux ganglions trachéo-bronchiques et médiastinaux, d'où il gagne le parenchyme pulmonaire.

Le bacille peut pénétrer avec les aliments par les voies digestives et arriver dans l'intestin, où il se greffera sur la muqueuse saine ou sur la muqueuse dépouillée de son épithélium; c'est une porte d'entrée indiscutable chez l'enfant, souvent contaminé par le lait; c'est un mode d'infection assez fréquent chez l'adulte sain et chez l'adulte

1. Aufrecht, La cause et le développement local de la phtisie pulmonaire, *Congrès international de médecine de Paris*, 1900.

phtisique déglutissant ses crachats et contagionnant son intestin d'une manière autochtone.

Le bacille peut encore pénétrer par la voie cutanée, et vous avez vu, quand je vous ai parlé de la transmission de la tuberculose de la race bovine à l'homme, combien était fréquente cette contamination ; les travaux de M. Ravenel, de Philadelphie, étaient tout à fait démonstratifs à cet égard ; d'ailleurs, l'existence si fréquente des lupus cutanés prouve que c'est là un des modes fréquents d'inoculation du bacille de Koch.

Telles sont les voies de pénétration du parasite dans l'organisme. Voyons maintenant pourquoi nous pouvons être infectés par lui. Cela va me permettre de passer de l'étude de la tuberculose de l'individu à celle de la tuberculose de la collectivité, en vous montrant l'influence de la contagion, le plus grand facteur de la dissémination du bacille tuberculeux.

Si l'individu devient tuberculeux, c'est parce qu'il habite dans la collectivité, au milieu de ses semblables tuberculeux et au milieu d'animaux tuberculeux aussi : en un mot, l'homme se tuberculise par la contagion, exposé sans cesse à ses effets. La contagion a donc un rôle capital dans la tuberculose de la collectivité.

Le tuberculeux rend des bacilles par tous ses foyers de tuberculose, et ces bacilles rejetés au dehors sont la cause de l'infection. Le tuberculeux rend des bacilles par ses crachats au cas de phtisie pulmonaire, et son expectoration remplie aussi d'autres microbes est contaminante au premier chef. Par ses selles, le tuberculeux rend des bacilles, issus soit de la tuberculose de l'intestin, soit plus simplement de la déglutition des sécrétions pulmonaires. Le tuberculeux rend des bacilles par son pus, quand il est atteint d'une plaie tuberculeuse quelconque plus ou moins fistulisée. Le tuberculeux rend enfin des bacilles par son urine au cas de tuberculose rénale ; c'est là un mode de contagion dont nous ne tenons pas assez compte, car il est très effectif, dans la fièvre typhoïde par exemple.

Ces bacilles, venus de ces différentes origines, se dessèchent à la longue et se mêlent aux poussières des villes, dans les rues, sur les places publiques, dans les maisons, dans les pièces d'habitation ; si l'on balaye à sec, ce qui ne fait que changer les poussières de place, on produit pour ainsi dire une émulsion de bacilles se répandant sur les tentures, sur les meubles, sur les objets et ustensiles d'alimentation, sur les fissures du parquet, partout en un mot. Si le tuberculeux n'est pas soigneux, des crachats entiers ou des parcelles de crachats retombent n'importe où, et, avant d'être desséchés, ils peuvent servir de pâture à des insectes, à des mouches ; il est très fréquent de voir les mouches se poser d'abord sur ces crachats, et se rendre ensuite sur des aliments découverts, en y semant toujours des bacilles avec leurs pattes. En dehors des contagions produites par les poussières desséchées et par les bacilles secs, prouvées et vérifiées par les expériences de M. Cornet, il s'en produit d'autres encore plus importantes. Ce sont les contagions par l'air humide, par les parcelles humides de crachats, que M. Flügge et ses élèves nous ont fait connaître, il y a quelques années. En causant, nous répandons autour de nous une sorte de fine poussière humide très facile à déceler, en mettant une glace devant notre bouche. En parlant et en toussant, nous pulvérisons autour de nous des parcelles humides de salive jusqu'à 80 centimètres et parfois même jusqu'à un mètre. Chez les individus tuberculeux pulmonaires, atteints d'une tuberculose ouverte, la toux et la parole projettent, mélangés à la salive, des bacilles tuberculeux humides, capables de se déposer sur le visage, sur le nez, sur la bouche des personnes voisines; comme ces bacilles sont beaucoup plus adhérents que les bacilles secs, ils ont beaucoup de chances de greffer la tuberculose sur ces personnes, surtout si le fait se répète souvent.

La contagion peut aussi s'effectuer par l'alimentation. C'est qu'en effet, comme je le faisais remarquer en 1901, « le bœuf, la vache, les lapins, les volailles sont souvent atteints de tuberculose, et l'ingestion des substances alimentaires qu'ils nous fournissent, viande, lait, beurre, fromage peut être dangereuse; le danger qu'elles peuvent présenter, toutes choses étant égales d'ailleurs, est en rapport direct avec la quantité de bacilles qu'elles renferment et avec la résistance naturelle qu'offre le consommateur (Martel) ». La cuisson rend inoffensive la viande d'animaux tuberculeux et il n'y a pas lieu de tenir compte de la toxine que cette viande peut renfermer. M. Galtier établit expérimentalement l'innocuité d'ingestion de viscères d'animaux tuberculeux riches en lésions tuberculeuses; la consommation accidentelle d'organes tuberculeux *stérilisés* ne peut pas provoquer d'empoisonnement, et des repas répétés préparés avec des morceaux riches en lésions tuberculeuses *stérilisées* n'amènent aucune indisposition; le bouillon de cuisson est sans danger. La question de la valeur de la cuisson est donc jugée pour la viande; pour le lait, elle prête encore à discussion. On sait que la mammite tuberculeuse est la grande cause de contamination du lait. Cette mammite est loin d'être rare; M. Bang a constaté à Copenhague, du 28 mars 1898 au 1er avril 1899, 404 cas de mammite bacillaire de la vache, et 384 cas, du 1er avril 1899 au 1er janvier 1900, et M. Kunhan, à l'abattoir de Lungnitz, sur 17 202 vaches abattues, a trouvé 119 mammites tuberculeuses. Ce n'est pas tout; pendant ou après la traite, le lait souvent souillé par des particules de fumier, d'excréments, selon les constatations de M. Eber, peut contenir des bacilles venus de l'intestin des bovidés avalant leurs crachats. Enfin, les bacilles passeraient dans le lait, sans lésion de la glande mammaire, et chez une femme tuberculeuse, MM. Roger et Garnier ont constaté le bacille dans le lait; les cobayes inoculés avec le lait présentaient des lésions tuberculeuses non douteuses. Le lait est d'ailleurs un bon milieu de culture pour le bacille de Koch, et M. Klein a vu la virulence du microbe augmenter dans ces cultures. La stérilisation du lait douteux est une mesure prophylactique indispensable; mais, à quel degré faut-il le chauffer? M. Galtier, en expérimentant sur des cobayes et sur des porcs, conclut que le lait, abondamment souillé par l'addition de matière tuberculeuse, n'est pas sûrement stérilisé par un chauffage de six minutes à 70, 75, 80, 85 degrés, et que son ingestion peut faire développer la tuberculose, bien qu'on l'ait préalablement chauffé de *cinq* à *vingt minutes* à 75 degrés. Le beurre et les fromages servent aussi de véhicules au bacille de Koch, et M. Lydia Rabinowitsch l'a décelé dans le képhyr et dans certaines margarines faites avec de la graisse de bœuf[1].

Le lait est donc un bon milieu de culture pour le bacille de Koch, et M. Galtier, revenant encore sur ce sujet[2], a vu, chez les vaches tuberculeuses, le bacille passer dans le lait, sans qu'il existe de tuberculose mammaire; dans ses expériences très intéressantes, M. Galtier, sur 57 inoculations aux cobayes de lait venant de vaches tuberculeuses,

---

1. Louis Rénon, Revue critique annuelle des maladies de l'appareil respiratoire, *Archives générales de médecine*, mars 1901.

2. Galtier, Le lait des vaches tuberculeuses, *Société de Biologie*, 16 avril 1904.

indemnes de lésions mammaires, a observé 7 résultats positifs. Il y a donc là un gros danger pour l'hygiène alimentaire infantile, et un danger d'autant plus grand, que nos lois sanitaires actuelles n'exigent pas l'abat des vaches non atteintes de tuberculose mammaire et ne tiennent pas compte de la contamination possible du lait dans ces conditions; il y a là une lacune à combler dans les lois sanitaires de l'avenir. D'ailleurs, la question est à l'étude à la Commission de préservation de la tuberculose du ministère de l'Intérieur.

La contagion dans la collectivité se fait donc par l'homme ou par l'animal. Examinons maintenant la contagion sociale de la tuberculose dans les différentes collectivités, d'abord dans le pays, puis dans la famille et dans les principaux corps sociaux.

L'influence de la tuberculose sur la nation est considérable; dans ma leçon d'ouverture, je vous ai dit qu'en France nous perdions environ 150 000 personnes par an de tuberculose, et qu'il y en avait 7 à 800 000 atteintes par le fléau. M. Brouardel, dans une communication faite à l'*Académie de Médecine*, le 23 décembre 1900, a essayé de rechercher la mortalité générale par tuberculose, en France, et voici le résumé de son travail :

« Les statistiques du ministère de l'Intérieur de France ne comprennent que les villes ayant plus de 5 000 habitants. Nous avons quelques renseignements sur 89 villes comptant moins de 5 000 habitants. Pour la mortalité par tuberculose nous trouvons :

Villes de plus de 50 000 habitants......	41,3 pour 10 000 habitants.
— de 10 000 à 50 000 habitants.....	30,1	—
— de 5 000 à 10 000 habitants......	26,7	—
Villes ayant moins de 5 000 habitants.	24,5 pour 10 000 habitants.

« Mais si on compare les périodes 1890-95 et 1896-97, il semble que la mortalité tuberculeuse a augmenté dans les villes de moins de 5000 habitants de deux unités.

« Il était intéressant de savoir si cette invasion de la campagne était réelle. M. le Dr Lesage, maître de conférences à la Faculté des sciences de Rennes, a bien voulu se charger de faire ces recherches pour 84 communes d'Ille-et-Vilaine ayant moins de 4000 habitants. Il est arrivé aux conclusions suivantes :

« La mortalité par tuberculose, moyenne annuelle, pour 10 000 habitants, tirée de la période de 1890 à 1899, est de 22,56 pour l'ensemble des 84 communes étudiées en Ille-et-Vilaine.

« La mortalité par tuberculose subit des variations suivant la population, mais il y a lieu de distinguer : la population totale des communes ; la population agglomérée au chef-lieu (population agglomérée principale) ; le rapport de ces populations.

« La mortalité par tuberculose n'offre pas de rapport nettement appréciable avec la population totale de chaque commune.

« La mortalité par tuberculose présente, au contraire, un rapport assez marqué avec la population agglomérée au chef-lieu, et plus marquée encore avec le rapport de la population agglomérée principale à la population totale. Cette mortalité croît d'une façon appréciable quand la population agglomérée principale et quand le rapport de la population agglomérée à la population totale augmentent, mais plus sensiblement dans le second cas que dans le premier.

« Les variations de la mortalité totale, comparées à celles des populations et de leurs rapports, suivent la même allure que les variations de la mortalité par tuberculose ;

mais cette dernière augmente proportionellement un peu plus rapidement que la mortalité totale avec l'augmentation de la population agglomérée principale ou du rapport des deux populations.

« La mortalité par tuberculose varie avec l'âge et le sexe.

« Elle est plus grande chez l'homme que chez la femme à presque tous les âges.

« Dans les deux sexes, le maximum de cette mortalité se produit entre vingt et trente ans.

« La mortalité par tuberculose ne paraît pas avoir de rapports précis avec l'altitude.

« La distribution géographique des communes étudiées et leur mortalité ne font ressortir rien de suffisamment net ».

La mortalité par la tuberculose subit donc dans le pays des variations considérables qu'il n'est pas toujours facile de préciser.

Dans la famille, l'influence de la tuberculose est déjà plus nette ; mais surtout elle est très grave et très importante à étudier. M. Mosny en a fait une très bonne étude dans les *Annales d'hygiène publique et de médecine légale* du mois d'avril 1902. Systématiquement, M. Mosny a recueilli dans son service de l'Hôtel-Dieu annexe 218 observations de malades atteints de tuberculose pulmonaire, et, dans les familles de ces malades, il a recherché la tuberculose des ascendants, des collatéraux, la contagion conjugale, et la descendance bacillaire ; après une enquête approfondie sur les familles tuberculeuses, il arrive aux conclusions suivantes : « Rien, dit-il, ne met mieux en évidence le rôle social de la phtisie que l'histoire familiale des tuberculeux, qui, si elle nous montre la contamination des enfants par les parents moins fatale et même moins fréquente qu'on ne supposait, nous révèle, par contre,

l'extrême fréquence de la contagion conjugale, bien supérieure à ce qu'on l'imagine communément. »

Je vous ai parlé, dans ma première leçon, des familles
de tuberculeux qui disparaissent complètement; je vous
montrerai plus tard le mécanisme de ces hécatombes; je
tiens à vous indiquer l'importance de la contagion conjugale.

Elle est énorme, car M. Mosny compte 32,6 p. 100 de
contagions conjugales. Je vous signale les quelques exemples suivants : La veuve d'un premier mari mort tuberculeux contamine son second mari lequel meurt à son tour;
un veuf donne à sa seconde femme la tuberculose qu'il
avait déjà transmise à la première. La tuberculose conjugale, malheureusement banale, fait rapidement souche
de bacillose familiale. M. Mosny cite le cas suivant : Un
tuberculeux, fils de mère tuberculeuse, neveu de tuberculeux, se marie; sa femme meurt de la tuberculose après
avoir eu douze grossesses; sur ces douze grossesses, on
compte cinq fausses couches et sept accouchements à terme;
sur ces sept enfants, quatre succombent à la tuberculose
dans leurs premières années et les autres ont toutes les
chances de devenir tuberculeux. Par conséquent, vous
voyez combien est intéressante l'étude de la tuberculose
familiale, si importante au point de vue social.

On peut voir la tuberculose, non seulement à la ville,
mais aussi à la campagne, dans le village, et M. Durozoy,
dans une thèse récente parue cette année : *La Tuberculose
au village*, nous montre l'histoire d'un canton du département de l'Oise qui contient un assez grand nombre de
tuberculeux. Le canton de Ribécourt a une mortalité tuberculeuse aussi grande que celle de Toulon et de Marseille;
dans ce canton, il existe, il est vrai, des filatures de coton,
de chanvre, des fabriques de brosses et d'autres industries.

A Maretz-sur-Matz, où il y a une filature de chanvre, il
meurt un tuberculeux pour 138 habitants. A Ourscamp, où
s'élève une fabrique de velours et de coton, il meurt un
tuberculeux pour 141 habitants. Dans la commune de
Bailly, où les habitants s'occupent à la fois de l'industrie
et du travail des champs, il meurt un tuberculeux pour
270 habitants. Dans la commune de Tracy-le-Mont, où il
existe une fabrique de brosses, il meurt un tuberculeux pour
311 habitants. Dans les autres communes, pays de culture,
on voit immédiatement la mortalité diminuer ; à Carlepont,
il meurt un tuberculeux pour 426 habitants ; à Saint-Léger-
aux-Bois, il en meurt un pour 535, et à Vandélicourt, il en
meurt un seulement pour 624 habitants.

Ceci vous prouve bien que la tuberculose ne tient pas
compte du climat champêtre pour se développer, pas plus
du climat de plaine que du climat de montagne ; les conditions de contagion et de terrain régissent seules complètement sa distribution. Du reste, on compte au village une
série de cas importés par les malades envoyés faire une
cure d'air à la campagne, malades ne prenant souvent
aucune précaution, et contaminant le milieu qui leur a
donné l'hospitalité. Il existe aussi des cas autochtones,
ayant pris naissance dans les maisons souillées de produits
tuberculeux, et jamais désinfectées. M. Leray[1], dans un
article intéressant sur le saprophytisme du bacille de Koch,
relate les faits suivants : « Dans certaines campagnes,
comme en Bretagne, les paysans se servent beaucoup de lits
fermés, sortes d'armoires où l'air ne circule jamais : si l'un
d'eux devient tuberculeux et s'alite, il crache, non dans un
vase ou sur une serviette, mais sur la muraille. Aussi, les
murs sont-ils tapissés d'une nappe de produits morbides. Le

1. Leray, Le bacille de Koch n'est-il qu'un saprophyte? *Médecine
moderne*, 1902, p. 45.

tuberculeux meurt-il? Sans même laver la muraille, un autre membre de la famille prendra possession du lit devenu vacant. C'est ce qu'a pu observer notre ami, le Dr Danet de Josselin, qui a vu se produire un certain nombre de cas dans ces conditions et nous les a contés. »

Voilà, Messieurs, la contagion dans la famille et au village ; elle s'exerce dans toutes les agglomérations humaines. « L'homme, dit M. Lucien Graux, doit aujourd'hui vivre avec ses semblables, il ne peut rester isolé. Jeune, il va à l'école ; adolescent, il est soldat ; puis il fréquente les ateliers, les bureaux. On voyage dans des voitures publiques, on couche dans des chambres d'hôtel. L'hôpital reçoit le malade ; pour le malheureux ou le criminel, la prison est là. Et dans tous ces milieux collectifs où l'homme passe sa vie, il suffit d'un malade pour contaminer toute une série d'individus [1] ». Cela est exact, et je vais maintenant considérer la tuberculose dans l'armée, dans l'école, dans les hôpitaux, dans les prisons, dans les ateliers, dans les bureaux et dans certaines collectivités, comme chez les gardiens de la paix. Ce ne sera qu'une simple ébauche de la question, car elle m'entraînerait beaucoup trop loin si je voulais la traiter à fond.

A l'école, la contagion est banale [2], contagion parmi les élèves, contagion parmi les membres de l'enseignement, et ce sont les maîtres, surtout les instituteurs, qui paient le plus lourd tribut à la tuberculose.

---

1. Lucien Graux, Les causes sociales de la tuberculose, *Revue du XXe siècle*, janvier 1903, p. 21.

2. Cette leçon avait été faite, quand M. Grancher a attiré l'attention (*Bulletin médical*, 22 juin 1904, p. 573) sur la tuberculose ganglio-pulmonaire dans l'école parisienne : sur 896 enfants examinés, garçons et filles, 111 sont en état de tuberculose latente ganglio-pulmonaire ; c'est pour ces candidats à la phtisie, déjà bacillifères, que les écoles à la campagne rendraient les plus grands services.

Dans l'armée, la tuberculose est également fréquente et les pertes infligées à l'armée par tuberculose, par mortalité, réformes et retraites, sont importantes. On a vu, en 1888, l'armée perdre 5,48 p. 1 000 de son effectif par tuberculose; en 1895, la perte a été de 9,48 et, en 1898, de 8,01 p. 1 000; ces chiffres sont tirés du rapport de M. Letulle : *La tuberculose dans l'armée française*, communiqué à la Commission de la tuberculose de 1900, page 158.

M. Kelsch, dans les *Archives de médecine et de pharmacie militaires* du mois d'octobre 1900, combat le rôle primitif qu'on attribue à la contagion dans la tuberculose du soldat, et, selon lui, l'armée reçoit plus de tuberculeux qu'elle n'en donne; elle reçoit des individus déjà infectés, atteints de tuberculose latente ou d'anciens foyers bacillaires qui se réveillent sous l'influence des modifications de l'hygiène, des conditions souvent défectueuses du casernement, des fatigues de l'entraînement, et, surtout, en raison de l'appel de la classe à l'entrée de l'hiver, à une époque déplorable et néfaste. Dans des débats au Parlement, dans la séance du Sénat du 10 mars 1903, M. Viseur a envisagé la question de la tuberculose dans l'armée française; les pertes par tuberculose sur 1 000 hommes d'effectif, sont minimes en Algérie et en Tunisie, où elles ne sont que de 4,95; les pertes les plus considérables frappent le XIᵉ corps, à Nantes, où elles s'élèvent à 9,90; le Xᵉ corps, à Rennes, où elles sont de 10,88; le XIIIᵉ corps, à Rouen, où elles atteignent 11,55; et surtout le IVᵈ corps, au Mans, où elles s'élèvent jusqu'à 13,80 [1]. Les corps d'armée les plus atteints de tuberculose sont ceux de l'Ouest, où l'alcoolisme sévit avec le plus d'intensité.

1. Viseur, *Journal officiel de la République française*, 11 mars 1903, p. 387.

M. Bard (de Lyon), étudiant, le 6 avril dernier, dans la *Presse Médicale*, les maladies et la mortalité des milieux militaires, fait observer que, comparée aux armées étrangères, aux armées allemandes et anglaises supérieures au point de vue de l'hygiène, la morbidité de l'armée française est relativement fort considérable.

On observe aussi la tuberculose dans la Marine de l'État, et M. L. Vincent a fait sur ce sujet un rapport intéressant à la Commission de la tuberculose de 1900. La bacillose est très fréquente dans la Marine parce que, malgré l'action souvent bienfaisante du climat marin, les conditions de contagion y prédominent. Sur les espaces restreints des navires, la contagion est énorme, et M. Jules Rochard a pu dire que la tuberculose marche vite sur les vaisseaux. A l'hôpital de Brest (je ne parle que de marins de la flotte), de 1880 à 1897, sur 1 119 décès, 501, soit près de la moitié des décès, ont été causés par la tuberculose. En 1898, la flotte française perdit 2 176 hommes par réformes, pensions et décès; sur ce nombre, on compte 635 tuberculeux, soit 29 p. 100, plus du quart des pertes totales.

Ce que je dis de l'armée, de la flotte je vous le répéterai encore à propos des hôpitaux, des hôpitaux parisiens, et des hôpitaux provinciaux, en général très archaïques, très vieux, où la contagion règne en maîtresse. M. Letulle fait remarquer qu'à l'Hôtel-Dieu de Paris, en vingt-quatre ans, sur 102 décès de religieuses, on doit en mettre 82, *plus de 80 p. 100* sur le compte de la tuberculose pulmonaire; M. Letulle insiste avec raison sur le bouleversement nosologique créé dans la terminaison des maladies par la contagion tuberculeuse hospitalière; aujourd'hui, la tuberculose est la fin naturelle de toutes les maladies chroniques soignées à l'hôpital. Les infirmiers paient un tribut de

36 p. 100 à la tuberculose pulmonaire, et la contamination dans les hôpitaux s'exerce sur le personnel plus encore que sur les malades, si ces derniers n'y font pas de longs séjours. Aussi cet état lamentable a-t-il dicté la décision de la Commission de la tuberculose, l'isolement des tuberculeux, décision très bonne en soi, très strictement scientifique, mais mauvaise pour les tuberculeux, comme je vous le démontrerai dans les leçons ultérieures.

Dans les asiles d'aliénés, la tuberculose fait d'aussi grands ravages que dans les hôpitaux, et M. Brouardel, dans son rapport à la Commission de la tuberculose de 1900, nous apprend que, de 1894 à 1898, dans les asiles publics, il y a eu 117 décès tuberculeux pour 10 000 aliénés, tandis que dans les asiles privés, la proportion n'est plus que de 39,9.

M. Brouardel, dans ses recherches sur les enfants assistés, fait observer que, sur 10 000 décès, la tuberculose occasionne, dans les départements, 24,2 décès pour les garçons et 29,5 pour les filles; dans l'assistance de Paris, il y a 12,8 décès pour les garçons et 17,2 pour les filles; notez la différence en faveur de Paris.

Dans les prisons, la statistique donne de 1894 à 1898, pour 10 000 prisonniers, 43,7 tuberculeux et pour les agents 31,2. Dans les maisons centrales la proportion est beaucoup plus considérable, car on trouve 114,4 tuberculeux pour 10 000 prisonniers et 17,8 pour les agents.

La Commission de la tuberculose de 1900 a fait examiner, par M. P. Dislère, la mortalité tuberculeuse du personnel ouvrier des mines de charbon du Nord et du Pas-de-Calais. Les conclusions du rapporteur sont très curieuses : dans les mines de charbon, pour 54 328 ouvriers, le nombre des décès survenus en 1898 et 1899 a été de 795, soit 73 p. 10 000; sur ce nombre, il n'y a eu que 21 décès

p. 10 000 par tuberculose; les mineurs sont donc peu contaminés, et beaucoup moins, à peu près moitié moins, que les ouvriers ordinaires du département du Nord dont la mortalité tuberculeuse s'élève à 42 p. 10 000, celle des mineurs restant à 21 seulement pour 10 000. Cela tient à la propreté très grande des mineurs; la plupart ont des logements salubres et ils travaillent assez isolés les uns des autres, par petits chantiers, dans les galeries souterraines; s'ils sont tuberculeux et s'ils crachent, leur expectoration est absorbée par la poussière humide de charbon, et les bacilles ne sont pas volatilisés et répandus partout comme dans les endroits secs.

Dans l'industrie, dans les ateliers, la contagion est absolument effroyable; il existe certains ateliers où tous les ouvriers, au bout d'un certain temps, meurent de tuberculose, par suite des mauvaises dispositions hygiéniques des locaux et surtout en raison des habitudes alcooliques. Dans les bureaux, c'est la même chose; il existe certains bureaux où les employés meurent presque tous tuberculeux. Dans les bureaux de poste, par exemple, bureaux tenus en général d'une façon honteuse, la tuberculose des agents est très fréquente. Dans son livre : *La grande faucheuse*, paru cette année, M. F. Barbary mentionne un rapport, revêtu de 110 signatures, envoyé par les agents du bureau de poste de Grenoble au sous-secrétaire des Postes et Télégraphes, lui faisant observer que dans ce bureau, de 1886 à 1901, 12 agents sont mort tuberculeux, sans qu'on ait pratiqué la moindre désinfection. Dans les bureaux, on signale encore des contaminations curieuses, par les livres et les documents. On a remarqué que tous les employés de la municipalité de Karkov mouraient tuberculeux, on fit une enquête, et on découvrit qu'un employé tuberculeux avancé mouillait avec sa salive toutes

les pages des documents qu'il tournait; les archives four-
millaient de bacilles de Koch, et les gens qui les ouvraient
et les consultaient furent presque tous infectés; on retrouva
très facilement sur les pages contaminées le bacille de
Koch que l'inoculation aux cobayes montra très virulent.
Aux États-Unis, dans l'État de Michigan, M. Knopf vit
20 employés du bureau de santé de Lansing devenir phtisiques; ils avaient pris la tuberculose de la même façon :
un de leurs collègues avait mouillé les documents avec sa
salive bacillifère et avait contagionné tous ses successeurs.
Le même fait est arrivé chez les collectionneurs de timbres-
poste; la plupart ont l'habitude mauvaise de mettre dans
leur bouche tous les timbres dont quelques-uns sont souvent
contaminés par d'anciens collectionneurs.

M. Landouzy a étudié la mortalité tuberculeuse des gardiens de la paix de Paris, et il a trouvé que, en dix ans,
de 1890 à 1899, sur une moyenne de 7 678 cas de réformes
et de maladies, 37 p. 100 de ces cas furent dus à la tuberculose; ce corps social n'échappe donc pas non plus à la
contagion.

Voilà, Messieurs, des exemples nets de l'influence de la
tuberculose sur la collectivité; j'y pourrais ajouter la contagion dans les voitures publiques, dans les chemins de fer,
partout où s'effectue le nettoyage à sec. La contagion est
donc énorme, intensive, effrayante; elle existe partout, nous
la trouvons à la maison, dans les bureaux, dans les moyens
de transport, à l'école, dans les grands magasins, dans
les boutiques, dans la rue même où les robes longues des
femmes, une erreur d'hygiène, disséminent partout les
poussières bacillifères.

Ce qui doit vous étonner, c'est qu'au milieu de ces
causes si générales de contagion, il y ait encore des gens
indemnes de tuberculose. Cette raison de la non-tuber-

culisation de certaines personnes est un point capital dans l'étude de la contagion. S'il y a des individus qui échappent à la dissémination des germes tuberculeux, c'est qu'il existe des conditions régissant la contagion, et ces conditions dépendent du terrain morbide de l'individu, de ses habitudes d'hygiène et de son habitation dans un logement plus ou moins salubre.

Ces conditions ont pour moi une importance capitale : je vous les développerai dans la prochaine leçon qui sera consacrée aussi à l'étude de l'influence de la tuberculose sur la race.

VINGT-DEUXIÈME LEÇON

Influence de l'habitation insalubre et du surpeuplement des habitations.
Les révélations du Casier sanitaire des maisons de Paris. — Les
  remarques de M. Juillerat.
Influence du terrain.
Le terrain réfractaire et le terrain favorable.
Action de la tuberculose sur la race. L'hérédité tuberculeuse.
Le bacille est-il héréditaire? Oui, mais rarement.
L'hérédité tuberculeuse est une dystrophie spéciale, d'origine, mais
  non d'essence tuberculeuse.
L'hérédo-dystrophie paratuberculeuse de M. Mosny et ses consé-
  quences; prédilection pour l'appareil cardio-vasculaire.

Messieurs,

En terminant la dernière leçon, je posais la question
suivante : Pourquoi tout le monde n'est-il pas tuberculeux ?
Si tout le monde n'est pas tuberculeux, vous disais-je, c'est
que des conditions de terrain et d'habitation régissent la
marche de la contagion.

Parmi ces conditions, celles concernant l'habitation ont
une importance majeure, et le logement insalubre ainsi que
le surpeuplement des logements sont des facteurs intensifs
de tuberculose.

M. Strauss, dans son livre, la *Croisade sanitaire*, insiste
en de belles pages sur ce sujet. Il nous montre les cités
de chiffonniers, la cité des Kroumirs, la rue Sainte-Mar-
guerite, la cité Jeanne-d'Arc et le Clos Macquart, toutes
absolument infectes et infectées; on en retrouve de sem-

blables à la périphérie de Paris, et dans la banlieue. Dans la province industrielle, il existe des habitations aussi malpropres et aussi malsaines, et, comme le dit M. Strauss : « Les pauvres gens! Les années passent, le bien-être général augmente, l'hygiène fait des merveilles autour d'eux; les cités insalubres, seules, demeurent debout, à peine changées, toujours nauséabondes, grouillantes d'enfants et d'animaux[1]. »

En effet, il y a dans les villes et à Paris des maisons surpeuplées dans des conditions extraordinaires; ainsi M. Jacques Bertillon nous montre 80,000 logements parisiens encombrés, servant d'abri à une population de de 364,000 personnes, et, à Paris, 50,321 logements d'une seule pièce, habités par 178,000 personnes. Et puis, chose qui va vous paraître singulière, monstrueuse même, il existe en France un nombre considérable de maisons complètement dépourvues de fenêtre; M. Hippolyte Maze en a fait le recensement, et a dénombré en France 200,000 de ces maisons; la raison de leur existence est fort simple : le propriétaire, dans certaines d'entre elles, a bouché les fenêtres, pour ne pas payer l'impôt des portes et fenêtres, et, dans les autres, il a omis volontairement les fenêtres en construisant. Aussi, conçoit-on les ravages de la tuberculose dans ces tanières où l'air ne pénètre jamais. Il est difficile en province de pouvoir évaluer ces ravages; mais à Paris, la chose est relativement facile, depuis l'installation du Casier sanitaire.

Messieurs, tout ce que je vais vous dire du Casier sanitaire m'a été très obligeamment communiqué par M. Juillerat, chef du bureau de l'assainissement des habitations et du casier sanitaire à la préfecture de la Seine; je tiens à

1. Paul Strauss, *La Croisade sanitaire*, Paris, 1902, p. 147.

lui exprimer ici, publiquement, tous mes remerciements
pour les documents qu'il a bien voulu me fournir. Le
bureau du Casier sanitaire, réuni dans une seule pièce de
l'annexe Lobau à l'Hôtel de Ville, renferme 82,000 casiers
identiques à celui que je vous présente ici, et contient, par
conséquent, le casier sanitaire de toutes les maisons de
Paris. Chaque casier comprend la description de l'immeuble, le nombre des désinfections faites dans la maison,
après la déclaration des maladies transmissibles, et les cas
de mort par ces maladies ; il comprend aussi les prescriptions faites par Commission des logements insalubres,
pour parer dans la mesure du possible aux inconvénients
de l'habitation insalubre. Je me suis livré, en présence de
M. Juillerat, à une série d'investigations sur le Casier sanitaire ; les résultats très curieux qu'elles m'ont fournis confirment absolument la note suivante que M. Juillerat m'a
remise et que je tiens à vous lire :

« L'influence du logement sur la mortalité tuberculeuse
a été, une fois de plus, mise en évidence par les constatations faites au Casier sanitaire des maisons de Paris.

« Il y a, à Paris, des maisons dont la statistique obituaire
est, à ce point de vue, réellement effrayante.

« Dix de ces maisons, comportant une population totale
de 967 habitants, ont fourni en dix ans 212 décès tuberculeux. Dans l'une d'entre elles, notamment, située dans une
rue étroite avec une cour de 8 mètres superficiels, sur une
population de 60 habitants, 36 décès tuberculeux se sont
produits en dix ans. Il est vrai que dans cette maison, la
surface bâtie, affectée à chaque habitant est de 7 m. 70, ce
qui, en déduisant un cinquième pour les parties communes,
couloirs, escaliers, W.-C., etc., donne à chaque habitant
une superficie réelle de 6 m. 20, dans laquelle doivent
encore entrer le lit, une chaise, les vêtements.

« Toutes ces maisons ont de 4 à 7 étages, les rues où
elles se trouvent situées sont étroites, de 6 à 12 mètres de
largeur, les cours sont sombres, étroites, sales. L'air et
la lumière n'y pénètrent qu'avec difficulté. »

Veuillez, Messieurs, remarquer ceci : cette maison de
60 habitants qui, en dix ans, compte 36 décès de tuberculose, a probablement tué un plus grand nombre encore de
ses habitants; la tuberculose étant une maladie à déclaration facultative et non pas obligatoire, des cas de tuberculose ont pu n'être pas déclarés, et ces 36 décès sont un
strict minimum. Puis, comme beaucoup de tuberculeux
s'en vont mourir dans leur pays, ces maisons maudites
peuvent abriter des tuberculoses qui ne sont pas indiquées
dans le Casier. Une autre maison mérite encore d'être
signalée; sur 123 habitants, en dix ans, on y a compté
30 décès par tuberculose.

L'examen du Casier sanitaire m'a permis de vérifier
complètement cette proposition de M. Strauss :

« La mortalité par la tuberculose est en raison directe
du nombre des étages, et en raison inverse de la dimension
des cours et courettes[1] ». En effet, j'ai cherché dans le
Casier sanitaire certaines rues de Paris très étroites; dans
ces rues, quand je trouvais un immeuble avec une cour
très petite, j'étais sûr, en consultant la feuille des décès,
de voir la colonne de la tuberculose remplie, à l'exclusion
des autres. Voyez cette feuille verte, qui va de l'année
1895 à l'année 1899; il n'y a qu'une ligne de décès; la ligne
de décès tuberculeux; elle appartient à un immeuble situé
dans une impasse étroite avec deux cours de 2 mètres de
largeur sur 30 mètres de longueur. Par conséquent, on
peut dire que plus on trouvera de cours étroites, plus on

1. Paul Strauss, *loco citato*, p. 219.

trouvera de tuberculose; c'est presque une loi mathématique, révélée par l'examen du Casier sanitaire.

M. Juillerat a fait encore d'autres remarques très intéressantes; il a trouvé peu de tuberculeux dans les cabanes situées autour des fortifications, où cependant l'hygiène est très mauvaise, et cela, parce qu'elles sont isolées de tous côtés et que l'air et la lumière peuvent y pénétrer librement. Il a remarqué que dans certains quartiers riches du centre de Paris, aux rues étroites, la tuberculose est fréquente aux étages inférieurs des maisons, dans les appartements grands et spacieux, peuplés d'une façon normale, avec des conditions d'hygiène généralement bonnes; la tuberculose est par contre beaucoup plus **rare** aux étages supérieurs, la plupart surpeuplés et encombrés. La raison en est fort simple; c'est qu'aux étages supérieurs, il y a du soleil et de l'air, et que les étages inférieurs sont peu exposés à la lumière et reçoivent les poussières de la rue.

Voilà, Messieurs, les indications fournies par le Casier sanitaire. La tuberculose sévit donc dans certaines maisons d'une façon constante, et il existe de véritables maisons maudites dont tous les habitants prennent la tuberculose ou y succombent. Vous verrez l'importance de ces faits, quand nous examinerons la prophylaxie sociale de la tuberculose. Ceci est tellement vrai, que dans certaines rues très étroites, la proportion pour cent des décès par tuberculose, par rapport au nombre des habitants, donne une moyenne tout à fait différente de celle de l'ensemble des rues de Paris; alors que dans les rues ordinaires, la moyenne est de 6 p. 100 de décès tuberculeux, au contraire, dans ces rues étroites, dans la rue X par exemple, les décès s'élèvent à 16,46 p. 100, et dans la rue Y à 18,84 p. 100; ces derniers chiffres m'ont été très obligeamment encore fournis par M. Juillerat. C'est donc une question jugée, indiscutable, la tuberculose est liée dans son évolution aux logements insalubres et au surpeuplement des habitations. Du reste, si vous prenez une carte de Paris, marquant d'une certaine teinte les appartements larges, aérés, somptueux des quartiers riches, et d'une teinte différente les logements étroits et insalubres des quartiers pauvres, et, si, prenant une autre carte de Paris, vous teintez d'une manière spéciale les endroits de la ville où la tuberculose sévit le plus, vous pourrez superposer exactement les teintes de ces deux cartes ; la teinte de la tuberculose recouvrira celle des logements insalubres, et la teinte de la non-tuberculose recouvrira celle des appartements vastes et ensoleillés.

Je vous le répète, Messieurs, la question est jugée.

Si la tuberculose est très fréquente à Paris, dans les logements insalubres, elle ne s'y répartit pas de la même façon sur tout le monde, et elle est beaucoup plus fréquente chez les déracinés et les immigrés que chez les Parisiens de naissance et les Parisiens de longue date. Pour M. Barbier, qui nous a fait connaître ces faits [1], 69 p. 100 des malades nés hors Paris s'y contaminent de tuberculose, tandis que les Parisiens n'y sont infectés que dans la proportion de 32 p. 100 ; les Parisiens ont donc moitié moins de chances d'être voués à la tuberculose que les provinciaux émigrés à la capitale. Ces derniers sont contaminés presque tous dans les dix premières années de leur séjour.

On doit faire entrer en ligne de compte de la tuberculisation tous les efforts de notre vie intensive et surtout de la lutte que nous devons soutenir à l'heure actuelle dans

---

1. Barbier, Fréquence de la tuberculose chez les immigrés à Paris, *Soc. méd. des hôpitaux*, 22 janvier 1900.

toutes les carrières, avec son surmenage physique, intellectuel, moral et tous ses déboires.

Voilà déjà quelques considérations capables d'expliquer pourquoi certains sont plus tuberculisés que les autres ; il y en a d'autres qui dépendent du terrain morbide. Certains terrains sont plus ou moins réfractaires, certains autres plus ou moins tuberculisables, plus ou moins propices à l'éclosion de la bacillose.

Voyons d'abord les conditions du terrain réfractaire ; ce terrain serait-il réfractaire parce que quelques-uns ont une immunisation antérieure ? Eh bien, malgré les considérations que je développerai tout à l'heure à propos de l'hérédité tuberculeuse, je ne crois pas qu'il y ait immunisation de la tuberculose par la tuberculose, et je ne pense pas qu'une tuberculose locale, atténuée, lupus ou adénite, crée une immunité antérieure ; je crois bien plutôt qu'elle détermine une plus grande réceptivité pour le développement ultérieur de la bacillose.

Le terrain réfractaire peut être créé par l'asthme, par l'arthritisme, et par certaines infections pulmonaires. Il est des cas d'asthme qui semblent mettre à l'abri de la tuberculose ; mais il n'y a pas là, comme on a voulu l'admettre, de loi rigoureuse ; aujourd'hui, on est forcé de compter avec les cas de tuberculose développée sous forme d'asthme, avec les cas de tuberculose pseudo-asthmatique, et avec les cas plus rares, mais indéniables, de tuberculose commençant par une crise d'asthme. J'ai rapporté en 1895 deux observations curieuses de tuberculose pulmonaire chronique, ayant débuté toutes deux par un accès d'asthme. L'asthme n'a donc nullement mis mes malades à l'abri de la tuberculose ; je reconnais qu'elle a marché avec une plus

1. Louis Renon, Deux cas de tuberculose pulmonaire chronique ayant débuté par un accès d'asthme, *Mercredi médical*, 9 octobre 1895.

grande lenteur et une tendance marquée à la guérison.
Certaines affections pulmonaires semblent atténuer la
tuberculose en créant un état fibreux du poumon; parmi
ces affections, je citerai l'aspergillose pulmonaire qui guérit
par un processus de pneumonie chronique scléreuse, pro-
ducteur de granulomes fibreux; quand la tuberculose se
greffe sur l'aspergillose, elle prend une allure moins rapide
que dans son évolution ordinaire[1]. Il existe encore un
autre terrain défavorable à la tuberculose, c'est le terrain
arthritique, décelable, d'après MM. Albert Robin et Binet,
par l'étude du chimisme respiratoire. Tandis que dans la
tuberculose ordinaire, il y a une augmentation considérable
dans la consommation de l'oxygène et dans la production de
l'acide carbonique, caractère d'un état de déchéance prétuberculeuse relevant d'une vitalité exaspérée jusqu'à l'auto-
consomption, au contraire, dans l'arthritisme, il y a un type
d'échanges respiratoires qui est le suivant : « Diminution des
échanges totaux portant beaucoup plus sur l'acide carbonique produit que sur l'oxygène consommé total, d'où augmentation de l'oxygène absorbé par les tissus et diminution du
quotient respiratoire[2] ». Les échanges des phtisiques fibreux
sont inférieurs aux échanges des phtisiques ordinaires, et
la phtisie évolue chez les ralentis avec une moins grande
gravité. Tel est le terrain réfractaire arthritique.

A côté du terrain réfractaire, nous trouvons le terrain
favorable à l'évolution de la tuberculose, terrain préparé
par les différentes intoxications, les diverses professions
des malades et une certaine hérédité.

1. Louis Rénon, *Études sur l'aspergillose chez les animaux et chez
l'homme*, Paris, 1897.
2. A. Robin et Binet, Les échanges respiratoires dans les états antago-
nistes de la tuberculose : l'arthritisme, *Arch. générales de médecine*, 12,
19, 26 janvier 1904.

Tous les toxiques prédisposent à la tuberculose. J'ai remarqué dans les hôpitaux que les individus intoxiqués par le plomb étaient souvent tuberculeux. L'alcoolisme est le grand facteur de la prédisposition bacillaire; c'est un fait aujourd'hui très connu, courant, banal, et on peut réellement dire que l'alcoolisme fait le lit de la tuberculose. L'intoxication par le chlore a une action non moins évidente, et j'ai rapporté avec M. Latron, en 1900, *à la Société médicale des hôpitaux*, le cas d'un individu atteint de cette curieuse dermatose qu'on appelle l'acné chlorique; le malade semble avoir reçu des grains de poudre à bout portant sur le visage, et la figure est saupoudrée de points noirs. Cet homme était tuberculeux, et sa tuberculose débuta le jour où il commença son travail dans une fabrique de chlore. L'hypoacidité des humeurs serait, d'après les recherches de M. Canter, une cause d'état favorable à la tuberculose, et il suffirait de relever l'acidose sanguine pour mettre un prédisposé à l'abri de toute atteinte du mal [1].

L'hérédité est un grand facteur de la prédisposition tuberculeuse, mais c'est une hérédité particulière, un peu paradoxale et qui n'est pas celle que vous pensez. Je vais vous exposer avec assez de détails cette question de l'hérédité tuberculeuse, car c'est elle qui est le plus responsable des méfaits de la tuberculose sur la race.

On peut se demander si l'hérédité tuberculeuse est une hérédité de graine ou de terrain. Le bacille peut-il se transmettre directement au moment de la conception, de la mère au fœtus, ou, l'influence paternelle donne-t-elle la tuberculose comme elle donne la syphilis? La question est encore litigieuse, examinons-la. Le sperme peut-il donner

1. Ch. Canter, Tuberculose pulmonaire; pathogénie; évolution; acidose sanguine, *Revue de médecine*, avril 1904.

la tuberculose? Oui, le sperme peut donner la tuberculose, quand il est infecté, au cas de tuberculose génitale, fait exceptionnel, mais parfaitement prouvé. Le sperme d'un individu tuberculeux, indemne de tuberculose génitale, peut-il être virulent et infecter le fœtus? On ne le pense pas, car les cas de tuberculoses primitives observés chez les femmes à la suite de coït avec des individus tuberculeux, dont le sperme n'est pas bacillifère, ne sont pas suffisants pour entraîner la conviction.

Cependant, malgré l'opinion de nombreux savants et celle de M. Küss, auteur d'une thèse remarquable sur le sujet [1], repoussant l'hypothèse de l'hérédité par infection conceptionnelle, avec infection du sperme ou de l'ovule, il est possible que cette cause d'infection existe, comme en témoigne l'expérience suivante de M. Friedmann. Recherchant si la tuberculose peut se transmettre au fœtus par le sperme bacillifère, cet auteur a mis dans une cage, avec des lapins, des lapines qui venaient de mettre bas, et chaque fois qu'une copulation avait lieu entre un mâle et une femelle, il injectait dans le vagin de celle-ci une émulsion de bacilles tuberculeux dans une solution physiologique de chlorure de sodium. En examinant, une heure après, les sécrétions de l'orifice du col utérin, M. Friedmann y a constamment trouvé des bacilles isolés au milieu d'un grand nombre de spermatozoïdes. Huit jours après, il tuait la lapine et son utérus était soumis avec l'embryon à une série de coupes variées faites parallèlement à l'axe vertical de l'utérus. Or, on a trouvé, dans tous les embryons, des bacilles tuberculeux. Ceux-ci étaient presque toujours situés dans la couche cellulaire embryonnaire elle-même, c'est-à-dire qu'ils étaient intracellulaires, on en a trouvé dans

1. Küss, *Hérédité parasitaire de la tuberculose humaine*, thèse de Paris, 1898.

l'espace situé entre la couche cellulaire et la zone pellucide ou encore dans la cavité de la vésicule remplie de liquide coagulé, mais, dans aucun cas, il n'existait de bacilles ni dans la muqueuse utérine, ni dans le vagin. Chaque fois qu'on a trouvé un bacille, il était situé près de l'embryon. Il semble qu'à part les bacilles pénétrant dans l'œuf, tous les autres injectés dans le vagin sont éliminés du canal vaginal au bout de quelque temps, et l'intégrité de l'utérus peut expliquer le cas d'une femme mettant au monde un enfant tuberculeux et restant elle-même bien portante[1].

D'après ces faits, la question, on le voit, n'est pas définitivement jugée ; elle mériterait d'être reprise.

Si l'influence paternelle n'est pas toujours mise en évidence dans la contamination congénitale de la tuberculose, on peut se demander s'il ne s'agit pas d'une influence maternelle, soit par l'infection de l'ovule, soit par l'infection intra-utérine par la voie placentaire.

L'infection placentaire est aujourd'hui mise hors de doute par les travaux de MM. Landouzy et Martin, Aviragnet, Sabouraud, Sabrazès, Thiercelin et Londe.

Avec M. Bar nous avons, en 1895, prouvé d'une façon irréfutable cette contamination placentaire par les faits suivants observés chez quelques femmes tuberculeuses[2]. Dans cinq cas, nous avons recueilli, au moment de la naissance, une certaine quantité de sang s'écoulant par le bout placentaire de la veine ombilicale, et nous l'avons immédiatement injecté à des cobayes sous la peau de l'abdomen. Dans trois cas, les résultats ont été négatifs et

---

1. F.-F. Friedmann, Recherches expérimentales sur la transmission de la tuberculose au fœtus par le sperme bacillifère, *Deutsche med. Wochensch.*, 1901, p. 129.

2. Bar et Rénon, Présence du bacille de Koch dans le sang de la veine ombilicale de fœtus humains issus de mères tuberculeuses, *Soc. de Biologie*, 29 juin 1895.

les cobayes ne devinrent pas tuberculeux; dans deux cas, les résultats furent positifs.

Dans le premier cas, il s'agissait d'une femme atteinte de phtisie pulmonaire à la troisième période et dont les crachats contenaient des bacilles de Koch; cette femme mit au monde un fœtus mort depuis la veille. Le placenta ne présentait pas de lésion apparente; le sang s'écoulant de la veine ombilicale fut injecté à un cobaye qui présenta un chancre d'inoculation caséeux et qui succomba deux mois plus tard avec de la tuberculose du foie et de la rate; la pulpe et la masse caséeuse du chancre contenaient des bacilles de Koch. L'autopsie de l'enfant, pratiquée immédiatement après son expulsion, ne permit pas de trouver de tubercules dans les organes; d'ailleurs, des frottis sur lamelles avec la pulpe splénique, hépatique, rénale, et pulmonaire du fœtus ne contenaient pas de bacilles de Koch. On injecta à trois cobayes de cette pulpe de foie et de poumon, et de la sérosité péritonéale. De ces trois animaux, deux succombèrent. Le premier fut le cobaye inoculé avec la sérosité péritonéale de l'enfant; il présentait une tuberculose de la rate, mais sans chancre (nous n'en avons pas tenu compte pour cette raison). L'autre cobaye, inoculé avec la pulpe du foie, offrait un chancre d'inoculation et une tuberculose du poumon, du foie et de la rate; la pulpe splénique et les parois du chancre contenaient des bacilles de Koch.

Dans le second cas, la mère avait des cavernes pulmonaires étendues, mais l'examen des crachats n'a pas été pratiqué. L'enfant, né vivant, succomba quarante jours plus tard avec une broncho-pneumonie. Au moment de la naissance, on recueillit du sang dans la veine ombilicale et on l'injecta à deux cobayes. L'un des animaux survécut; l'autre succomba avec un chancre d'inoculation et une tuberculose viscérale généralisée. La rate, farcie de tubercules, adhérait à la paroi abdominale au niveau du chancre : sa pulpe contenait des bacilles de Koch. Injectée à deux autres cobayes, cette pulpe leur donna une tuberculose généralisée reconnue bacillaire par l'examen bactériologique. Il nous a semblé qu'il existait un certain rapport entre la gravité de l'affection et les résultats positifs de l'inoculation au cobaye, les mères étant dans ces deux cas mortes peu après l'accouchement.

Ces faits, à l'abri de toute critique, puisque notre examen bactériologique a été des plus complets, prouvent la transmission de la tuberculose de la mère au fœtus, à travers le placenta. Mais les faits positifs hors de conteste sont extrêmement rares et, loin d'être la règle, ils forment, au contraire, la très grande exception. Du reste, l'étude de la tuberculose du premier âge nous impose la non-hérédité habituelle de la tuberculose. M. Mosny a publié, sur la question de l'hérédité tuberculeuse, un travail critique très important auquel je vais emprunter la plupart des considérations qui vont suivre. « La mortalité par tuberculose, comparée à la mortalité globale, dit M. Mosny, est exceptionnelle dans les trois premiers mois de la vie, rare dans la première année, et sa fréquence augmente progressivement avec l'âge. » Puis, il ajoute plus loin : « Si la fréquence de la tuberculose dans le premier âge semble indiquer que le jeune enfant soit prédisposé à ses atteintes, son extrême rareté dans les premières semaines de la vie s'accorde mal avec l'hypothèse de son origine congénitale[1]. »

Or, la tuberculose familiale est des plus fréquentes, il faut donc en rechercher la raison autre part que dans l'hérédité du germe.

---

1. Mosny, Étude sur les origines de la tuberculose. Tuberculose et hérédité, *Revue de la tuberculose*, 1898-99.

« Voici, du reste, nous dit encore M. Mosny, l'indication sommaire de ce que sont devenus les rejetons issus de 74 ménages féconds de tuberculeux :

23 fausses couches, soit 9,09 sur 100 grossesses ;

236 enfants nés viables, parmi lesquels :

33 sont morts d'affections diverses, non tuberculeuses ;

89, soit 37,71 p. 100, nés viables, ont succombé de 0 à 2 ans ;

11, soit 4,66 p. 100, nés viables, sont morts ou devenus tuberculeux ;

103, soit 46,18 p. 100, nés viables, sont survivants et non tuberculeux.

« Cela nous indique déjà que la moitié, à peine, des enfants de nos tuberculeux a survécu sans contamination tuberculeuse apparente ; et qu'un très grand nombre, soit plus du tiers de ces enfants nés viables, a succombé prématurément dans les deux premières années de la vie.

« Si maintenant, nous cherchons, dans ces 74 ménages féconds, quelle peut être l'influence sur l'avenir des descendants, de la tuberculose du père seul ou de celle des deux générateurs, nous constatons que :

1° Dans 47 ménages où le mari était seul atteint de la tuberculose, il y a eu :

9 fausses couches, soit 5,69 sur 100 grossesses ;

149 naissances d'enfants viables parmi lesquels :

26 sont morts d'affections diverses, non tuberculeuses ;

50, soit 33,55 p. 100, nés viables, ont succombé de 0 à 2 ans ;

2, soit 1,34 p. 100, nés viables, sont morts ou devenus tuberculeux ;

71, soit 47,65 p. 100, nés viables, sont survivants et non tuberculeux.

2° Dans les 27 ménages où mari et femme étaient tous deux tuberculeux, il y a eu :

14 fausses couches, soit 14 sur 100 grossesses ;

87 naissances d'enfants nés viables, parmi lesquels :

7 sont morts d'affections diverses, non tuberculeuses ;

39, soit 44,83 p. 100, nés viables, ont succombé de 0 à 2 ans ;

9, soit 10,34 p. 100, nés viables, sont devenus tuberculeux ;

32, soit 36,78 p. 100, nés viables, sont survivants et non tuberculeux.

« En somme, cela nous enseigne que les fausses couches, la mort précoce en bas âge et la contamination tuberculeuse des enfants sont d'autant plus fréquentes dans les ménages tuberculeux que les parents sont tous deux infectés. Et si l'on veut même faire abstraction des cas de contamination tuberculeuse dont nous ne pouvons, dans les cas de notre enquête, apprécier la fréquence à sa juste valeur, nous constatons dans les ménages tuberculeux une fréquence des avortements et de la mortalité précoce, en bas âge, des enfants, qui ne se peut expliquer que par l'influence sur le produit de la conception, de l'infection bacillaire des parents[1]. »

Si la tuberculose était héréditaire au sens propre du mot, elle donnerait, comme la syphilis, le maximum de mortalité et de lésions au début de la vie, dès la naissance. Or, c'est tout le contraire qui arrive, et son extrême rareté dans les premières semaines de la vie s'accorde mal avec l'hypothèse de l'hérédité fatalement congénitale. Je partage donc tout à fait l'avis de M. Mosny, et mon opinion ne saurait être suspectée, étant parmi les rares auteurs qui ont décrit des cas de tuberculose congénitale.

Or, comme la tuberculose est fréquente dans la famille,

---

1. Mosny, La famille des tuberculeux, *Annales d'hygiène publique et de médecine légale*, avril 1902.

il faut en chercher la raison tout autre part que dans l'hérédité simple de la graine tuberculeuse. En effet, voilà des enfants qui deviennent tuberculeux; pourquoi cela? Est-ce parce qu'ils n'auraient pas été vaccinés, car on a soutenu la possibilité de la vaccination tuberculeuse. M. Hanot, partisan de l'hérédo-immunité de la tuberculose, a prétendu que dans le rétrécissement de l'artère pulmonaire, dans la chlorose, dans la scrofule, dans l'emphysème pulmonaire, il y avait une atténuation du terrain tuberculeux. Selon toute vraisemblance, la bénignité des manifestations tuberculeuses tient en pareil cas non pas à la transmission héréditaire d'une immunité spécifique, mais au peu de bacilles inoculés et à la porte d'entrée du virus. A l'heure actuelle, j'estime qu'il ne peut plus être question d'immunité tuberculeuse, et vous verrez, au contraire, qu'il s'agit là d'une prédisposition et non pas d'une immunité. Beaucoup d'auteurs, même, ne savent pas s'ils doivent admettre une immunité ou une prédisposition. Si donc la tuberculose familiale ne tient pas au passage héréditaire de la graine et du bacille, si elle n'est pas provoquée non plus par l'absence d'immunité, à quoi est-elle due? Est-ce qu'on naîtrait tuberculisable, comme le disait Peter? Est-ce qu'on naîtrait dystrophique, « comme le sont les fils de vieillards, d'alcooliques, de neurasthéniques », ainsi que le prétend M. Landouzy[1], ou bien, ne serait-ce pas en raison d'une prédisposition spéciale créée par la tuberculose, mais qui ne serait pas d'origine tuberculeuse?

« La phtisie des parents n'exerce aucune influence spécifique sur l'organisme de leurs rejetons, dit M. Mosny; elle ne les immunise pas plus contre la contamination tuberculeuse qu'elle ne les prédispose à ses atteintes. » Et s'il y a

1. Landouzy, Prédispositions tuberculeuses : terrains acquis et innés propices à la tuberculose, *Revue de médecine*, XIX, 1899.

dans certaines familles une tuberculisation excessive, elle paraît due à la contagion, à une contagion intensive, contagion résultant d'un virus exalté par les passages successifs d'homme à homme et s'effectuant sur des sujets réceptibles au premier chef, parce qu'ils ont hérité d'un état chétif et de mauvaises conditions de résistance vitale. Il ne s'agit pas d'une hérédité spécifique tuberculeuse, mais d'une hérédité de mauvais aloi, pour ainsi dire. L'enfant du tuberculeux est dystrophié comme est dystrophié l'enfant de l'alcoolique, l'enfant de l'individu atteint d'une intoxication quelconque, comme est dystrophié le fils du rachitique, ou celui de l'homme atteint de tare nerveuse; mais il n'y a pas de dystrophie d'essence tuberculeuse. C'est une hérédo-dystrophie para-tuberculeuse, selon l'expression de M. Mosny. C'est une hérédité indifférente, non plus spécifique, mais atypique, une hérédité faisant souche de déchus et de dégénérés propres à toutes les contaminations, aux contagions tuberculeuses qu'ils trouvent dans leur famille aussi bien qu'à n'importe quelle autre, contamination, comme la diphtérie, les fièvres éruptives et toutes les autres maladies, auxquelles ils sont particulièrement prédisposés. Ce sont des individus nés dans de mauvaises conditions de défense, et voués à toutes les intoxications et toutes les infections.

Cette hérédo-dystrophie para-tuberculeuse offre plusieurs formes et plusieurs variétés contemporaines de toutes les étapes de la vie. On l'observe chez l'embryon, chez le fœtus, et l'on constate des avortements fréquents, des accouchements prématurés et une morti-natalité très grande. On la retrouve, cette hérédo-dystrophie, chez l'enfant né chétif, de petit poids, faible, qui dépérit et succombe à la dentition ou au sevrage. Les statistiques

classent cette mort sous la rubrique de « débilité congénitale », classe ouverte à tant de jeunes victimes. Ces enfants,
arrivés à l'âge adulte, sont des prédisposés, et, remarque
juste de M. Delpeuch, « ce que l'on nommait jadis l'habi-
tus tuberculeux est, dans une large mesure, l'effet d'un
retard ou d'un arrêt de développement[1] ». Ces adultes ont
une croissance anormale; ils sont atteints de juvénilisme,
selon l'expression de M. Delpeuch, et ils sont préparés pour
toutes les infections et les autres intoxications auxquelles
ils ont échappé dans leur enfance.

Mais il est des cas où la dystrophie va, comme pour la
syphilis et l'alcoolisme, imprégner le fœtus tout entier,
viciant son développement et le transformant en monstre;
M. Torkomian a rapporté au *Congrès de la tuberculose* de
1893 le cas d'un anencéphale issu d'un père tuberculeux.
La dystrophie est souvent responsable du pied-bot, de la
gémellité, du bec-de-lièvre, ainsi que de l'évolution ultérieure des névroses, de l'épilepsie, de la neurasthénie, de
la chorée, de l'hystérie; la ressemblance de cette dystrophie para-tuberculeuse avec la dystrophie syphilitique et
alcoolique est absolument complète.

Cependant, cette hérédo-dystrophie para-tuberculeuse
paraît avoir un terrain de prédilection, le tissu vasculaire,
et M. Mosny a insisté très longuement sur les manifestations cardio-vasculaires de cette dégénérescence : ces dys-
trophiques sont voués au rétrécissement mitral pur, au
rétrécissement congénital de l'artère pulmonaire, au rétrécissement généralisé de toutes les artères, à l'aplasie artérielle généralisée. Dans le rétrécissement mitral pur, tous,
vous connaissez l'influence de la tuberculose, depuis les

---

1. Delpeuch, La période prépubère, *Presse médicale*, 1898, t. II, p. 8.
2. Mosny, Manifestations cardio-vasculaires de l'hérédo-dystrophie para-
tuberculeuse, *Revue de médecine*, 10 avril 1903.

travaux de M. Potain, de M. Tripier et de mon collègue
M. Teissier; vous savez que l'influence du père et de la
mère tuberculeux crée le rétrécissement mitral. Mais ce
rétrécissement peut avoir encore d'autres origines. A côté
de la tuberculose, il faut faire une place à la syphilis dans
sa genèse, et MM. Jacquet, Rendu, Labadie-Lagrave ont
bien montré cette influence syphilitique. Dans la majorité
des cas, ce rétrécissement dépend de la tuberculose. Vous
savez que ce rétrécissement mitral détermine des modifications de la taille, qui est très petite; ce nanisme mitral
semble dépendre autant des lésions cardiaques que de la
dystrophie originelle adultérant tout l'organisme. M. Hanot
a observé, dans le rétrécissement congénital de l'artère
pulmonaire, l'extrême fréquence de la tuberculose chez les
ascendants; dans quatre cas rapportés par M. Mosny, les
malades étaient tous issus de souche tuberculeuse. Le rétrécissement généralisé des artères, l'aplasie artérielle généralisée, donne au malade une apparence chlorotique, et
quelques auteurs ont voulu faire de cette maladie le type
de la vraie chlorose. Dans l'aplasie artérielle, les malades
sont petits, avec la face, les aisselles, le pubis glabres, avec
les organes génitaux peu développés; chez les ascendants,
on retrouve la tuberculose, parfois même, l'association de
la tuberculose et de la syphilis, comme dans un cas de
M. Mouillé, et l'influence de la tuberculose et de l'hérédité
alcoolique, comme dans un cas de M. Mosny.

Toutes ces lésions vasculaires, qui, je vous le répète,
sont presque spécifiques de l'hérédité dystrophique para-
tuberculeuse, évoluent avec une grande latence; l'organisme adapte ses fonctions à ces lésions congénitales du
cœur et des vaisseaux, et l'apparition des troubles fonctionnels ne survient que tardivement, en raison de la perte de
cette adaptation, soit au moment de la croissance, vers

l'âge de 7 ans, soit à l'âge de la puberté, ou à l'occasion d'une maladie intercurrente. Toutes ces lésions peuvent s'associer aux dystrophies angio-hématiques caractérisant la chlorose et le rétrécissement congénital de l'aorte. Il y a tout un ensemble de dystrophies vasculaires très funestes conduisant les malades aux cardiopathies avec toutes leurs conséquences, ou à l'atrophie rénale, s'ils sont atteints d'aplasie artérielle généralisée.

Tout cela vous prouve, d'une façon indéniable et absolue, l'importance capitale de la tuberculose sur la race. Vous voyez qu'on ne naît pas tuberculeux, mais qu'on naît imprégné des toxines de la tuberculose et dystrophié, qu'on naît taré, en un mot, voué à toutes les infections, à toutes les intoxications. La race est donc atteinte par la tuberculose, chez l'adulte et chez l'enfant; elle est encore atteinte par cette dystrophie tuberculeuse qui forme, avec la dystrophie syphilitique et la dystrophie alcoolique, une descendance de mauvaise qualité, une descendance inférieure, prédisposée à la mort rapide, aux maladies du cœur et des vaisseaux, à toutes les misères physiques, et par conséquent à toutes les misères sociales.

La tuberculose est donc un grand péril pour la race. C'est un péril qu'il faudra nous efforcer de combattre, de toutes nos forces, et, dans la prochaine leçon, je commencerai l'étude de la défense individuelle et sociale contre le péril tuberculeux.

VINGT-TROISIÈME LEÇON

La défense sociale contre le péril tuberculeux.
Traitement individuel du tuberculeux. — Les diverses médications.
  — L'alimentation. — La cure d'air.
Le traitement social de la tuberculose. — Les sanatoriums : critique
  du sanatorium, instrument de prophylaxie sociale. — Les hôpitaux
  de tuberculeux : sans l'isolement individuel du malade, l'hôpital
  de tuberculeux n'est qu'une mesure prise contre le tuberculeux.
  — Les établissements d'assistance.
La prophylaxie sociale de la tuberculose. — Stérilisation du bacille
  dans la famille.
Les dispensaires anti-tuberculeux. — Le dispensaire, type Léon
  Bonnet.

Messieurs,

Je vais aujourd'hui commencer l'étude de la défense sociale contre le péril tuberculeux. Cette étude nous occupera pendant les trois leçons de cette semaine qui seront les dernières de ce cours.

A propos du traitement de la syphilis, je vous ai dit qu'une façon de se défendre contre cette maladie était de la stériliser par le traitement, pour la rendre inoffensive et improductive. Nous pouvons faire la même chose pour la tuberculose, nous pouvons traiter le tuberculeux et appliquer le traitement individuel du tuberculeux à la collectivité.

Messieurs, on peut traiter le tuberculeux par tous les moyens, car j'estime qu'il n'y a pas, à l'heure actuelle, de médication spécifique de la tuberculose, pas plus de médication sérothérapique que bactériothérapique, je vous l'ai démontré en vous parlant de la biologie générale du bacille de Koch ; selon moi, nous devons employer contre la tuberculose les diverses médications que nous possédons, et mettre tout en œuvre pour la lutte contre le bacille. Aussi le traitement du tuberculeux comprend-il à la fois la médication, l'alimentation, la cure d'air et la cure de repos.

Avant d'indiquer sommairement la mise en œuvre de ces moyens, je dois, Messieurs, au seuil de cette étude, rendre hommage à tous les médecins qui ont combattu énergiquement la tuberculose, aux phtisiothérapeutes comme MM. Hérard, Grancher, Sabourin, Daremberg, Guiter, Malibran, aux lutteurs sociaux comme MM. Brouardel, Landouzy, Roux, Calmette, Letulle, Peyrot, Albert Robin, Léon Petit, Vidal (d'Hyères), Léon Bonnet, Sersiron, Romme et tant d'autres que je ne saurais oublier, mais dont le nom échappe en ce moment à ma mémoire.

Tous ont fait des efforts considérables dans la lutte anti-tuberculeuse, et la société a le devoir de s'en souvenir.

Ceci dit, on peut, je vous le répète, traiter le tuberculeux par la médication, par l'alimentation, par la cure d'air et de repos.

Je ne veux pas insister longuement sur la médication. Elle comprend un nombre considérable de médicaments, dont la nomenclature ressortit à la thérapeutique spéciale des maladies. Cependant je dois vous dire qu'à l'heure actuelle, l'arsenic et les arsenicaux tiennent la tête du traitement médicamenteux de la tuberculose ; pour ma part, j'emploie depuis plus de quinze ans l'arséniate de soude selon la formule suivante, qui m'a rendu de grands services :

Arséniate de soude......... 0,05 centigrammes.
Eau distillée.............. 300 grammes.
A prendre deux cuillerées à soupe par jour et 20 jours par mois.

L'arséniate de soude donné de cette façon est très bien
toléré; il suffit, dans beaucoup de cas, pour faire récupérer
l'appétit et les forces du malade. On a utilisé les cacody-
lates en injections. Le cacodylate de soude est excellent, à
la dose de cinq centigrammes par injection et par jour; on
répète les injections d'une façon plus ou moins suivie, selon
le cas considéré. J'en dirai autant de l'arrhénal, produit
arsenical, qui donne aussi de bons résultats. On a employé
les phosphates, les glycérophosphates de fer et de chaux, la
lécithine sous toutes ses formes. On utilise en ce moment
des phosphates végétaux connus sous le nom de phytine.
On a employé le tannin, soit le tannin pur, soit le tanni-
gène. On s'est servi aussi de l'urée, et l'urée m'a paru un
médicament précieux qui, sans aucune nocivité, relevait
d'une façon suffisante les forces du malade. Je borne là
cette liste qu'il me serait facile d'allonger beaucoup.

Il faut varier la médication selon les cas considérés,
tel supporte un médicament que tel autre ne supportera
pas. Il faut se garder, comme on doit toujours le faire en
médecine, d'un sectarisme exclusif dont le malade paierait
tous les frais. Je n'ai rien de plus à vous dire sur la médication des tuberculeux.

L'alimentation du tuberculeux est une des choses les
plus difficiles qui existent. La formule est simple : suralimenter le malade. Dans la pratique, elle aboutit presque
toujours à faire d'un tuberculeux tolérant bien les aliments,
un dyspeptique qui ne supporte plus rien du tout. C'est que,
je vous le répète, rien n'est difficile comme d'alimenter
un tuberculeux. Il faut lui trouver, dit M. Grancher,
une ration d'entretien à laquelle on ajoute une ration de
guérison; mais tout cela, en variant bien les aliments, en
s'abstenant d'une monotonie trop grande dans le choix des
mets. Je dois, à ce propos, vous parler de la zomothé-

rapie qui a absorbé et qui absorbe encore l'alimentation presque entière du tuberculeux. Si la zomothérapie a de grands avantages dans certains cas, elle a aussi de grands inconvénients dans beaucoup d'autres; les expériences faites sur le chien, carnivore, ne sauraient s'appliquer dans tous les cas à l'homme, omnivore. Oui, Messieurs, la viande crue donne de bons résultats chez les gens jeunes, chez les malades qui ont un système artériel et un système rénal en parfait état; mais chez les personnes d'un certain âge, chez celles dont le rein est adultéré par une atteinte parenchymateuse ou interstitielle antérieure, la zomo-thérapie n'aboutit souvent qu'à la dyspepsie et parfois à un petit état urémique, témoin de l'intoxication rénale. Du reste, des phtisiothérapeutes de la valeur de M. Sabourin et de M. Malibran sont arrivés, non pas à supprimer complètement l'usage de la viande crue, mais à en modérer singulièrement les indications. Ici, comme toujours, vous me voyez partisan d'une médication éclectique, car je ne saurais trop vous mettre encore en garde contre les médications exclusives. Il n'y a pas une tuberculose, mais des tuberculeux, tous fort différents les uns des autres.

La cure d'air est indispensable dans le traitement du tuberculeux. Celui-ci guérit difficilement dans les villes infectées par des poussières, avec leur atmosphère viciée par des gaz délétères. Le malade doit aller à l'air, il doit aller à la campagne, et, ici encore, il n'y a pas de climat spécifique de la tuberculose. On peut guérir le tuberculeux dans tous les climats. Je vous ai montré dans la leçon d'ouverture la tuberculose fréquente dans les altitudes, quand les conditions de développement sont les mêmes qu'en plaine, et je n'y reviens pas; du reste, la climatologie de la tuberculose est loin d'être complètement élucidée. C'est ainsi que MM. Lannelongue, Achard, Gaillard ont rapporté des résultats surprenants sur la climatologie tuberculeuse des cobayes. Sur une série de 150 cobayes inoculés le même jour avec le même poids de culture de bacilles de Koch, un tiers fut expédié à la montagne, le second tiers sur les bords de la mer et les cinquante derniers animaux restèrent dans le sous-sol du laboratoire, privés d'espace, de lumière et presque d'air, mais maintenus à une température constante. Contrairement à toutes les prévisions, ce furent ces derniers animaux qui survécurent en plus grand nombre.

Deux autres essais tentés sur un même nombre de cobayes donnèrent un résultat identique.

Ces expériences prouvent au point de vue du cobaye, car on ne peut jamais conclure du cobaye à l'homme (on a bien vu en 1890 le cobaye 1 500 fois moins sensible à la lymphe de Koch que l'homme), ces expériences, dis-je, prouvent les incertitudes qui obscurcissent encore toute cette question. Dans d'autres expériences, faites une année plus tard, ces mêmes auteurs, MM. Lannelongue, Achard et Gaillard, ont étudié l'influence du climat sur les cobayes inoculés dans la plèvre, et ils ont vu malgré les conditions défavorables, les cobayes logés au laboratoire donner encore une mortalité moins rapide, alors que les animaux placés à la campagne, à la mer et à la montagne ont succombé plus vite. Voilà des considérations étranges, vous semble-t-il, mais, je vous le répète, elles ne s'adressent qu'à des cobayes; elles prouvent qu'au point de vue climatologique, il y a beaucoup à dire, beaucoup à chercher et corroborent mon opinion de tout à l'heure : il n'y a pas de climat spécifique de la tuberculose.

On peut donc faire la cure d'air partout. On peut la faire dans le climat de plaine, dans le climat d'altitude, dans le climat marin et dans le climat méditerranéen, climat tout à fait spécial, ne possédant que quelques éléments du climat marin, composé de beaucoup d'éléments très particuliers et intéressants au point de vue de la lutte contre la tuberculose. Je ne veux pas insister sur cette question de climatologie, elle m'entraînerait trop loin. Elle a été fort bien exposée dans un livre de M. Lalesque, paru cette année : *La mer et les tuberculeux*. Chacun de ces climats, tout en pouvant guérir les tuberculeux, a cependant des indications particulières et c'est le maximum de ces indications qui doit inciter à choisir une de ces stations plutôt qu'une autre.

Dans toutes ces cures d'air, on a soin de faire l'éducation du tuberculeux en l'empêchant, tout d'abord de cracher par terre. On le fait cracher dans des crachoirs de poche ou dans un vase plein d'eau. On s'efforce de discipliner sa toux, en ne le faisant tousser que pour expectorer, et on s'efforce également de diminuer les dangers qu'il pourrait faire courir à son entourage.

Tels sont, Messieurs, les éléments actuels du traitement du tuberculeux.

Peut-on appliquer ce traitement à la collectivité? Peut-on traiter en grand les tuberculeux comme on traite, en détail et séparément, un tuberculeux? Oui, la chose est possible, et on a appliqué à la collectivité le traitement du tuberculeux, soit en cure libre, soit en sanatorium. On a, surtout en Allemagne, employé pour la collectivité l'agglomération des tuberculeux réunis en sanatoriums, et les sanatoriums populaires se sont extraordinairement développés dans ce pays, depuis quelques années.

Chez nous, l'exemple fut lentement suivi; malgré la grande croisade actuelle contre la tuberculose, les sanatoriums sont fort peu nombreux en France. Personnel-

lement, je n'en suis point fâché, et, pour vous en convaincre, je n'ai qu'à vous relire mes paroles de 1902 sur
cette litigieuse question :

« Malgré tous les efforts louables qui se poursuivent
depuis trois ans, la création de sanatoriums pour tuberculeux pauvres est attaquée à son tour, et cela au nom des
dépenses formidables que coûterait leur installation et du
peu de résultats qu'ils pourraient donner. On a fait remarquer qu'à Angicourt le lit revenait à 6 000 francs, et que,
en comptant au moins 300 000 tuberculeux à hospitaliser
en France, la dépense totale reviendrait à un milliard huit
cent millions avec un budget annuel d'au moins 328 millions. Or, beaucoup croient qu'on ne trouvera jamais le
quart, même pas le dixième de ces sommes fantastiques,
et beaucoup pensent qu'il serait fâcheux qu'on les trouvât,
car ceux qui les auraient données — États, départements
ou particuliers — regretteraient un jour, en présence de
maigres résultats, d'avoir ouvert pour si peu leur bourse,
dont ils auraient pu faire, même au point de vue de la
tuberculose, un emploi singulièrement plus utile. Certes,
pour trouver l'argent nécessaire, les projets n'ont pas
manqué. Parmi les plus intéressants, celui de MM. Letulle
et Roux propose la création de Caisses d'assurances
mutuelles contre la maladie, celui de M. Guieysse la création de Caisses régionales de retraites, d'invalidité et d'assurance au décès; dans le premier projet, l'assurance est
facultative et faite surtout par les Compagnies privées;
dans le second, l'assurance est obligatoire, faite par l'État
et liée à la question des Retraites ouvrières; c'est dire
qu'en ce temps de limitation de l'élasticité fiscale (c'était
en 1902), elle ne paraît pas encore prête d'aboutir. Aussi
l'idée des sanatoriums de fortune pour tuberculeux pauvres,
lancée par M. Brunon, a-t-elle été accueillie avec une

grande faveur. La cure libre, faite dans n'importe quelle maison à la campagne est très économique et elle a donné des succès aussi nombreux que ceux remportés dans les sanatoriums les mieux installés [1]. »

Voilà ce que j'écrivais en 1902, époque où déjà une campagne active se faisait contre le sanatorium. Depuis deux ans, la campagne, loin de cesser, a pris un nouvel essor et j'ai pu dire au Congrès de climatothérapie de Nice, au mois d'avril 1904 :

« D'ailleurs, depuis quelques années, il se produit dans l'opinion médicale un revirement certain en faveur d'une conception plus éclectique du traitement de la bacillose. En 1897, M. Huchard, avec son indépendance coutumière, s'élevait contre les conclusions du Congrès de Moscou qui avaient consacré l' « arche sainte » du sanatorium fermé, malgré les protestations énergiques de deux de nos distingués confrères de la Côte d'Azur, MM. Bourcart et Vivant. Le professeur Landouzy avait dû réclamer au Congrès de Berlin « les adjuvances thérapeutiques » dont notre pays est si riche. Puis, Guiter prenait nettement la défense du littoral méditerranéen.

« Moi-même, à deux ans de distance, je montrais l'utilité indispensable de toutes les ressources contre la tuberculose ; en 1900, je disais que les rivages de la Méditerranée « sont justiciables d'aussi bons résultats que les sanatorias les plus grands et les plus fermés de l'Allemagne » et, en 1902, je montrais le mouvement manifeste qui se dessinait en faveur de la cure libre et qui n'a fait que s'accentuer depuis. La magistrale étude de M. Grancher, qui se déclare ouvertement « contre le sanatorium allemand, *principe* et *primum movens* de la lutte anti-tuberculeuse,

1. Louis Rénon, Revue critique annuelle des maladies de l'appareil respiratoire, *Archives générales de médecine*, avril 1902.

instrument capital de la prophylaxie sociale », les discussions ardentes du Congrès de Bruxelles ont posé la question de la lutte anti-tuberculeuse sur un terrain dont elle n'aurait jamais dû sortir, et qui est le suivant : l'emploi de tous les moyens pour la prophylaxie de la tuberculose, l'emploi de tous les moyens contre la tuberculose confirmée.

« Vouloir borner la lutte contre la tuberculose au sanatorium, c'est vouloir empêcher un arbre de pousser en émondant chaque année ses branches : pour tuer cet arbre, ce sont les racines qu'il faut couper [1]. »

Cette opinion est, à l'heure actuelle, partagée par beaucoup de médecins qui n'acceptent pas le rôle prophylactique social du sanatorium. Le sanatorium est parfois un excellent moyen de traitement, c'est indéniable ; mais ce n'est pas un instrument de prophylaxie, et encore moins de prophylaxie sociale.

Ce que je dis du sanatorium, je le dirai de l'hôpital de tuberculeux. C'est là, Messieurs, une question des plus brûlantes.

En effet, le ministre de l'Intérieur, par une circulaire du 15 janvier 1904 adressée aux préfets, demande que l'on fasse l'isolement des tuberculeux dans des hôpitaux spéciaux. Cette mesure fut prise à la Commission permanente de préservation contre la tuberculose à la suite de la lecture du rapport de M. Armaingaud. Je vais vous citer les principaux articles de la circulaire du ministre de l'Intérieur :

« 1° Dans tous les hôpitaux publics, les administrations

1. Louis Rénon, Influence du climat méditerranéen sur la tuberculose et les tuberculeux, *Rapport au 1ᵉʳ Congrès français de climatothérapie et d'hygiène urbaine*, Nice, 4-9 avril 1904.

doivent interdire toute relation directe ou indirecte entre les malades tuberculeux et les malades non tuberculeux.

« 2° Les tuberculeux doivent être soignés dans des hôpitaux distincts qui leur sont exclusivement consacrés, et ne seront pas admis dans les autres. Les villes qui possèdent plusieurs établissements hospitaliers sont invitées, en conséquence, à affecter immédiatement aux tuberculeux un ou plusieurs de ces établissements.

« 3° Dans les villes où l'affectation aux tuberculeux d'un hôpital entier est impossible, des quartiers distincts leur seront exclusivement réservés.

« 4° Même dans le cas où l'on ne pourra faire ni hôpital spécial, ni quartier spécial, les tuberculeux ne devront pas être soignés dans la même salle que les non tuberculeux.

« J'adopte ces résolutions et je vous prie de tenir la main à ce qu'on s'y conforme dans le plus bref délai possible. Ainsi que vous le remarquez, l'isolement des tuberculeux devra être obtenu soit par leur placement dans un hôpital spécial, soit par l'institution d'un quartier spécial, soit enfin, et seulement à défaut d'hôpital ou de quartier spécial, par l'affectation d'une salle spéciale. L'importance des établissements hospitaliers, la distribution des locaux existants, les ressources disponibles pour l'aménagement de nouveaux locaux seront des éléments d'appréciation dont il conviendra de tenir compte pour l'application de l'un ou l'autre procédé d'isolement.

« En tout cas, il importe d'aboutir. La question devra être étudiée immédiatement par les commissions hospitalières s'aidant des lumières du corps médical et solutionnée par elles sans retard.

« J'ajoute que dans les hypothèses, rares, je le souhaite, où la simple affectation d'une salle spéciale ne pourrait même être procurée, les administrations hospitalières devront tout au moins établir dans les salles communes une séparation quelconque qui isolera les tuberculeux des autres malades. C'est là un procédé imparfait, qui doit être tout exceptionnel et n'avoir qu'un caractère provisoire, préférable cependant à la promiscuité complète puisqu'elle oppose quelque obstacle à la diffusion des germes. Mais la règle, j'y insiste, c'est l'hôpital spécial, ou du moins la salle spéciale.

« L'isolement s'entend, d'après le texte de la première résolution ci-dessus rapportée, de l'interdiction de toute relation directe ou indirecte entre les malades tuberculeux et les malades non tuberculeux. C'est dire que les infirmiers et les infirmières attachés au service des malades tuberculeux ne devront donner leurs soins qu'à ces hospitalisés et s'abstenir d'approcher des malades non tuberculeux.

« Si le même médecin visite les tuberculeux et les non tuberculeux, il devra du moins commencer par les malades non tuberculeux.

« Quant au personnel secondaire attaché à la tuberculose, il sera tenu d'observer toutes les précautions utiles, telles que : changer de blouse, se laver les mains à la sortie du service, quand il se trouvera obligé de prendre contact avec le personnel des services de non tuberculeux. »

Voilà, Messieurs, les traits principaux de la circulaire du ministre de l'Intérieur prescrivant l'isolement des tuberculeux. Vous voyez qu'il s'agit de mesures radicales, devant être solutionnées d'une façon immédiate.

Les préfets et les municipalités auxquels cette circulaire a été communiquée ont dû être un peu embarrassés en la recevant; rien ne les préparait à de telles transformations.

Voyez ce qui se passe à Paris. Jusqu'à présent, on n'a rien fait. M. Mesureur a élaboré un plan de défense ayant pour but de transformer un hôpital neuf et nos hôpitaux vieux ou demi-vieux en hôpitaux de tuberculeux. On a proposé de prendre, comme hôpitaux de tuberculeux : l'hôpital Tenon, l'Hôtel-Dieu annexe, l'hôpital Boucicaut, l'hôpital Laënnec, l'hôpital Broussais, le bastion 27. En attendant la construction des nouveaux hôpitaux, qui ne sera guère terminée que dans cinq ou six ans, on va retirer ainsi du fonctionnement hospitalier à peu près le tiers ou les deux cinquièmes des hôpitaux généraux, et cela, au grand détriment de la population parisienne.

Tel est le plan proposé.

Eh bien! Messieurs, si l'on considère — et on a l'air de la considérer — la tuberculose aussi contagieuse que la diphtérie, ce qu'il faut, ce n'est pas un isolement partiel, c'est un isolement complet.

Je comprends une mesure radicale; au point de vue scientifique, elle s'explique; elle est idéale en soi; mais elle sera aussi stérile et aussi inhumaine que possible, tant qu'on n'aura pas rigoureusement isolé chaque tuberculeux de son voisin; sans cela, on ne fera que reculer le problème de la contagion. Il faudrait, pour l'isolement complet, un hôpital établi sur le modèle de l'hôpital Pasteur, c'est-à-dire un hôpital alvéolaire où chaque malade soit seul dans un box séparé, ne communiquant avec personne.

Si, au contraire, nous nous servons de nos vieux hôpitaux, et si nous parquons les tuberculeux dans la salle commune, chose obligatoire et forcée dans ces vieux hôpitaux, quel résultat allons-nous obtenir? Nous empêcherons la contagion des autres malades, cela, oui, je l'admets, c'est indéniable, et ce sera autant de gagné, mais pourrons-nous éviter la contagion du personnel? Il est probable que non, car alors il faudrait réorganiser de fond en comble toute l'hygiène hospitalière péchant complètement par la base; j'ai peur que l'hôpital vieux, transformé en hôpital de tuberculeux, ne devienne avec les salles communes une bacilloserie d'un effet matériel et moral déplorable. Bien entendu, on mettra ensemble les tuberculoses ouvertes, et on mettra à part les tuberculoses fermées. Si l'on met ensemble les tuberculoses ouvertes, c'est vouer les malades aux ravages effrayants des infections secondaires, et c'est, au point de vue moral, leur infliger le plus dur et le plus cruel des supplices, les priver à tout jamais de l'espoir, cette suprême consolation des hommes. L'optimisme des tuberculeux disparaîtra à tout jamais : ces incurables verront leurs voisins succomber les uns après les autres et se demanderont avec terreur quand leur tour viendra. Cela est si vrai, que M. Roux a dû, dans la séance du 19 décembre 1903 de la Commission permanente du ministère de l'Intérieur, réclamer, au nom de l'humanité, les mesures suivantes :

« Puisqu'il vient d'être décidé que les tuberculeux seront dorénavant groupés, je demande que, pour éviter de frapper l'imagination de ceux qui ne seront que faiblement atteints, il y ait dans chaque hôpital une chambre d'isolement séparée où l'on mettra ceux qui entreront en agonie. »

Tel est le sort réservé aux malades atteints de tuberculose ouverte, quand ils ne seront pas séparés, et quand ils seront parqués dans les salles communes [1].

Quant aux malades atteints de tuberculose fermée, l'hôpi-

---

1. Cette leçon avait été déjà faite, quand, dans la *Presse médicale* du 2 juillet 1904, M. P. Carnot a publié un article fort intéressant : « A propos d'un cas de super-tuberculisation; contamination mutuelle des tuberculeux et nécessité de leur isolement individuel. » — J'approuve complètement les idées de M. Carnot qui viennent à l'appui de la thèse que je soutiens ici et que j'ai soutenue dans la dernière leçon de ce cours.

tal de tuberculeux pourra les améliorer, mais il aura mis sur leur front le stigmate indélébile de la bacilloserie, et comme, à l'heure actuelle, on ne prend des mesures que contre les tuberculeux, ce seront d'autres tuberculeux encore rejetés hors de la vie sociale commune, allant grossir les rangs des parias bacillaires traqués de toutes parts.

Je répète qu'au point de vue scientifique, en théorie pure et stricte, l'hôpital de tuberculeux est une bonne chose, parce qu'il peut empêcher des foyers de tuberculose de naître et que c'est toujours autant de contagions évitées; mais l'hôpital de tuberculeux ne peut, à mon avis, avoir de rôle important dans la lutte contre la tuberculose que le jour où il fera partie du grand *Tout anti-tuberculeux*, où chaque effort aura sa place marquée à côté des autres et chaque organisme une vie sociale propre, permettant d'entreprendre la lutte dans son ensemble. Si l'on commence la lutte contre la tuberculose par l'hôpital de tuberculeux, j'ai peur, Messieurs, que ce soit un acte, je ne dirai pas illogique, puisque la chose peut se comprendre, mais un acte inutile, effrayant au point de vue moral et humanitaire.

Voilà mon avis actuel sur l'hôpital de tuberculeux; j'y reviendrai dans la dernière leçon du cours, en vous montrant l'esprit qui dirige la lutte contre la tuberculose et en vous indiquant l'esprit qui devrait la diriger.

En dehors de l'hôpital de tuberculeux, on peut traiter le tuberculeux par tous les établissements d'assistance. Il en existe une série, à la campagne, aux environs de Paris. Au bord de la mer, on compte les hôpitaux marins, le sanatorium d'Hendaye, l'hôpital Renée Sabran, placé sous la direction de M. Vidal, un grand apôtre social de la tuberculose. Je dois signaler les établissements d'Ormesson, si utiles aux enfants tuberculeux, l'Œuvre intéressante de Villepinte, une institution modèle d'hygiène sociale privée, organisme complet avec : « les maisons ouvrières, le secours mutuel, le dispensaire, la maison de convalescence de Champrosay, *œuvres préventives*; le sanatorium Alice Fagniez à Hyères, pour les personnes légèrement atteintes, et le sanatorium-hôpital pour phtisiques à tous les degrés où sont traités femmes et enfants, *œuvres curatives*[1]. » L'œuvre de Villepinte est un armement anti-tuberculeux complet, et elle mérite d'être signalée au point de vue de sa conception spéciale très intéressante.

Messieurs, je vous ai parlé jusqu'à présent de la défense sociale contre la tuberculose par le traitement, mais ce ne peut être qu'une faible partie de la lutte anti-tuberculeuse. Quand on aura traité quelques tuberculeux, ce sera parfait pour eux, mais cela n'atteindra pas la tuberculose dans ses racines, cela ne l'empêchera pas de naître, car la tuberculose n'est pas comme la syphilis : la syphilis traitée, le syphilitique est peu contagieux, tandis que le tuberculeux pendant tout le temps de sa contagion a craché par terre, il a répandu partout des germes à virulence longue et persistante; c'est donc, autant dans les endroits où pullulent les germes du tuberculeux que par le contact du tuberculeux lui-même, que peut s'effectuer la contagion, et c'est tous ces locaux contaminés qu'il faut désinfecter si l'on veut déraciner le mal. Aussi la défense sociale par la prophylaxie a-t-elle, selon moi, une importance bien plus grande que la défense sociale par le traitement.

La défense sociale par la prophylaxie a un double but à atteindre : restreindre la contagion et fortifier le terrain.

1. L. Fiedler, Une institution modèle d'Hygiène sociale : l'œuvre de Villepinte, *Le Correspondant*, 1904.

Voyons, d'abord, comment on peut restreindre la contagion.

On peut restreindre la contagion dans la famille en stérilisant le crachat du tuberculeux. On a préconisé, dans cette intention, toute une série de mesures : les crachoirs fixes, les crachoirs de poche remplis de liquide antiseptique et dont on fait bouillir le contenu à la fin de la journée pour tuer le bacille.

Un moyen très simple a été proposé par M. Barth, à la *Société médicale des hôpitaux*, le 9 octobre 1903 ; ce moyen, le voici : on fait cracher le tuberculeux dans des serviettes de papier de 10 centimètres carrés ; elles remplacent le crachoir et le mouchoir. On met ces serviettes, chaque fois qu'elles ont servi, dans une boîte en fer blanc et, à la fin de la journée, on les brûle toutes dans la boîte. Il suffit de flamber la boîte pour désinfecter les parcelles contagieuses adhérentes aux parois.

Dans la famille, il faut protéger les enfants en les empêchant, si la chose est possible, de rester dans la même pièce ou dans le même appartement que le tuberculeux. Il faut enfin interdire le mariage des personnes tuberculeuses. M Cazalis, dans ses diverses publications, s'est fait, je vous l'ai déjà montré, le champion de cette idée, et M. Mosny y revient encore, en établissant une formule analogue au fameux aphorisme de Peter : « célibataires, pas de mariage ; mariés, pas d'enfants. » Tels sont les moyens préventifs dans la famille.

Comment peut-on faire la prophylaxie dans la société.

On peut la faire, Messieurs, par la stérilisation de la tuberculose, par la propagande et l'éducation anti-tuberculeuse.

La stérilisation directe de la tuberculose comprend la désinfection totale de tous les objets tuberculosés. Dans ce but, il importera beaucoup de pratiquer une désinfection complète du linge des tuberculeux avant de le donner au blanchissage, car il est capable de contaminer les ouvriers blanchisseurs. Au sanatorium du Mont-Blanc, à Leysin, nous dit M. Morin, on stérilise le linge des tuberculeux par une ébullition d'une demi-heure, suffisante dans la plupart des cas pour détruire la virulence des parcelles d'expectoration qui y demeurent attachées.

La stérilisation de la tuberculose peut s'effectuer par les dispensaires anti-tuberculeux. L'étude des dispensaires anti-tuberculeux est fort importante et tout à fait d'actualité. On peut classer ces dispensaires sous deux types distincts qui s'associent et se complètent l'un par l'autre, mais qui ont un point de départ et un but tout différents.

Le premier type de dispensaire est ce que j'appellerai le dispensaire type Léon Bonnet, du nom de M. Bonnet qui a créé, en janvier 1900, sous cette dénomination, le premier dispensaire anti-tuberculeux de Paris, 28, rue Saint-Lazare. Le dispensaire anti-tuberculeux, type Léon Bonnet, a pour but d'appliquer, d'une façon pratique, les notions scientifiques nouvelles sur la tuberculose. Son programme est de faire l'éducation anti-tuberculeuse individuelle et de donner l'assistance spéciale contre la tuberculose aux ouvriers nécessiteux, menacés ou atteints de ce mal à la période curable. Le dispensaire anti-tuberculeux ainsi compris n'est pas un établissement pour tuberculeux. Il est plutôt une école d'hygiène qu'un asile de contagieux. Pour être utile, ce nouveau dispensaire sera économique; son nstallation sera rapide et peu coûteuse, son fonctionnement sera très simple et son budget très réduit. En un mot, sa création sera à la portée de tous les médecins.

Eh bien, Messieurs, l'*OEuvre générale des dispensaires anti-tuberculeux* a fondé sur le modèle type Léon Bonnet neuf dispensaires à Paris dans les quartiers les plus populeux et les plus contaminés.

Ces dispensaires existent :

Le 1er dans le quartier Saint-Lazare, 28, rue Saint-Lazare;
— 2° — Montmartre, 115, rue Marcadet;
— 3e — Vaugirard, 191, rue Lecourbe;
— 4e — Plaisance, 10, rue Schomer;
— 5e — Gobelins, 10, rue Fontaine-à-Mulard;
— 6e — Buttes-Chaumont, 91, rue Manin;
— 7e — Batignolles, 19, rue des Apennins;
— 8e — Ménilmontant, 7, rue de Lesseps;
— 9e — Grenelle, 6, rue Letellier.

Messieurs, au 31 décembre 1903, ces neuf dispensaires ont reçu 10 000 malades environ : hommes, femmes, enfants. Chacun de ces dispensaires a fonctionné depuis sa fondation très régulièrement, tous les jours. Le dispensaire est ouvert toute la journée, mais les heures de consultation et de traitement sont fixées aux heures de liberté des ouvriers, c'est-à-dire de sept heures et demie à dix heures du soir, à la sortie des ateliers et bureaux. Les malades peu atteints viennent demander des consultations pour eux ou pour leur famille. On leur donne des médicaments : de l'arséniate de soude, le l'émétique, des phosphates, des antiseptiques ainsi que des inhalations, et, quand les ressources de la caisse d'assistance le permettent, on leur fait une distribution de viande crue. Dans les cent soixante-dix mois de fonctionnement répartis entre tous ces dispensaires, l'Œuvre a réalisé 212 500 présences ou séances de traitement; et, fait intéressant, depuis l'ouverture de ces dispensaires, principalement dans le quartier de Clignancourt, il y a une diminution des décès tuberculeux dans ces régions. Ainsi, dans le quartier de Clignancourt, où la mortalité par tuberculose atteignait une moyenne annuelle de

560 décès, on a vu tomber cette mortalité à 512 décès en 1901, 459 en 1902 et 420 seulement en 1903. En trois ans, le nombre total des décès évités a été de 64 + 53 + 39 = 156, bien que la population ait augmenté d'une façon considérable à Clignancourt dans ce laps de temps.

Le dispensaire anti-tuberculeux, type Léon Bonnet, est un dispensaire bon marché. L'Œuvre a installé ses dispensaires dans des boutiques ou locaux vacants sans faire le moindre frais. Le budget annuel d'un dispensaire est environ de 4 000 francs, un peu plus coûteux pour quelques-uns, un peu moins cher pour d'autres, ce qui est relativement bon marché. Ce type de dispensaire fait l'éducation du tuberculeux en lui montrant ce qu'il doit faire pour se préserver de la contagion lui et sa famille; il fait aussi le traitement du tuberculeux, lui donne des médicaments et de la viande crue, quand les ressources le permettent. Voilà donc, Messieurs, un premier type de dispensaire, peu coûteux, intéressant, d'un établissement facile, qui a rendu et peut rendre les plus grands services.

L'Œuvre de la tuberculose humaine a également ouvert des dispensaires anti-tuberculeux analogues à Paris.

A côté de ce premier type de dispensaire il y en a un second, le dispensaire anti-tuberculeux, type Calmette, créé à Lille, en 1901, par M. Calmette qui lui a donné le nom de dispensaire Émile Roux, basé sur un principe tout différent. Je vous en montrerai le fonctionnement dans la leçon prochaine, où je continuerai l'examen de la défense sociale contre la tuberculose.

VINGT-QUATRIÈME LEÇON

Messieurs,

Dans la dernière leçon, j'ai commencé l'étude de la prophylaxie de la tuberculose dans la société en vous parlant
de la stérilisation sociale de la tuberculose, et j'ai dû interrompre au moment où, après avoir exposé le rôle du dispensaire type Léon Bonnet, j'allais vous parler du dispensaire type Calmette.

Le dispensaire type Léon Bonnet, je vous le répète, est
un dispensaire qui fait à la fois l'éducation anti-tuberculeuse et le traitement du tuberculeux.

Le dispensaire type Calmette est un dispensaire qui a un but et un principe complètement différents : « C'est, dit M. Calmette, à la fois une œuvre d'*assistance* et une œuvre de *défense sociale*; elle ne se borne pas à secourir les malades sans ressources, à leur fournir ce qui est indispensable à leur existence et à les soigner.

« Elle fait plus, elle s'efforce de préserver de la contagion la femme, les enfants, l'entourage du malade, en assainissant le logement commun, en procurant, s'il le faut, un logement plus salubre, en prodiguant, au domicile même des intéressés, les conseils d'hygiène dont elle exige l'observance en échange des avantages matériels de toutes sortes qu'elle peut accorder. »

Voilà le principe du dispensaire type Calmette, tel que M. Calmette l'a exposé dans le discours d'inauguration officielle du dispensaire Émile Roux le 22 décembre 1901, à Lille. Je trouve de plus grands détails dans un article publié par MM. Calmette, Verhaeghe et Wœhrel sur les dispensaires anti-tuberculeux et leur rôle dans la lutte sociale contre la tuberculose, dans le journal *La lutte anti-tuberculeuse* du 28 février 1903 :

« La principale mission de ces dispensaires doit consister, suivant nous, non point à donner des consultations ou à distribuer des médicaments aux malades pauvres, ce qui est le rôle des bureaux de bienfaisance, mais à *rechercher*, à *attirer* et à *retenir*, par une propagande intelligemment faite dans les milieux populaires, les ouvriers atteints ou suspects de tuberculose; à leur donner, aussi souvent et aussi longtemps qu'ils en auront besoin, des conseils pour eux et pour leurs familles; à leur distribuer, lorsqu'ils seront obligés de suspendre leur travail, des secours alimentaires, des vêtements, de la literie, des crachoirs de poche, des antiseptiques; à assainir leur logement par des nettoyages fréquents et des désinfections répétées à intervalles réguliers ; à leur procurer, si besoin est, un logement plus salubre ; à blanchir gratuitement leur linge pour éviter la contagion dans la famille et hors la famille ; à faire toutes les démarches utiles auprès de la bienfaisance privée, des patrons, etc., pour obtenir des secours qui permettront de rétablir le malade s'il n'est pas trop gravement atteint, et de le rendre à son travail. »

Tel est le principe du dispensaire, type Calmette ; vous voyez que ce n'est pas un dispensaire de distribution de médicaments et de simple éducation populaire, c'est un dispensaire d'éducation anti-tuberculeuse, dans ce qu'elle a de plus rationnel et de plus scientifique, c'est un dispensaire de préservation sociale, dans ce que la préservation a de plus utile, de plus précis, puisqu'on recherche les foyers de tuberculose et qu'on les éteint, en stérilisant complètement le logement de l'individu infecté et en empêchant à nouveau l'infection de ce logement ; ce dispensaire essaie donc de déraciner la tuberculose sur place, et fait la prophylaxie, dans le sens intégral du mot.

Le dispensaire comprend toutes les installations indispensables à cette besogne ; il possède un laboratoire bactériologique, pour savoir s'il y a, ou non, des bacilles dans les crachats ; il possède une étuve, pour désinfecter les linges des tuberculeux, et les crachoirs ; il comprend une buanderie pour blanchir ce linge désinfecté, en le mettant dans des sacs individuels stérilisés. Toute l'installation du dispensaire est gaie, attrayante, pénétrée de lumière ; sur les murs, des maximes, sous forme de tableaux instructeurs, éduquent d'une façon intéressante le peuple sur les dangers de l'alcoolisme et de la tuberculose.

J'ai pu voir l'année dernière, à Lille, avec les membres du Bureau de la tuberculose, le fonctionnement de ce dispensaire. M. Calmette a fait aux membres étrangers du Bureau les honneurs de son établissement et de l'Institut Pasteur de Lille, et nous avons visité l'installation dans tous ses détails. Certains membres du Bureau de la tuberculose, très partisans du système des sanatoria, ont éprouvé beaucoup d'étonnement pendant cette visite qui leur a paru des plus intéressantes et des plus utiles, et l'un de ses membres éminents, le professeur Leyden, en remerciant M. Calmette, a fait comprendre que ce mode de prophylaxie à peu près ignoré en Allemagne pouvait, selon lui, donner les meilleurs résultats, en plaçant la question de la lutte contre la tuberculose sur un terrain des plus scientifiques et des plus nouveaux.

La poursuite du foyer tuberculeux par le dispensaire type Calmette se fait à l'aide d'un assistant enquêteur, et cet assistant n'appartient pas à l'administration du dispensaire, le peuple manifestant — et il n'a pas toujours tort — une certaine prévention contre les administrations ; aussi, M. Calmette a-t-il pensé préférable d'employer un ouvrier, un ancien ouvrier tuberculeux, connaissant à fond les personnes et le langage populaire de sa classe, capable plus que tout autre de dépister, sans être l'objet de la moindre crainte, les foyers tuberculeux dans les logements insalubres et les familles pauvres. C'est ce qui se fait à Lille.

Ce dispensaire Émile Roux de Lille, type Calmette, avait assisté, en mars 1903, 120 malades par jour, et il blanchissait 55 malades par semaine ; le budget n'excédait pas 30 000 francs par an, pour l'année 1903. Ce dispensaire, un dispensaire type, par conséquent créé dans des conditions d'outillage et de fonctionnement les mieux organisés, a relativement peu coûté à installer ; on peut donc, en comparant le prix élevé de la construction des sanatoriums, espérer avoir à la place d'un sanatorium de cent lits, et pour le même prix, trente dispensaires du type Calmette, qui feront une œuvre autrement plus utile que le sanatorium.

La lutte contre la tuberculose par le dispensaire type Calmette me paraît donc des plus utiles pour l'extirpation des foyers tuberculeux.

On peut encore empêcher la tuberculose de naître, en s'occupant de l'alimentation des malades, en empêchant ceux-ci de prendre des aliments contenant des bacilles, et la modification des lois sanitaires actuelles, concernant les animaux de boucherie, s'impose dans un sens beaucoup plus étendu. M. Behring pense que l'on pourrait faire de la bonne prophylaxie en alimentant les enfants avec du lait de vache immunisé contre l'infection tuberculeuse, et il propose un mode d'immunisation très intéressant, capable, à ce point de vue, de rendre de grands services.

Dans le but de stériliser la tuberculose, maladie sociale, la Commission permanente de préservation contre la tuberculose, du ministère de l'Intérieur, étudie actuellement certaines questions extrêmement importantes; je vous citerai les principales, formant pour ainsi dire le résumé des travaux de cette Commission jusqu'à ce jour. La Commission demande que le sol des ateliers soit rendu imperméable et bien nivelé; elle conseille de recouvrir les murs d'un enduit permettant le lavage efficace de ces murs et du sol, à l'aide de brosses et de linges humides, le lavage ne devant jamais être pratiqué pendant le travail. Elle a demandé l'installation de crachoirs hygiéniques, contenant une solution désinfectante et qui seraient vidés dans la fosse d'aisance ou dans les égouts; elle a édicté la défense de cracher par terre, et elle a conseillé l'affichage dans l'atelier des préceptes suivants :

« La tuberculose est, de toutes les maladies, celle qui tue le plus de monde. La tuberculose est causée par un microbe qui se trouve dans les crachats des personnes tuberculeuses. Ces crachats répandent la tuberculose.

« Si vous voulez empêcher les tuberculeux de cracher à terre, ne donnez pas vous-mêmes cet exemple dangereux et répugnant.

« *Il est interdit de cracher à terre.*

« L'alcoolisme favorise le développement de la tuberculose. »

La Commission préventive s'est ensuite occupée de l'inspection des viandes, et elle a réclamé l'inspection sanitaire des animaux sacrifiés dans les abattoirs ou dans les tueries particulières. Elle a demandé que les viandes des animaux tués par leurs propriétaires eux-mêmes soient exemptes d'inspection sanitaire, mais à une condition, celle de ne pouvoir être mises en vente. Elle a autorisé la vente des viandes suspectes, seulement après cuisson parfaite, entre 110 et 120 degrés. Elle a demandé l'adjonction de la tuberculose du porc à la liste des maladies animales visées par la police sanitaire.

La Commission a voulu favoriser les habitations salubres à bon marché, insistant auprès de certaines administrations financières, comme le Crédit lyonnais, le Crédit foncier, les priant d'aider à la fondation de ces maisons hygiéniques à bon marché.

La Commission a décidé la création de médecins inspecteurs du travail qui, au nombre de 16, auraient la mission d'inspecter l'hygiène du travail dans toute la France; ces médecins seraient nommés au concours, et prendraient l'engagement de ne pas faire de clientèle.

La Commission a étudié les mesures à prendre dans les ateliers, au cas d'infection par la tuberculose; elle voudrait interdire aux chefs d'établissements d'occuper un ouvrier, s'il n'est pas muni d'un certificat établissant qu'il est ou qu'il n'est pas tuberculeux pulmonaire. Si, d'après le certificat, l'ouvrier est tuberculeux, le patron ne pourra l'employer qu'en lui fournissant lui-même un crachoir individuel, en exigeant qu'il en fasse usage et en assurant la désinfection régulière de ce crachoir. La sous-commission, en élaborant ce projet, n'a pas, par raison d'humanité, proposé les mesures radicales et logiques suivantes, conseillées par quelques-uns de ses membres :

1° Interdiction de laisser les ouvriers tuberculeux à l'atelier avec des ouvriers indemnes;

2° Une assurance-maladie obligatoire, recueillant l'ouvrier tuberculeux et lui garantissant les soins nécessaires aux frais de son industrie.

La sous-commission a eu raison de ne pas édicter ces mesures; mais je crains bien que ses premières injonctions n'aboutissent au même résultat; les patrons ne voudront plus employer d'ouvriers tuberculeux, s'ils sont responsables des crachats de ces ouvriers et de leur stérilisation.

Messieurs, si je vous indique tous ces détails, c'est parce qu'ils ont une très grande portée sur les principes qui dirigent actuellement la lutte contre la tuberculose.

La Commission de la tuberculose a conseillé des mesures à prendre dans les écoles; elle a demandé d'éviter toute cause de contamination, c'est-à-dire d'écarter les écoliers tuberculeux; elle a conseillé la propreté individuelle la plus stricte, le balayage humide des salles d'école, le nettoyage des murs de classe et du mobilier scolaire, enfin, l'installation de crachoirs, et l'examen des écoliers, au point de vue de leur intégrité respiratoire.

Je borne là les citations relatives aux travaux de la Commission. Telles sont les mesures les plus intéressantes prescrites jusqu'ici, et elle poursuit régulièrement son œuvre, vraiment considérable. Vous voyez quelle portée sociale peuvent avoir les travaux de cette Commission.

Voilà donc déjà une série de moyens conseillés ou pris pour stériliser la tuberculose, maladie sociale. Voyons maintenant la stérilisation par la propagande, l'éducation, les sociétés et les ligues.

M. Peyrot a fondé en avril 1900 une Société très intéressante, la *Société de préservation contre la tuberculose par l'éducation populaire*, société dont M. Peyrot est le président et M. Weill-Mantou le secrétaire général. Cette Société a pour unique objet de répandre dans le public et de vulgariser les mesures d'hygiène préventive, individuelles et collectives, que chacun a intérêt à suivre, à faire suivre aux siens et à faire accepter par autrui pour se prémunir contre la contagion de la tuberculose.

Elle se propose, au fur à mesure de l'augmentation de ses ressources :

1° D'agir par la distribution gratuite de brochures, de circulaires, de pancartes, d'images, par l'affichage d'instructions, par des communications aux journaux et par tous les autres moyens dont elle pourra disposer par la suite pour atteindre son but de vulgarisation;

2° D'instituer des conférences publiques;

3° De publier un bulletin destiné à faire connaître les actes de la Société;

4° D'accorder des récompenses à toute personne qui se serait signalée par son zèle à favoriser l'application des mesures préventives, destinées à s'opposer à l'extension de la tuberculose.

Le 15 mars 1903, la Société de préservation contre la tuberculose comptait 1 928 membres. Jusqu'à présent, elle a agi par des instructions, des affiches, des pancartes, des brochures, des étiquettes, des cartes postales très intéressantes, et elle fait appel aux industriels, aux sociétés de secours mutuels et aux instituteurs. Son bulletin mensuel, la *Préservation anti-tuberculeuse*, est tiré à 4 000 exemplaires et il est régulièrement adressé à 1 200 sociétés d'enseignement. Ce bulletin a publié les conférences faites par MM. Triboulet, Savoire, Landouzy et Legendre, la Société ayant donné 1 500 conférences depuis deux ans. C'est donc une Société d'éducation très intéressante.

A côté de cette Société, je dois vous signaler l'*OEuvre de la tuberculose* qui, en dehors de ses dispensaires à Paris, a créé plusieurs unions anti-tuberculeuses d'enseignement primaire.

Le professeur Grancher a fondé, l'année dernière, l'*OEuvre de la protection de l'enfance contre la tuberculose*. Cette œuvre a pour but de placer à la campagne des enfants issus de parents tuberculeux, et de mettre ces enfants dans les conditions les meilleures pour qu'ils ne soient pas trop atteints par cette dystrophie héréditaire para-tuberculeuse dont je vous ai signalé les méfaits dans une des dernières leçons.

Tels sont, Messieurs, les efforts tentés jusqu'à présent pour stériliser la tuberculose; mais on s'est aussi beaucoup occupé du terrain, et on a voulu faire de la prophylaxie en fortifiant l'organisme, en relevant ses forces, et en le rendant autant que possible infertile pour le bacille de Koch. Tout d'abord, on a organisé la lutte contre l'alcoolisme, et je n'ai rien à ajouter à ce que je vous ai dit antérieurement sur ce sujet, un des plus importants de la lutte anti-tuberculeuse. On a ensuite essayé de faire participer à la cure de grand air, à la vie des champs le plus grand nombre possible de prédisposés à la tuberculose.

Pour cela, on a fondé une série d'œuvres intéressantes ; d'abord celle des *Jardins ouvriers*, imaginée par Mme Hervieu, fabricante de draps à Sedan, et propagée par M. Lancry, de Dunkerque, et l'abbé Lemire, député du Nord. Il existe actuellement 5 000 jardins ouvriers, en France, disséminés dans 120 localités différentes. C'est une œuvre intéressante qui permet aux ouvriers d'obtenir à peu de frais des légumes, de les intéresser à la vie horticole, et surtout de leur assurer le repos dans le jardin pendant les soirées d'été où ils sont beaucoup mieux que chez eux ou dans les cabarets.

On a fondé des *Colonies agricoles*, et parmi celles-ci, je vous citerai celle dont l'installation est la plus scientifique, la plus rationnelle, l'asile Pasteur, créé par M. Vaudremer, de Cannes ; on y admet des candidats à la tuberculose, des anciens tuberculeux qui ne sont plus dans la période active de leur maladie et qui ne sont plus susceptibles de la communiquer ; les pensionnaires de l'asile Pasteur apprennent les travaux de l'horticulture, de la viticulture, de l'agriculture, de l'arboriculture, de l'apiculture ; ils apprennent, en un mot, les travaux champêtres et tous les soins à donner aux animaux. La colonie vit du travail des colons, et d'une rétribution mensuelle très minime, servant aussi à l'entretien. On fait là, en même temps qu'une exploitation agricole, une véritable cure sanitaire, sous la surveillance étroite des médecins de la colonie. C'est, en un mot, une sorte de traitement, avec un travail facile, agréable, exposant à la vie des champs.

Une œuvre qui s'est inspirée des mêmes principes, c'est l'*Œuvre des colonies de vacances*. Les colonies de vacances sont très répandues en Allemagne, où 171 colonies de vacances emmènent les enfants prédisposés à la tuberculose dans des cures champêtres, dans des cures forestières

et dans des cures marines. Pour les enfants un peu
moins prédisposés et ne demandant qu'une surveillance
légère, ou pour ceux qu'on ne peut pas, pour des raisons
familiales, emmener dans les colonies de vacances, on a
créé ce qu'on a appelé les demi-colonies de vacances,
c'est-à-dire que l'enfant continue de séjourner à la ville,
mais l'après-midi, il passe son temps à la campagne. De
midi à huit heures du soir, les enfants de Berlin sont
emmenés hors de la ville, vers les bois ou les lacs qui l'en-
tourent, et là, ils se livrent à des promenades, à des jeux,
ils font de la musique, ils chantent, ils goûtent, ils dînent
et rentrent le soir vers sept ou huit heures à la maison.
Le transport est gratuit, assuré par les chemins de fer de
l'État, et, chaque jour de vacances, quand le temps le
permet, on recommence cette sortie de l'après-midi.

En France, il n'y a que 52 colonies de vacances seulement; ce sont des œuvres qu'il faut propager. M. Landouzy
insiste beaucoup sur ce moyen prophylactique, capable,
dit-il, de « vaincre la tuberculose », et d'enfants chétifs,
abâtardis, délicats et scrofuleux, faire « des adolescents
valides et résistants, promettant au pays des femmes à la
large poitrine, des hommes aux jarrets vigoureux et aux
bras robustes[1] ». Parmi les colonies de vacances françaises, je vous citerai : l'Œuvre des trois semaines,
l'Œuvre des quatre semaines, l'Œuvre des colonies de
vacances, l'Œuvre du soleil et celle des enfants à la montagne.

Un des meilleurs moyens de relever le terrain pour la
lutte contre la tuberculose, c'est l'assainissement de l'habitation; c'est là une question de premier ordre, que je considère comme la plus importante dans la défense anti-

1. Landouzy, La défense contre la tuberculose. Armes préventives : les
colonies scolaires de vacances, *Presse médicale*, 26 octobre 1901.

tuberculeuse, et je vous propose de la réserver pour la traiter dans la leçon prochaine.

La prophylaxie contre le bacille de Koch a été, dans ses diverses modalités, mise en œuvre par les Congrès et les Fédérations. Il existe une Fédération française qu'on appelle la *Fédération anti-tuberculeuse française*, dont le bulletin mensuel, *La lutte anti-tuberculeuse*, renseigne sur les moyens sociaux de lutter contre la tuberculose.

Les Congrès ont été fort nombreux, et l'on compte une série de congrès nationaux et internationaux. Le prochain Congrès international doit se réunir à Paris, au mois d'octobre de 1905. Dans l'intervalle des congrès, on a créé, pour s'occuper d'une façon constante de la question, le *Bureau international pour la lutte contre la tuberculose.*

Le Bureau central international, fondé conformément aux résolutions prises au Congrès de Londres (1901), a tenu sa première réunion à Berlin au mois d'octobre 1902.

Sa mission est de faciliter, par tous les moyens en son pouvoir, les efforts tentés par les différentes nations pour lutter avantageusement contre la tuberculose. Il agit notamment en encourageant les travaux et les recherches scientifiques et en faisant dans le public une active propagande. Il demande aux gouvernements des divers pays de vouloir bien seconder son action par des lois et règlements appropriés. Parmi ses membres, représentants de vingt et une nations, figurent MM. Fränkel, Behring, Dettweiler, Ehrlich, Koch, Leube, von Leyden, de Bülow, le ministre Posadowsky-Wehner et le duc de Ratibor, pour l'Allemagne; von Schrötter, Weichselbaum, Nothnagel, von Jaksh, Winternitz, pour l'Autriche; Blumenthal, Scherwinsky, prince d'Oldenbourg, Botkine, Kernig, von Pezold, Podwissotzki, pour la Russie; Broadbent, Hillier, Mackensie, Malcolm Morris, Semon, pour l'Angleterre; Baccelli, Maragliano, Rubino, pour l'Italie; Putzeys, Malvoz, **Dewez,** van Ryn pour la Belgique, etc. Ses membres français sont au nombre de trente-sept, parmi lesquels MM. Landouzy, Bouchard, Lannelongue, Brouardel, Letulle, Henri Monod, Arloing, Nocard, Savoire, Chauveau, Cheysson, le comte de Mun, le prince d'Arenberg, Calmette, Spillmann, Armaingaud, Romme, Sabran, Rondel, Léon Petit, Blache, Sersiron.

La seconde réunion du Bureau central international eut lieu à Paris, du 4 au 6 mai 1903, et, dans les séances tenues à la Faculté de Médecine, on a discuté et réglé certaines questions relatives au Congrès international de la tuberculose qui doit se tenir à Paris en octobre 1905.

La troisième réunion du Bureau vient de se tenir à Copenhague, du 26 au 29 mai dernier. Le mot de Bureau central international a été modifié et remplacé par le titre suivant : *Association internationale contre la tuberculose.*

L'Association a étudié trois questions :

1° La défense de cracher à terre;

2° La déclaration obligatoire de la tuberculose;

3° L'introduction d'une statistique uniforme pour la lutte contre la tuberculose.

Elle a décidé de mettre à l'étude pour 1905 le « Livret sanitaire individuel populaire » proposé par M. Léon Derecq. Elle a également proposé de charger les professeurs Landouzy et Schrötter de préparer un schème, à notation internationale, permettant à tous les médecins de suivre avec une bonne méthode et un même plan l'étude de la prédisposition tuberculeuse.

M. Brouardel, dans son discours clôturant les séances de l'Association, a indiqué ce que la France avait fait depuis un an. Il a montré qu'on allait isoler les tuberculeux dans les hôpitaux de l'Assistance publique, qu'on avait assuré la constitution définitive et le fonctionnement de la Fédération anti-tuberculeuse française, unissant trente-huit œuvres fondées par l'initiative privée, qu'on allait constituer l'Alliance de l'hygiène sociale, encore une œuvre capitale dont je vous parlerai dans la leçon prochaine; il a ajouté qu'on avait édifié un sanatorium modèle de 300 lits à Hyères, au Mont des Oiseaux, destiné à recevoir les malades de la classe moyenne et confié à la direction de M. Léon Petit; il a annoncé qu'on avait organisé dans le XVIIIe arrondissement de Paris un dispensaire, type Calmette, fondé et alimenté par un homme de bien M. Lalance, dispensaire dont les résultats sont déjà intéressants.

Voilà, Messieurs, ce qu'on a fait contre la tuberculose. Ce n'est là qu'une esquisse, j'ai traité la question dans ses grandes lignes, et vous m'excuserez si j'ai, sans le vouloir, omis quelques détails.

Je tiens à terminer l'exposé de la lutte anti-tuberculeuse, en vous faisant connaître l'idée intéressante, curieuse et originale mise en pratique par M. Helme, dans la *Revue moderne de Médecine et de Chirurgie*. M. Helme a pensé qu'il serait intéressant de connaître, sur la question de lutte contre la tuberculose, l'opinion des médecins, en contact le plus constant avec les tuberculeux, c'est-à-dire des médecins praticiens, qui, dans leur vie professionnelle, ont à soigner de près et à suivre les malades tuberculeux; il a posé alors à tous nos confrères un referendum-questionnaire, et il leur a demandé de bien vouloir répondre.

Sept cents de nos confrères ont répondu à l'appel de M. Helme, et cent d'entre eux ont donné, en dehors des réponses par oui et par non, leurs idées personnelles sur la lutte anti-tuberculeuse. Je vais vous lire le referendum, en vous citant les questions et les réponses, résumées par M. Helme ; vous pourrez ainsi, en quelques instants, voir l'état d'esprit de nos confrères de la ville sur la défense contre a tuberculose.

« 1re QUESTION. — *Que pensez-vous de la lutte entreprise par les ligues et les pouvoirs publics contre la tuberculose*[1]*?*

312 la jugent inutile.

282 l'approuvent, mais avec beaucoup de restrictions.

« 2º QUESTION. — *Avez-vous constaté dans votre clientèle un résultat quelconque à la suite des dépenses faites, des efforts tentés, pour diminuer la tuberculose en France?*

450 n'ont rien observé de bon.

78 ont observé un mouvement assez net dans le public et ont constaté les résultats des efforts tentés.

« 3e QUESTION. — *Quels sont les moyens de propagande les plus efficaces pour lutter contre la tuberculose, conférences, affiches, articles de vulgarisation, instructions de l'Académie, enseignement dans les écoles, etc.?*

240 placent l'enseignement scolaire avant toute chose.

186 sont partisans des affiches, des conférences, des annonces « commerciales » dans la presse quotidienne, des brochures, des articles de vulgarisation, des livres analogues aux Bibles distribuées dans certaines contrées.

150 voudraient voir se multiplier les conférences d'éducation populaire.

48 désireraient voir utiliser le passage au régiment et améliorer l'hygiène du soldat.

36 pensent qu'il faut instruire le tuberculeux, qui, lui-même, évitera d'être une source de contagion.

18 voient une cause de tuberculose dans le développe-

1. F. Helme, Résultat du referendum-questionnaire sur la tuberculose et les sanatoriums, *Revue moderne de Médecine et de Chirurgie*, avril 1904, p. 576.

ment trop précoce du sens génital, surtout dans les villes. Respecter l'enfance, maxima debetur..., et prévenir par une surveillance attentive la masturbation et le coït prématuré.

« 4ᵉ Question. — *Auriez-vous des moyens à indiquer pour combattre la tuberculose, et basés sur votre expérience personnelle?*

552 sont d'avis que la lutte contre l'alcoolisme doit constituer la base de tout effort sérieux contre la tuberculose. Pourchasser les vendeurs d'alcool, fermer le plus grand nombre possible de cabarets, imposer lourdement ceux qu'on laissera subsister, interdire les boissons d'essences en expropriant les fabricants pour cause d'utilité publique. Supprimer le privilège des bouilleurs de cru, en accordant de fortes compensations, dégrèvement de la propriété foncière, en faisant des remises d'impôts aux bouilleurs, comme cela s'est fait en Allemagne, etc.

348 jugent que la tuberculose étant le produit de notre pitoyable organisation sociale, le meilleur remède est d'améliorer cette organisation. Que ceux qui possèdent se sentent davantage solidaires du pauvre, de l'ouvrier. Qu'on s'inquiète davantage des soins à donner à l'enfance en prévision du mal; améliorer la race, en un mot, en vue de l'avenir.

312 pensent qu'un des grands facteurs de la tuberculose est la rapacité des propriétaires et logeurs. Sus aux bouges, aux loueurs de taudis! assainir ici, désinfecter là, raser ailleurs, nettoyer partout, tel devrait être le mot d'ordre.

222 préconisent les sports, la vie champêtre, les cures d'air; lumière à profusion.

186 sont pour l'hygiène sociale (travail des femmes, des enfants, réglementation pour éviter le surmenage, etc.) et la propreté individuelle.

174 sont pour l'assistance pécuniaire directe et spéciale du tuberculeux, afin qu'il puisse se soigner mieux et surtout se suralimenter.

162, au contraire, pensent que tout est vanité, ambition, chasse aux rubans, et qu'il n'y a rien à faire. On ne supprimera pas le privilège des bouilleurs de cru ; on n'osera pas s'attaquer aux mastroquets ; on ne voudra pas rogner un peu sur son superflu pour améliorer le sort de celui qui n'a rien. Alors, pourquoi les lamentations stériles, sinon hypocrites? Si l'on voulait nettement, fermement, et surtout franchement s'attaquer aux vraies causes, alcoolisme, misère sociale, prostitution et syphilis, les ligues, associations, etc., seraient bien inutiles, le médecin, seul, suffirait à enrayer le mal. Assez d'histoires de bacilles ; et pourquoi se payer de théories? A la tuberculose, maladie sociale, il faut opposer des remèdes sociaux. Mais qui osera jamais les appliquer ces remèdes?

138 trouvent que la voie (ligues, commissions, réglementations, décrets, etc.) dans laquelle on s'est engagé est bonne.

84 demandent qu'on cesse d'effrayer le public, sinon le tuberculeux, repoussé de partout, ne sera plus qu'un objet de dégoût et d'opprobre.

66 font de la tuberculose une question de terrain plutôt qu'une question de bacilles.

54 insistent sur la question des crachoirs et des crachats.

42 voudraient qu'on surveillât davantage l'entrée des ateliers ou usines. « On exempte de service le troupier qui est malade ; pourquoi admet-on à l'atelier le bronchitique ou le tuberculeux? »

36 insistent sur la nécessité d'instruire la jeune fille. « Comment! celle à qui incombe la tâche si noble de faire et de nourrir des enfants, entre dans le mariage sans savoir rien sur son rôle de mère de famille! Et l'on s'étonne de voir nos préceptes d'hygiène dédaignés! »

5 réponses sont, enfin, à noter à ce chapitre, et qui sont inspirées des idées nietzschéennes : Interdire le mariage aux tuberculeux! Les exiler!! et au besoin, les détruire!!! ou tout au moins les laisser s'éteindre en portant l'activité sociale vers la conservation des êtres bien nés et vigoureux, mais qui meurent faute de secours.

« 5ᵉ QUESTION. — *Êtes-vous partisan ou non du sanatorium?*

156 se sont montrés partisans du sanatorium. A noter, pour être juste, que, dans ce nombre, je ne relève que 6 lettres émanant de médecins de sanatorium.

426 s'en déclarent les adversaires.

« 6ᵉ QUESTION. — *Pouvez-vous baser vos raisons sur votre expérience personnelle?*

72 ont constaté les bons effets du sanatorium.

360 n'ont eu aucun résultat satisfaisant.

« 7ᵉ QUESTION. — *Trouvez-vous que les dépenses nécessitées par les sanatoriums soient en proportion avec les résultats obtenus?*

60 déclarent que, de ce côté, tout est bien, les résultats en proportion des frais.

380 trouvent, au contraire, que les dépenses sont hors de proportion.

« 8ᵉ QUESTION. — *Par quoi remplacer le sanatorium?*

En général, cette question n'a pas beaucoup préoccupé.

48 préconisent les mesures de prophylaxie, bien préférables en tous points aux dépenses faites ou à faire pour la construction et l'entretien des sanatoriums.

318 sont pour la construction des sanatoriums peu coûteux, sortes d'asiles surveillés par les médecins locaux. D'autres, dans ce nombre, proposent également le dispensaire avec distribution d'aliments. »

Je trouve ce referendum extrèmement intéressant. M. Helme a publié, dans le numéro d'avril et dans les numéros suivants de la *Revue moderne de Médecine et de Chirurgie*, la réponse entière de plusieurs de nos confrères. Je ne puis vous lire ces lettres, mais j'estime que le découragement est un peu la note dominante de ce referendum. Cela prouve que l'accord n'est pas du tout fait, comme on le croit dans certains milieux, sur la lutte anti-tuberculeuse. J'estime que l'entente est si peu réalisée que la question prête encore à des discussions nombreuses et même à des discussions de principe; aussi, dans la prochaine leçon, je me propose de faire l'examen critique de la lutte anti-tuberculeuse, en vous donnant mon humble avis sur les moyens radicaux d'organiser une lutte efficace contre le péril tuberculeux.

VINGT-CINQUIÈME LEÇON

La défense sociale idéale contre la tuberculose.
Critique de la lutte anti-tuberculose actuelle, faite seulement contre
le tuberculeux.
La défense sociale contre la tuberculose, faite surtout par la lutte
contre l'alcoolisme, par le logement salubre, la stérilisation des
locaux contaminés et la déclaration obligatoire. — Mesures secon-
daires. — Exemple de l'Angleterre.
L'alliance de l'hygiène sociale.
Le rôle social du médecin.
L'œuvre physique et morale du médecin : son importance sociale.

Messieurs,

Je vous ai indiqué dans les dernières leçons nos moyens
de lutter contre la tuberculose, maladie populaire, maladie
sociale ; vous avez vu l'effort fait pour les sanatoriums, pour
les hôpitaux de tuberculeux dont je ne suis guère partisan
à l'heure présente, et toutes nos mesures actuelles de prophylaxie. Je vous ai exposé l'organisation des dispensaires
anti-tuberculeux des deux types, le type Léon Bonnet et le
type Calmette, le second ayant une valeur prophylactique
bien plus grande que le premier.

Je vous ai montré la propagande et l'éducation anti-
tuberculeuses par les sociétés, les ligues, les fédérations,
par les œuvres d'initiative privée qui se multiplient de
jour en jour ; et, enfin, l'organisation des grandes réunions
internationales qui, prenant le nom d'associations interna-

tionales contre la tuberculose, s'efforcent de grouper dans une entente des plus cordiales tous les moyens d'entrer en lutte contre la tuberculose, maladie sociale ; je terminai la dernière leçon, en vous indiquant les réponses du referendum-questionnaire posé aux médecins praticiens par M. Helme, réponses, somme toute, assez décourageantes de ceux de nos confrères assistant de près les tuberculeux dans leur pratique médicale privée.

De cette étude, vous avez pu voir qu'il ne se dégage, en dehors de l'éducation populaire et de l'indication de plus en plus précise et de plus en plus nette du péril tuberculeux, qu'il ne se dégage, dis-je, aucun principe de phtisiothérapie sociale, et l'anarchie médicale dont se plaignait avec tant de raison M. Letulle, il y a quelques années, persiste encore aujourd'hui.

Le moment est venu, dans la dernière leçon de ce cours, de vous exposer mes idées personnelles sur la question, en vous signalant le côté défectueux de la lutte, et en vous faisant voir ce qu'elle pourrait être, en un mot, de vous exprimer mon avis sur la lutte idéale contre la tuberculose, maladie sociale.

A l'heure actuelle, le grand principe anti-tuberculeux est le suivant : Mettre le public en garde contre la tuberculose. Tous les moyens employés, l'affiche, l'image, l'école, les conférences, l'éducation, etc., tous ces moyens n'aboutissent, somme toute, qu'à cette proposition : Le tuberculeux, voilà l'ennemi ; la tuberculose, c'est le danger commun. Le phtisique nous contagionne sans cesse par ses crachats ; eh bien, nous ne voulons plus de ses crachats, nous ne voulons plus de sa contamination. Il nous fait peur, nous ne le disons pas, nous n'oserions pas l'avouer, mais, en réalité, cette peur existe, et nous ne voulons plus du tuberculeux. Nous voulons, pour le rendre inoffensif, l'isoler de nous, perdre tout contact avec lui, seule façon de ne plus être exposés à sa contagion.

Si l'on veut être franc, on avouera que c'est là le grand principe actuel de la lutte anti-tuberculeuse. Aussi, assistons-nous à l'exclusion progressive du tuberculeux hors de la société moderne. On a commencé, il y a quelques années, par lui interdire, dans les hôpitaux, les asiles de convalescence du Vésinet et de Vincennes; il pouvait contaminer les convalescents, il fallait donc se séparer de lui, et on nous a demandé, à nous chefs de service des hôpitaux, en envoyant nos malades à Vincennes ou au Vésinet, de bien spécifier sur leur pancarte qu'ils ne sont atteints d'aucune maladie contagieuse des voies respiratoires. Personne cependant plus que le tuberculeux n'aurait besoin d'un séjour de convalescence, à la suite, soit d'une poussée aiguë, soit d'une affection intercurrente. Où ira le convalescent tuberculeux sortant de l'hôpital? Personne n'en a cure, et il est mis hors de l'asile de convalescence, ne pouvant parachever sa guérison. Ce qui s'est passé pour les asiles du Vésinet et de Vincennes, va se réaliser à peu près partout : dans les grandes administrations, les médecins refusent systématiquement l'emploi de tuberculeux dans les bureaux; cela se passe ainsi dans l'armée, dans les écoles, dans la famille où, sous un prétexte quelconque, on met hors du logis les domestiques atteints de tuberculose. Nous allons exclure bientôt le tuberculeux des hôpitaux pour le mettre dans des hôpitaux particuliers, et cette exclusion commence à se faire même dans le public, dans des entreprises privées ne relevant pas d'un service médical organisé. Il y a peu de jours, dans un hôtel de Paris, les employés menacèrent de se mettre en grève, si le patron ne mettait pas sur-le-champ à la porte un employé non tuberculeux, mais suspect seulement de tuberculose.

D'ici peu, nous verrons l'énucléation complète du tuberculeux, énucléation en fait logique, scientifique, rationnelle; supprimant le foyer tuberculeux, elle abolit la con tagion, elle met l'individu et la collectivité à l'abri de la
contamination, et c'est pourquoi elle a des chances si
grandes de réussite.

Certes, on se contente d'exclure le tuberculeux; on ne
peut pas, cependant, l'empêcher de vivre, de cracher; si
on le pouvait!.. Vous avez vu dans les réponses au referendum lues dans la dernière leçon, quelques-uns de nos
confrères ne pas hésiter à proposer une pareille mesure; ces
hommes froids, logiques avec eux-mêmes, regrettent presque qu'on ne puisse le faire actuellement. Comme nos mœurs
ne permettent pas, et je l'espère bien, ne permettront jamais
cette stérilisation radicale, intégrale du tuberculeux, dont
la simple pensée révolte l'homme de cœur, qu'allons-nous
faire des bacillaires chassés ainsi de partout? Que peut la
société pour eux en ce moment? Rien ou presque rien.

Sans doute, quelques sanatoriums édifiés par la charité
privée leur ouvriront leurs portes; sans doute, quelques
chefs d'industries, en retirant de leurs bureaux ou de leurs
ateliers les tuberculeux, auront la générosité de placer ces
malades dans des asiles de cure privés et cette conduite les
honorera grandement; mais, c'est là l'exception, le petit
nombre. Les autres tuberculeux, qu'allez-vous faire d'eux,
après les avoir renvoyés de partout? Vous ne pourrez
que leur offrir les conseils de la lutte anti-tuberculeuse, et
une place dans nos hôpitaux vieux ou demi-vieux, quand
on les aura spécialisés : ce sera tout! L'effort tenté pour
combattre la tuberculose n'aboutira qu'à un résultat stérile.
D'ailleurs, peu nous importera; nous n'aurons plus rien
à craindre du tuberculeux; il ne sera plus là pour nous
contagionner, cela nous suffira.

Voilà, aujourd'hui, si l'on veut bien regarder le fond des choses sans parti pris, ce que nous faisons pour le tuberculeux. Sans doute, nous ne le disons pas de cette manière, et je force en ce moment la note ; mais le principe est là, et il sera fatalement, logiquement appliqué dans toutes ses conséquences. D'ici un temps relativement très court, vous allez assister à l'exclusion du tuberculeux, au nom de notre grand principe actuel de phtisiothérapie sociale. Certes, nous voudrions faire autre chose, beaucoup voudraient faire mieux ou moins mal ; des esprits bons, généreux, ou des hommes désireux d'associer la question de la tuberculose à leurs desseins sociaux, pensent qu'il faut songer au tuberculeux, et qu'une fois son exclusion consommée, on doit alors s'occuper sérieusement de lui, préparant ce que j'appellerai l'âge d'or du tuberculeux.

Dans ce temps-là, le tuberculeux aura tout pour lui ; on lui construira des dispensaires et des hôpitaux parfaitement aménagés, des maisons de cure à la campagne ; on s'occupera de son foyer pendant qu'il se soignera, on donnera à sa famille des secours, sans lesquels elle ne pourrait vivre, privée de son chef. On fera au tuberculeux une situation privilégiée, enviée peut-être même dans le monde, et le tuberculeux, contagionné et contaminé par la collectivité, sera servi et guéri par la collectivité. Si la chose est possible, elle est juste, et je ne demande pas mieux que de voir naître ce nouvel ordre de choses, mais, nous n'en sommes pas là ! En attendant l'âge d'or du tuberculeux, c'est l'âge de pierre, c'est l'âge de fer, dans lequel il vit actuellement, la loi d'airain de sa déchéance bacillaire pesant de tout son poids sur lui. Nous voyons déjà, et nous verrons rapidement le tuberculeux chassé de partout, comme un objet d'épouvante ; nous verrons le tuberculeux sans travail, sans pain, sans gîte, sans asile, voué à la misère noire, à

l'opprobre, au mépris, forcé peut-être d'agiter des « cli-
quettes » ou des « tartavelles » comme le lépreux du moyen-
âge, pour faire le vide devant lui. Qui sait si, un jour, nous
n'assisterons pas à une révolte de ces malheureux, et à la
formation possible de syndicats de défense de tuberculeux?
L'avenir est peut-être, à ce point de vue, gros de
surprises.

En attendant, je demande, à l'heure actuelle, au nom
de l'humanité, un peu de pitié pour le tuberculeux, et je
voudrais qu'avant de l'isoler comme un paria, on daignât
faire quelque chose pour lui. Je demande qu'on prenne des
mesures en sa faveur, avant de l'exclure de la société, car
la solution actuelle, l'énucléation totale du tuberculeux,
n'est pas celle que j'avais prévue quand, en 1900, je disais
que la situation du tuberculeux pauvre était, chez nous,
intolérable ; je ne pensais pas que la lutte anti-tuberculeuse
se bornerait presque à des mesures, non pas pour le tuberculeux, mais bien contre lui.

Aussi, j'estime que l'heure est venue de discuter devant
vous les seules mesures radicales, capitales, capables de
pouvoir donner, à mon avis, des résultats décisifs dans la
lutte sociale contre la tuberculose. La solution idéale du
problème tuberculeux ne consiste pas dans le fait de
rendre inoffensif pour la société chaque nouveau cas de
tuberculose qui se produira, car ce ne serait qu'un perpétuel recommencement. Ce qu'il faut, c'est empêcher la
tuberculose de naître, et j'estime que la chose est possible
à trois conditions : l'extinction de l'alcoolisme, la démolition des maisons insalubres et leur remplacement par des
maisons hygiéniques, enfin la stérilisation de l'habitation
et des locaux où les tuberculeux auront vécu.

De la première condition, l'extinction de l'alcoolisme,

je ne dirai rien ; mes leçons sur la prophylaxie de l'alcoolisme vous ont indiqué le remède, si jamais on ose prendre les mesures indispensables.

La seconde condition, la démolition des maisons insalubres et leur remplacement par des maisons hygiéniques est aussi importante, sinon plus que la première, et c'est, à mon avis, le grand moyen efficace contre la tuberculose. Plus de ces maisons, toujours les mêmes, dont le Casier sanitaire nous révèle les ravages terribles, et d'où l'air et la lumière sont pour toujours exclus ; plus de ces maisons surpeuplées, nids de saleté et d'infections à virulence exaltée. Partout de l'air, de la lumière, de l'espace dans l'habitation, et vous verrez la tuberculose diminuer rapidement. A New-York, on projette de raser tout un quartier tuberculeux situé entre les rues Houston, Catherine, Sherry Markett, et j'estime qu'on a grandement raison. Chez nous, le règlement sanitaire issu de la loi sur la santé publique améliorera incontestablement la situation. Je ne puis vous citer tous les articles de ce règlement pour la ville de Paris, déterminant, dans de minutieux détails, les conditions d'installation des constructions nouvelles et les mesures à prendre pour modifier les vieilles maisons. Mais, laissez-moi vous signaler l'article 9 de la section II, concernant les bâtiments bordant les cours et courettes, puisque vous connaissez trop, hélas ! la vérité de la formule : A cour étroite, tuberculoses multiples. Cet article 9 impose aux « cours sur lesquelles prennent jour et air des pièces pouvant servir à l'habitation de jour ou de nuit » une surface de 30 mètres au moins.

D'ailleurs, cette question de l'habitation salubre préoccupe beaucoup à l'heure présente, et j'entrevois le moment où tout le monde se ralliera à cette formule d'une utilité capitale dans la lutte contre la tuberculose.

M. Rostand, dans des articles très intéressants sur le
« Mouvement social », a montré les tendances très nettement dessinées en faveur des habitations à bon marché et
les défauts encore grands de notre législation, à cet égard.
Il existe actuellement 109 sociétés de construction d'habitations économiques, dont 56 sociétés coopératives et
51 sociétés civiles. Ces sociétés siègent dans 77 villes françaises ; on en trouve 21 à Paris, 3 à Marseille et à Douai ;
2 à Lyon, Calais, Rouen, Tours, Amiens, Alger, Maisons-
Alfort, Saint-Maur-les-Fossés.

La *Société internationale d'art populaire* et d'hygiène,
sous l'inspiration de M. Cazalis, prenant son nom d'apôtre
social Jean Lahor, étudie également la question de la
maison, non seulement salubre, mais aussi gaie, propre,
intéressant son habitant pour qu'il y demeure et qu'il ne
retourne pas au cabaret. La *Société des logements hygiéniques à bon marché* multiplie ses efforts, et va bientôt
inaugurer à Paris son premier immeuble[1].

Enfin va s'ouvrir, au grand palais des Champs-Élysés, du
1er au 5 novembre prochain, le premier *Congrès international d'assainissement et de salubrité de l'habitation.* Ce
Congrès va comprendre six sections consacrées aux habitations urbaines, aux habitations rurales, aux habitations
ouvrières, aux habitations louées en garni, aux habitations
scolaires et aux habitations flottantes. Dans chaque section, on s'occupera de la construction de l'immeuble, des
ouvertures, des cours et courettes, de la disposition des
locaux, du cube d'air, de l'alimentation en eau, de l'éva-

---

1. Cet immeuble, construit 7 rue Trétaigne à Montmartre, a été inau-
guré le dimanche 3 juillet 1904 par M. Georges Trouillot, ministre du
Commerce. — Construite sur un terrain de 600 mètres carrés, la maison
renferme, au rez-de-chaussée, une Université populaire et une coopéra-
tive alimentaire, et, dans ses cinq étages, 20 logements composés chacun
de trois chambres, d'une cuisine et d'un water-closet.

cuation des matières usées, du chauffage et de la ventilation, de l'aménagement en vue de la lutte contre les maladies transmissibles, de l'ameublement et de l'entretien.

Voilà donc une lutte qui commence bien et qui va s'engager efficace pour l'habitation salubre, moyen de défense, je tiens à vous le répéter, d'une importance capitale contre la tuberculose.

La troisième condition de la lutte anti-tuberculeuse est la stérilisation de l'habitation et des locaux où les tuberculeux auront vécu. Pour cela, il faut obtenir des Pouvoirs publics la déclaration obligatoire de la tuberculose, qui n'existe pas à l'heure actuelle; cette anomalie, basée peut-être sur des considérations très respectables, ne se comprend pas, quand on voit une maladie, comme la rougeole, dont le germe n'a qu'une vitalité éphémère, soumise à la déclaration obligatoire. La désinfection obligatoire sera, bien entendu, le corollaire obligé de la déclaration. Pour réaliser cette troisième condition, le dispensaire type Calmette pourra donner encore des résultats indéniables.

A côté de ces trois conditions essentielles, primant tout et sans lesquelles on n'arriverait à rien, il y en a d'autres accessoires : la surveillance de l'alimentation par l'inspection sanitaire des viandes et du lait, l'éducation de la propreté, l'éducation anti-alcoolique et anti-tuberculeuse, comme le font certaines sociétés, celle que dirige M. Peyrot, par exemple. Enfin, les sociétés de prévoyance, la mutualité, les sociétés d'épargne pourront, au lieu de l'assistance pure et simple, provoquer des initiatives individuelles favo-

---

1. Je ne puis donner de meilleur exemple de la lutte contre la tuberculose bovine que celle faite en Suède en ce moment (voir J. Michaux, la Tuberculose des vaches en Suède, *La Nature*, 6 août 1904, p. 155). De 34 p. 100 d'animaux tuberculeux, la proportion est tombée à 5 ou 6 p. 100. Pour obtenir ce résultat, on n'hésita pas à faire abattre *17 p. 100* des animaux.

rables à la lutte contre la tuberculose; j'en dirai autant de l'hygiène morale du peuple, aussi nécessaire que son éducation physique, avec le sentiment de la respectabilité de soi-même et celui de ses devoirs envers les autres.

C'est alors, qu'avec toutes ces mesures, on devra enregistrer une baisse telle de la mortalité tuberculeuse, que la tuberculose sera, dans les grands centres et dans les grandes agglomérations, non pas une loi, mais une exception; la tuberculose redeviendra une simple maladie, au lieu d'être un fléau mettant en péril toute la société. D'ailleurs, ces mesures, dans le cas où des recherches bactériothérapiques ultérieures réaliseraient la vaccination anti-tuberculeuse, auraient l'avantage de ne pas laisser inachevée une œuvre qui ne servirait plus à rien; elles auraient fait œuvre collective et utile contre toutes les infections et toutes les maladies du peuple.

Avec toutes ces mesures, la tuberculose doit diminuer puisqu'elle a diminué dans d'autres pays; il en sera de même chez nous. Les tuberculeux seront peu nombreux au lieu d'être légion, et la plupart des mesures qu'on nous propose à l'heure actuelle deviendraient alors réellement efficaces, n'ayant plus à s'appliquer qu'au petit nombre; tandis qu'en ce moment, elles sont forcément inefficaces, en raison de la grande quantité de tuberculeux à assister et ne pouvant rendre service qu'à quelques-uns au détriment de tous les autres. Ayant plus tard leur place marquée dans le grand *Tout anti-tuberculeux*, elles n'auront plus à jouer qu'un rôle restreint, et pourront donner des résultats sérieux · et certains. Alors, on pourra combattre la tuberculose, maladie d'exception, et non plus maladie commune, par les moyens suivants : le dispensaire traitant et éduquant les malades qui s'y présenteront; l'hôpital de tuberculeux, je le veux bien à ce moment, aménagé avec toutes les règles

de l'asepsie auxquelles il a droit, avec l'isolement individuel
des malades dans des locaux neufs et non pas dans de vieux
hôpitaux où toute idée d'hygiène se trouve écartée de prime
abord; puis, le sanatorium créé à la campagne, capable
alors de venir à bout des quelques tuberculoses qui subsis-
teront. Ce sont les mesures que l'on veut adopter maintenant, avant d'avoir pris les autres, et qu'il faut reléguer
dans l'avenir, au lieu de les employer dans le présent. Le
danger de la contagion devenant moins grand, le tuberculeux n'inspirera plus l'horreur, il n'excitera plus que la
pitié.

Tel est le système idéal de la lutte contre la tuberculose.
Je le résume en quelques mots : plus d'alcoolisme, le logement salubre, l'éducation populaire de l'hygiène physique
et morale, la poursuite de tous les foyers tuberculeux. On
va objecter les dépenses énormes qu'il pourra déterminer.
Certes! cela coûtera très cher d'assainir l'habitation, mais
ces dépenses seront faites dans un but utile améliorant
toute la vie humaine, et non pas dans un but stérile,
comme la dissémination de sanatoriums sur toute la surface de la France.

Écoutez ce que dit M. Romme dans son livre *La Lutte
sociale contre la tuberculose*, et vous allez conclure :

« L'Angleterre est un pays industriel par excellence, et
l'on sait que la tuberculose est de beaucoup plus fréquente
dans les villes et les centres industriels que dans les campagnes. Elle possède un climat humide et brumeux qui prédispose aux inflammations catarrhales des voies respiratoires, aux laryngites et aux bronchites qui ouvrent la
porte à l'infection tuberculeuse. Comme la France et
la Belgique, elle est ravagée par l'alcoolisme, et nous
venons de voir que, chez le riche comme chez le pauvre,
surtout, l'alcoolisme compte parmi les principales causes

de la tuberculose. Et malgré cet état de choses éminemment favorables au développement de la phtisie, l'Angleterre est le pays dans lequel le bacille de Koch fait le moins de victimes, le seul pays dans lequel la fréquence de la tuberculose a diminué de près de moitié depuis une cinquantaine d'années[1]. »

Pourquoi cette diminution de la tuberculose en Angleterre?

Parce qu'en Angleterre, on a eu le courage et la volonté de s'attaquer aux deux choses qui créent la tuberculose, le logement insalubre et l'alcoolisme. La loi de 1890, dit M. Brouardel, autorise la ville de Londres à démolir un quartier reconnu malsain, elle ne lui pose qu'une condition, celle de procurer des logements dans ce même quartier à la moitié des habitants expulsés. En Angleterre, on peut démolir les bâtiments reconnus, non seulement insalubres, mais obstructeurs, c'est-à-dire ceux qui enlèvent l'air et le jour à d'autres maisons qui en sont privées. En Angleterre, le mouvement pour l'habitation salubre est tellement grand, qu'il s'est créé une quantité de ligues, de sociétés, qu'il s'est révélé une quantité de bienfaiteurs[2], ayant fait œuvre de démolisseurs des maisons insalubres et de constructeurs de maisons hygiéniques. Il y a là une concurrence d'œuvres des plus fécondes, qui se sont efforcées de prouver à tous « que les capitaux employés à loger le

---

1. R. Romme, *La lutte sociale contre la tuberculose*, Collection Leauté, p. 30.

2. Chez nous, « la fondation Rothschild », qui vient d'être reconnue d'utilité publique par décret en date du 29 juillet 1904, va consacrer 10 millions à construire des immeubles économiques salubres dans l'agglomération parisienne. L'affectation des revenus et des ressources éventuelles de la fondation servira, soit à de nouvelles constructions ou acquisitions d'immeubles à usage de logements populaires, soit à améliorer par diverses institutions la condition des travailleurs. — Je ne puis qu'applaudir a un tel exemple qui sera certainement suivi.

peuple peuvent rapporter au moins le revenu des conso-
lidés et s'élever jusqu'à 3 0/0 » (Georges Picot). L'hygiène,
par une bonne éducation, se conserve et s'entretient dans
les maisons salubres. Du reste, tous vous savez qu'en
Angleterre, l'élévation des salaires est plus grande que
chez nous, la durée des heures de travail plus courte, la
législation ouvrière plus perfectionnée, la lutte contre
l'alcoolisme plus grande et que, en ce moment du moins,
le pays est exempt du service militaire obligatoire.

Autant de raisons qui expliquent la diminution de la
tuberculose dans la Grande-Bretagne et qui font comprendre que les mêmes mesures amèneraient chez nous
des résultats identiques.

MM. Strauss et Fillassier, dans leur livre : *La loi sur
la protection de la santé publique*, montrent, comme elle le
mérite, l'importance capitale de la lutte contre les maladies transmissibles.

« A mesure, disent-ils, que la loi de protection de la
santé publique entrera dans la période d'application positive [1], les plus indifférents en apercevront la répercussion
profonde sur la démographie de la France, sur son avenir
social, sur la défense nationale elle-même.

« Les difficultés, les sacrifices d'argent ne seront pas pour
paralyser les bonnes volontés. L'exemple salutaire de la
Grande-Bretagne, qui a su, en peu d'années, organiser une
défense victorieuse contre les maladies évitables, ne doit
pas être perdu.

« S'il faut payer pour sauver des existences humaines,
pour les préserver de la mort inévitable, aucune dépense
n'est plus productive, ni plus indispensable. »

1. Paul Strauss et A. Fillassier, *La loi sur la protection de la santé
publique* (travaux législatifs, guide pratique et commentaire), Paris, 1902,
p. 305.

Certes, ces dépenses seront énormes, mais on aura gagné aussi un capital social considérable, un capital de production et de consommation comme l'est l'accroissement de la population d'un grand pays. Comment parvenir à faire édicter ces mesures, sous le régime actuel de la propriété individuelle? La solution du problème, Messieurs, n'est pas de ma compétence.

Ce qu'il faut, c'est aboutir; il faut faire quelque chose pour les maladies populaires, et le faire sans délai, non par crainte des pires éventualités, mais parce que c'est là un devoir social impérieux.

Telles sont les idées que je vous soumets. Elles m'ont été suggérées par l'étude approfondie de la question, et par la conviction absolue que là, seulement, sont les efforts utiles à faire dans la lutte anti-tuberculeuse[1]. Du reste, un mouvement très manifeste se dessine pour coordonner en un seul faisceau les moyens de défense contre les maladies populaires, toutes solidaires les unes des autres, la disparition de l'une devant entraîner la diminution de toutes les autres.

Je salue à sa naissance l'*Alliance de l'hygiène sociale*, ébauchée depuis l'année dernière. Elle vient de prendre, le 15 juin dernier, sa vie définitive au grand amphithéâtre de la Sorbonne. C'est le groupement de toutes les Fédérations et Associations luttant en faveur de la santé publique, c'est l'union des Fédérations antituberculeuses, contre la mortalité infantile, contre l'alcoolisme, de la Fédération de la

---

1. Cette leçon avait été faite le 18 juin, quand M. Grancher, dans sa conférence du 23 juin à la Société de l'Internat, a magistralement exposé: *la Tuberculose, maladie sociale; Nécessité du diagnostic et du traitement précoces* (in *Arch. gén. de méd.*, 25 juillet 1904). — Je suis heureux de comprendre la lutte contre la tuberculose comme M. Grancher, persuadé que là seulement est la bonne voie.

mutualité, des Sociétés françaises d'habitation à bon marché, du Musée social, de la Ligue pour l'hygiène scolaire, de la Ligue du coin de terre et du foyer, de l'Association des cités-jardins, de l'Association fraternelle des employés de chemins de fer, de l'Association des industriels contre les accidents du travail, de la Ligue de l'enseignement, de l'Association philotechnique, de l'Association polytechnique, etc.

L'Alliance de l'hygiène sociale compte parmi ses membres d'honneur MM. Léon Bourgeois, Millerand, Mesureur, Liard, Roux, Grancher, Landouzy, Budin, Paulet, Monod, Barberet, etc. Le conseil d'administration de l'Alliance de l'hygiène sociale comprend MM. Casimir-Perier, président, Furster, Brouardel, Darbey, secrétaire de l'Union anti-alcoolique, Calmette, directeur de l'Institut Pasteur de Lille, Charles Gide, professeur d'économie sociale à la Faculté de droit, le docteur Le Gendre, l'abbé Lemire, MM. Lourties, Paul Strauss, Poincaré, sénateurs, MM. Jules Siegfried, député, Georges Picot, Léopold Mabilleau, etc.

L'Alliance de l'hygiène sociale parviendra, je l'espère bien, à désagréger le faisceau formé par l'alcoolisme, la tuberculose, le péril vénérien, et aussi par le péril industriel qui nécessite de profondes modifications dans l'hygiène du travail. Elle a fondé des comités régionaux, et l'un des plus puissants, le comité du Nord, a décidé de tenir à Arras, des 17 au 20 juillet prochain, un premier *Congrès national d'hygiène sociale*, et de porter à l'ordre du jour de ce congrès les trois projets suivants : la Tuberculose dans ses rapports avec la mutualité; l'Épuration des eaux résiduaires et la Mortalité des enfants du premier âge.

Dans la défense sociale contre les maladies populaires, vous avez vu le rôle primordial du médecin qui a su réunir autour de lui toutes les énergies privées; c'est là son œuvre dont il peut être fier et qu'il lui faut à tout prix continuer, sous peine de déchoir de son rôle d'éducateur et de préservateur de la santé publique. Il acquerra ainsi la prépondérance morale à laquelle il a droit et que les faiblesses de quelques-uns ont bien pu ébranler, mais non pas détruire.

Le médecin fera naître facilement cette conviction que, dans une société secouée comme la nôtre, il est un des rares hommes dont la grandeur subsiste. A notre époque, où chacun cherche des débouchés nouveaux pour agrandir sa sphère d'action et les limites de son activité, le médecin est le seul homme qui les restreigne chaque jour davantage; mais, s'il agit ainsi, c'est qu'il sacrifie volontairement son intérêt privé à l'intérêt général.

Le temps n'est pas très éloigné où la médecine thérapeutique cédera sa place à la médecine préventive. La tâche du médecin « vivicole » apparaîtra de plus en plus grande, de plus en plus belle.

Messieurs, en dehors de votre rôle de protecteur naturel de l'hygiène sociale, vous aurez un autre rôle, un rôle moral à remplir.

Le médecin, — et peu d'hommes peuvent en dire autant, — connaît à fond les classes de la société. Il appartient à tous, il est à la disposition de tous ceux qui souffrent quel que soit le degré de l'échelle sociale qu'ils occupent. Il pénètre dans tous les milieux sociaux à une heure où la maladie et la douleur éloignent toute dissimulation. S'il connaît la faiblesse humaine, le médecin sait aussi ce qu'il y a de droiture, de générosité, de bonté, d'ardeur au travail chez les uns et chez les autres. Il n'ignore pas la rançon des situations enviées, rançon inconnue de presque tous, mais qui sème la ruine et l'affliction derrière des façades de bonheur et de prospérité.

Sachant tout cela, comment voulez-vous qu'il ne devienne pas dès lors l'arbitre naturel, seul capable, dans la lutte grandissante des classes, d'amortir les chocs sociaux.

Doué d'une philosophie sereine, le médecin sait que la haine, soufflée souvent par des esprits désabusés et aigris, quelquefois aussi par des hommes dont la seule ambition est de la faire durer pour en vivre, la haine dis-je, est inféconde. N'a-t-il pas alors le droit de s'adresser à ce qu'il y a de bon chez les uns et chez les autres pour assurer dans une commune entente, au cours de la préparation troublée d'une humanité supérieure, l'évolution fatale, nécessaire et désirable rendant l'homme meilleur dans sa vie physique, dans sa vie intellectuelle et dans sa vie morale? En un mot, n'a-t-il pas le devoir de dire aux uns : patience; aux autres : justice et bonté.

La médecine sociale, Messieurs, est la science de l'avenir; vous en serez les pontifes écoutés, respectés et aimés, si vous comprenez la grandeur et l'étendue des nouveaux horizons ouverts devant vous.

J'arrive au terme de ces leçons. Si, à certains jours, au cours de ce travail si imprévu et si nouveau pour moi, j'ai éprouvé quelque découragement, votre assiduité et votre attention m'ont aidé à poursuivre ma tâche jusqu'au bout. Je vous en exprime ma plus vive et ma plus profonde gratitude, Messieurs, merci!

TABLE DES MATIÈRES

QUATRIÈME LEÇON

CINQUIÈME LEÇON

SIXIÈME LEÇON

SEPTIÈME LEÇON

HUITIÈME LEÇON

NEUVIÈME LEÇON

DIXIÈME LEÇON

ONZIÈME LEÇON

SEIZIÈME LEÇON

DIX-SEPTIÈME LEÇON

DIX-HUITIÈME LEÇON

LE PÉRIL TUBERCULEUX

DIX-NEUVIÈME LEÇON

959-04. — Coulommiers. Imp. P. BRODARD. — 11-04.